老中医四十年悬壶手记

LAOZHONGYI SISHINIAN XUANHU SHOUJI

常见病症特效诊疗实录

CHANGJIAN BINGZHENG TEXIAO ZHENLIAO SHILU

杨承岐　著

杨丽平　整理

北京科学技术出版社

图书在版编目（CIP）数据

老中医四十年悬壶手记：常见病症特效诊疗实录 / 杨承岐著 . — 北京：北京
科学技术出版社，2020.3
ISBN 978-7-5714-0476-5

Ⅰ . ①老… Ⅱ . ①杨… Ⅲ . ①中医临床—经验—中国—现代 Ⅳ . ① R249.7

中国版本图书馆 CIP 数据核字（2019）第 206151 号

老中医四十年悬壶手记：常见病症特效诊疗实录

著　　者：杨承岐
整　　理：杨丽平
策划编辑：刘　立
责任编辑：张　洁　周　珊
责任印制：李　茗
封面设计：异一设计
出 版 人：曾庆宇
出版发行：北京科学技术出版社
社　　址：北京西直门南大街 16 号
邮政编码：100035
电话传真：0086-10-66135495（总编室）　0086-10-66113227（发行部）
　　　　　0086-10-66161952（发行部传真）
电子信箱：bjkj@bjkjpress.com
网　　址：www.bkydw.cn
经　　销：新华书店
印　　刷：三河市国新印装有限公司
开　　本：710mm×1000mm　1/16
字　　数：203 千字
印　　张：12.5
版　　次：2020 年 3 月第 1 版
印　　次：2020 年 3 月第 1 次印刷
ISBN 978-7-5714-0476-5/R · 2667

定　　价：49.00 元

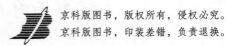

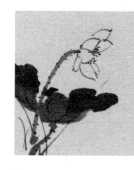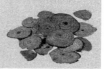

内容提要

　　这是一名基层老中医悬壶四十六年来的疾病诊疗实录，既有对常见病、多发病详尽的诊疗思路剖析，也有对疑难病、罕见病的成功治验讲解，涉及内、外、妇、儿、五官等各科。作者治病不拘一格，法活机圆，往往效如桴鼓。书中既有主抓病机、审因论治、"独处藏奸"的治病思想，也不乏方证对应、辨证论治、因病施治、因症施治的遣方用药思路分析。本书案例真实，作者经验独到，诊疗思路剖析深刻，对启迪后学有非常高的临床实用价值，是初级临床医师、中医院校学生及广大的中医爱好者难得的中医临床读物。

自序

　　吾幼年学医，未及弱冠即悬壶乡里，自此一直在基层摸爬滚打，屈指算来，已有四十六年。由于基层分科不细，所以我接触的病种繁杂，诊病处方亦多有心得，既有成功经验，也有失败教训。在四十六年的临床实践中，我养成了一个习惯，即每遇疗效显著的病案必记录下来，以备将来遇到同类病人时参考或启迪后学。

　　这些病案的诊治思路，多为主抓病机、审因论治，也有方证对应、因病施治、因症施治者。诊治思路不拘一格，具体情况具体分析。有一方治一病者，有合方治一病者，有一方治多病者，有一方治一症者，有随症加减者。

　　一方治一病或病机趋向单一者，选方用药比较单纯，所用方剂药味少，用药方向明确，君臣佐使一目了然；病情复杂症状繁多者，病机趋向杂乱，治疗方剂药味繁多，动辄十二三味，甚至十七八味，粗看杂乱无章，君臣佐使不明，羞于示人。我也曾多次试图将某些方剂的药味精简到十味以内，分明君臣佐使，但用在相同病人身上时，疗效明显大打折扣，无奈只好保持原方，不做精简。

　　日积月累，这些病案堆积如山，查找起来非常不便，当废纸处理又实在可惜，毕竟它们凝结着我几十年的心血。几年前我就有将这些病案整理刊行以供同道参考或启迪后学的想法，但因水平有限，一直未能如愿。

　　去年春节女儿杨丽平回家探亲，无意中发现了这些临床诊疗笔录，研读再三，如获至宝，建议我付梓以供同道参研。我讲了自己的苦衷，她便携稿回单位并利用诊余时间做了归纳整理。今不揣冒昧，班门弄斧，若您读后觉得这些井底管见还有点启发，余愿足矣！

杨承岐

2020 年 1 月

目录

第三章 五官科疾病 ·········· 135

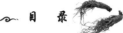

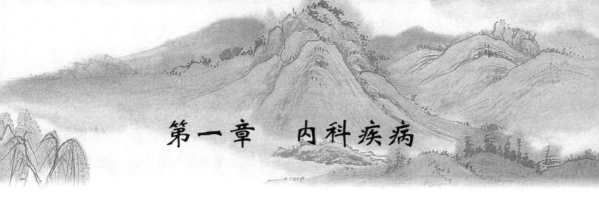

第一章　内科疾病

一、心脏疾病

心脏疾病在基层非常常见，原因众多，症状复杂多变。其病机总与心（气）血不足、心神失养、心脉瘀阻（痰饮、瘀血、气滞）或惊恐伤心等有关。治疗原则不外益气养心、养血安神、行气除痹、化痰开痹、活血化瘀、镇惊安神等。

豁痰逐瘀、心肾双补法治疗冠心病

病人马某患冠心病多年，常服硝酸异山梨酯片（消心痛）、琥珀酸美托洛尔缓释片（倍他乐克）、复方丹参片维持，1988 年 6 月 15 日来找我诊治。现症：胸闷，心悸，气短，动则气喘吁吁，汗出淋漓，双下肢无力，丧失劳动能力，食欲可，二便调，舌淡苔白腻，舌体有瘀斑，脉细而结代。此乃心肾阳虚、胸阳不振、痰瘀结聚之胸痹，治宜补气通阳、豁痰逐瘀、开胸除痹、补肾纳气。拟方：瓜蒌 30 克，薤白 12 克，肉桂（后下）6 克，半夏 10 克，枳壳 10 克，丹参 30 克，党参 15 克，桃仁 10 克，红花 10 克，菟丝子 10 克，杜仲（炒）15 克，炙甘草 15 克，火麻仁 15 克，桂枝 10 克。姜枣为引，煎好后倒入 20~50 毫升白酒，待开锅后煮三五沸，倒出药液，日 1 剂。服药 5 剂，病人自觉胸闷、心悸、气短减轻；继续服药 60 剂，病人自觉各种症状消失，能参加一般体力劳动，舌质、舌苔、脉象复常。

精彩点评：病人胸闷、心悸，是心阳不振之征，胸痹可知；气短、动则气喘、汗出淋漓是气虚之象；双下肢无力、动则气喘吁吁，是肾虚肾不纳气的表现；舌苔白腻，胸腔应有痰浊；舌体有瘀斑，胸腔必有瘀血；脉细而结代也是心脏病的特征性脉象。方以瓜蒌、薤白、半夏、白酒（瓜蒌薤白半夏汤）振奋胸阳、豁痰除痹；丹参、桃仁、红花活血化瘀；枳壳宽胸理气；党参、炙甘草益气；菟丝子、杜仲、肉桂补肾纳气；桂枝温心阳、通血脉；火麻仁益气养阴，既能滋养心阴，又能恢复心功能。

1

补气温肾、活血化瘀法治疗心肌缺血

病人刘某，45岁，平素剧烈运动后即出现膻中穴部位灼热不适，多家医院都诊断为心肌缺血，服药无数，其中不乏著名专家教授的处方，均毫无疗效，2013年春找我治疗。刻诊：每当上楼至2楼或步行超过1500米，即出现两乳中间部位灼热，不由自主地连声叹气，余无不适，舌淡苔薄白，脉虚，两尺尤甚。考虑再三，病人可能是气虚不固摄、肾虚不能纳气之故；心电图检查为心肌缺血，还应考虑与心血瘀阻有关。疾病貌似简单，病机却相当复杂，治疗宜补气降气同施，活血化瘀与补肾纳气同方。拟方：黄芪30克，党参15克，白术10克，当归10克，枳壳10克，柴胡3克，升麻3克，沉香10克，菟丝子12克，肉桂（后下）6克，磁石（先煎）30克，丹参30克，桃仁10克，红花10克，炙甘草6克。姜枣为引，水煎服，日1剂。服药10剂后，病人自感膻中灼热感减轻。继服10剂，灼热感症状消除，剧烈活动后仍连声叹气。效不更方。病人继续服药20余剂后叹气消除，随访至今未发。

精彩点评：病人的症状相当简单，就是剧烈活动后膻中部位灼热，连声叹气。从舌脉分析，病人气虚、肾虚并存，应考虑气虚不能固摄，肾虚不能潜纳，虚阳外越；心电图检查为心肌缺血，还应考虑本证与心脉瘀阻有密切关系。用补中益气汤（黄芪、党参、白术、当归、陈皮、柴胡、升麻、炙甘草、生姜、大枣）化裁补气升阳，以枳壳易陈皮是为了加强开胸理气之功；菟丝子温肾填精；沉香、肉桂温肾纳气；磁石镇潜浮阳；丹参、桃仁、红花活血化瘀。药物虽然繁杂，却无一味赘药，丝丝入扣。

瓜蒌薤白半夏汤加味治疗心肌缺血

杨某因经常心悸、胸闷去某医院做心电图检查，诊断为心肌缺血，服了近一年的西药，症状时好时坏。1989年春季病情复发，找我治疗。我对其进行了详细检查：病人心悸、胸闷，活动后加重，食欲不振，经常恶心呕吐，每天吃饭很少但不觉饥饿，小便正常，大便黏滞不爽，舌苔白滑，脉象细滑。我心想这是一个痰湿内蕴、胸阳痹阻的病人，治宜振奋胸阳、化湿祛痰，随即开了一张处方：瓜蒌30克，薤白12克，半夏10克，丹参30克，白术10克，苍术10克，茯苓15克，枳壳12克，甘草6克。水煎服，日1剂，7剂。服药以后，病人自觉心悸、胸闷减轻，但仍不思饮食，大便黏滞不爽，舌苔、脉象无显著改变。原方加薏苡仁 30 克，石菖蒲 10 克，红花 10 克，以加强健脾祛湿、活血化瘀之力。病人坚持服药近 50 剂，症状消除，恢复正常田间劳动。

精彩点评：痰浊内蕴、胸阳不振则心悸、胸闷；疾病日久，伤及正气则活动后加重；痰浊困阻中焦则食欲不振、恶心呕吐；胃为阳脏，喜燥恶湿，湿困脾胃则不知饥饿；痰浊下走大肠则大便黏滞不爽；舌苔白滑、脉象细滑皆痰浊内蕴之象。方中瓜蒌、薤白、半夏（三者为瓜蒌薤白半夏汤）行气解郁，通阳散结，祛痰宽胸；白术、苍术、茯苓健脾祛湿，助瓜蒌薤白半夏汤祛痰开胸；枳壳宽胸理气，助瓜蒌薤白半夏汤行气结郁；此病人虽无瘀血征象，但心主血脉，心脏有病，必定影响血液正常运行，故加丹参活血化瘀，助瓜蒌薤白半夏汤通阳散结；甘草调和诸药，助白术、茯苓扶助正气。服药后效果不理想，故原方加薏苡仁、石菖蒲、红花，以加强健脾祛湿、活血化瘀之力。

血府逐瘀汤治疗心绞痛

刘某患冠心病 10 余年，经常犯心绞痛，发作时需舌下含服硝酸甘油或鼻闻亚硝酸异戊酯缓解。1998 年 5 月来找我诊治。我望其眼轮晦暗，舌淡有瘀斑；闻其语怯声低；问知发作时左胸刺痛，痛连左侧肩臂，有窒息感、濒死感，不发作时好似常人，但劳累后感到胸闷，食欲不振，素常心烦易怒，失眠多梦，二便正常；切其脉，脉象弦细。这是一个瘀血内阻、气机郁滞的病人。我当下就以血府逐瘀汤为基础，开了一张活血化瘀、行气止痛的处方：当归 12 克，川芎 15 克，生地黄 10 克，桃仁 10 克，红花 10 克，枳壳 10 克，赤芍 12 克，柴胡 10 克，川牛膝 30 克，延胡索 15 克，桔梗 10 克，薤白 10 克，焦山楂 10 克，白术 10 克，甘草 6 克。姜枣为引，日 1 剂，10 剂。服完药后病人来诉，服药期间心绞痛未发作，现在脾气大为好转，食欲也较服药前有所增强，但心绞痛以前发作时间也无规律，不知道是否还会发作。查其舌，发现舌体瘀斑似有似无；把其脉，脉象仍然弦细。嘱其照原方又取 10 剂药。病人服药期间心绞痛仍然没有发作，开始相信这个方子的效果，后一直坚持服药一年多，心绞痛没再发作过。

精彩点评：这是一个瘀血内阻、气机郁滞的病例。瘀血阻于心脏，不通则痛，故心绞痛时作，痛连左侧肩臂；瘀血内蕴，影响气机，胸阳不振则胸闷；瘀血内阻，气机郁滞，肝失条达则心烦易怒；郁久生热，瘀热扰心，心神不宁则失眠多梦、心烦易怒；血瘀胸中，影响脾胃，胃腑呆滞则食欲不振；心前区刺痛，窒息欲死是心绞痛的特征性表现；眼轮晦暗、舌淡有瘀斑、脉弦细皆气机郁滞、瘀血内阻之象。方以川芎、赤芍、桃仁、红花活血化瘀，当归、生地黄养血，六味药配伍有桃红四物汤的意思，可活血养血，化瘀不伤血；枳壳、薤白理气宽胸、振奋胸阳；柴胡疏肝理气，与桔梗相配引药入胸中；延胡索活血止痛；焦山楂、白术健脾和胃，同时山楂能活血降脂；配入桔梗、川牛膝，一升一降，顺应气血升降出入之性；甘草调和诸药。

养血安神法治疗心悸失眠

乡邻张某，心悸心烦，失眠多梦，不敢想事，稍有心事则心悸怔忡更甚，晚上不能入睡，1986 年夏天找我治疗。我见其面色萎黄，舌淡苔薄白，眼睑苍白，脉细而无力，推断她可能是心血不足、心神失养造成的，即开了一张养心安神的处方：炒枣仁 30 克，柏子仁 15 克，夜交藤 30 克，当归 12 克，何首乌 15 克，川芎 12 克，茯苓 15 克，灵芝 10 克，炙甘草 10 克。服药 5 剂，病人心悸心烦减轻；继服 10 剂，心悸心烦基本消除，睡眠安然。嘱其服 1 个月人参归脾丸以资巩固。

精彩点评：病人心悸心烦，失眠多梦，面色萎黄，眼睑苍白，舌淡脉细而无力，心血不足、心神失养之象昭然。方中炒枣仁、柏子仁、夜交藤养心血，安心神，为君药；当归、何首乌、川芎养血活血，助君药养血而不滞血；茯苓、灵芝补心气而安神，使血有所附；炙甘草甘温益气，调和诸药，助茯苓、灵芝益气养心。选药精当，组方简洁，功专力宏。

桂枝龙骨牡蛎汤治疗心悸怔忡

农村妇女赵某，年近 40 岁，一年前在田间劳动时目睹了在附近土岸刨土的青年农民因土岸塌方被砸丧命的全过程，吓得心惊肉跳，冷汗淋漓，当晚睡觉不安稳，一合眼就是白天恐怖的场面，自此落下病根：不注意时稍有声响或看到危险恐怖的场面就心悸怔忡，失眠多梦，一个人不敢独自在家，没有伙伴不敢下田劳动。她看过不少医生，服用过不少镇静药、安眠药、神经营养药，就是不能从根本上解决问题。1998 年春季找我诊治。症见，面色㿠白，体型肥胖，说话气喘吁吁，天虽凉爽却自汗淋漓，心中悸动，晚上难以入睡，入睡则噩梦纷纭，食欲不振，行为怪僻，有些神经质，心脏听诊未闻及器质性杂音，心律规整，舌质淡胖有齿痕，舌苔薄白，脉沉细偶有结代。辨证：惊恐伤心，脾虚气弱。处方：黄芪30克，白术12克，浮小麦60克，桂枝10克，炒枣仁30克，夜交藤30克，远志10克，煅龙骨（先煎）30克，煅牡蛎（先煎）30克，茯苓15克，石菖蒲10克，炙甘草6克。姜枣为引，水煎服，日1剂，5剂。服药5剂后，病人自觉症状减轻；继服10剂，诸症悉平。

精彩点评：惊恐伤心则心中悸动、失眠多梦；同时"心主神明"，神明被扰则行为怪僻、疑神疑鬼；心气不足，火不生土，脾虚气弱则食欲不振、面色㿠白、形体肥胖、自汗淋漓、说话气短；脾虚不运，水湿不能化生水谷精微，聚而生痰，易生怪症；舌淡胖、苔薄白、有齿痕是气虚的外在表现；脉细而结代是惊恐伤心的特征性脉象。方以黄芪、白术、茯苓、炙甘草健脾益气；桂枝温通心阳，助火生土；炒枣仁、夜交藤养血安神；煅龙骨、煅牡蛎镇心安神；远志安神益智，助煅龙骨、煅牡蛎镇心安神；浮小麦养心敛汗，与煅牡蛎相配则敛汗作用更强；石菖蒲开窍安神，一助炒枣仁、夜交藤养血安神，二助煅龙骨、煅牡蛎镇心安神；炙甘草还有调和诸药的意思。

养心复脉、化瘀豁痰、利水消肿法治疗心悸

本村杨某因心悸，口唇青紫，下肢水肿在县医院诊断为心力衰竭、三联律，住院治疗半个月，症状好转后自动出院。出院休养一个多月后，仍不能从事一般劳动，连轻微活动都很困难，2015年5月16日找我治疗。当时病人仍口唇青紫，下肢明显水肿，呼吸急促，自述心悸、心胸憋闷，小便不利，听诊有三联律，舌暗淡苔白，脉细数偶有结代。辨证：心血心气双亏，胸阳不振，心脉瘀阻，心律失常。治宜养心复脉、活血化瘀、豁痰开胸、利水消肿。处方：瓜蒌30克，薤白12克，党参15克，当归12克，桂枝12克，干姜10克，火麻仁30克，熟地黄12克，赤芍12克，白芍12克，苦参30克，桃仁10克，红花10克，葶苈子（布包）12克，车前子（布包）30克，茯苓15克，炙甘草15克。姜枣为引，水煎服，5剂。病人服药后，自觉心悸、胸闷、水肿都有减轻。切诊脉象较前和缓，舌象同前。原方去车前子，10剂。服完药后，病人自觉各种症状明显减轻，

舌苔脉象也有好转。我嘱其按照二诊原方继续服药 20 余剂。服完药后，病人自觉症状消失，脉象虽仍偶有结代，但病人已到某工地从事警卫工作。

精彩点评： 心气不足则心悸、脉律失常、呼吸急促；胸阳不振则心胸憋闷；心脉瘀阻，气血运行不畅则口唇青紫、下肢水肿；舌暗淡苔白，脉细数而结代皆心气不足、胸阳不振、心脉瘀阻、脉律失常之象。方以瓜蒌、火麻仁润下通阴，薤白、桂枝、干姜性温通阳；党参、炙甘草益气复脉；当归、熟地黄、白芍养血，使瘀血去而不伤心血；苦参降低脉率；桃仁、红花、赤芍活血化瘀；葶苈子、车前子、茯苓利水消肿。药味虽多，却无赘药，没有违背理法方药的原则。

通阳除痹法治疗胸闷心悸

36 岁的王某患心脏病四五年，多方求治，中西药品服用无数，乏效。其间他也曾去过省、市、县多家医院做各种检查，均未查出阳性结果。但他时常自觉心胸憋闷，稍微活动即心悸不安，气喘吁吁，虚汗淋漓，已有三四年没下地劳动了。1989 年 4 月来卫生院找我治疗。病人形体肥胖，面色㿠白，说话气短，自述心前区憋闷，稍微活动即心悸、气短，经常出虚汗，四肢怕冷，饮食二便无异常。我为他进行了系统检查：叩诊心浊音界不大，听诊心脏各瓣膜无器质性杂音，舌淡有齿痕，苔白滑，脉沉细无力。四诊合参，判断为脾虚气弱、肾阳不足，以致胸阳不振、饮邪痹阻，发为胸痹。治当通阳除痹、健脾益气、温补心肾。薤白 12 克，瓜蒌 30 克，黑附子 6 克，党参 12 克，白术 10 克，桂枝 12 克，茯苓 15 克，菟丝子 10 克，五味子 10 克，枳壳 12 克，甘草 6 克。姜枣为引，水煎服，日 1 剂。服药 7 剂，病人自感胸闷减轻，仍心悸、气短、乏力、自汗、四肢怕冷，舌脉同前。原方加龙骨（先煎）30 克，牡蛎（先煎）30 克。继服 20 余剂，病人诸症减轻。自此他逐渐锻炼，最后恢复了正常的体力劳动。

精彩点评： 本例病人的症状酷似器质性心脏病，然而各种检查都未查出阳性结果，用强心利尿、扩张冠状动脉的西药肯定收不到疗效。此时中医辨证论治就显现出明显的优越性，不管西医检查结果如何，只要有症状就能找出发病原因，推导出发病机制，然后审因论治，对症用药。病人形体肥胖、气短乏力、自汗淋漓，必然脾虚气弱；面色㿠白、四肢怕冷、脉沉细无力，当是肾阳虚衰；舌淡有齿痕、苔白滑，胸闷心悸，可知饮邪内停、胸阳不振。病人的主要症状是心胸憋闷、稍动则心悸气短，也就是胸阳不振，其治疗就应以通阳除痹为主，健脾益气、温补肾阳、温化寒饮为辅。方中薤白辛散苦降、温通滑利，善散阴寒之凝滞，通胸阳之闭结，为治胸痹之要药；瓜蒌甘寒不犯胃气，能降上焦之火，使痰气下降。此外，薤白滑利通阳，瓜蒌润下通阴，黑附子温心肾之阳，是为通阳除痹之要药，再配党参、白术、茯苓健脾益气，桂枝温通心阳，且茯苓、白术、桂枝、甘草相配为苓桂术甘汤，能温化寒饮。方中还有菟丝子温补肾阳，五味子安神敛汗，枳壳开胸理气。二诊时病人胸闷减轻，但仍心悸、自汗，故加龙骨、牡蛎镇静安神敛汗。

炙甘草汤加减治疗窦性心动过缓伴频发室性期前收缩

乡邻田某，自觉胸闷、心悸、气短，活动受限、丧失劳动能力而于2016年10月去县医院诊治，经心电图、心脏彩超检查诊断为窦性心动过缓伴频发室性期前收缩，住院治疗半个月，症状没能控制，医院建议转往省某院治疗。病人不愿转院，10月15日从县医院出院后，直接来找我治疗。刻诊：胸闷，心悸，气短，乏力，精神不振，下肢略显浮肿，自述稍微活动就气喘吁吁、大汗淋漓，心脏好像要从嗓子眼跳出来，腿沉得挪不动脚步。心脏听诊心率每分钟48次，频发期前收缩，无器质性杂音。舌暗淡有齿痕、舌苔白滑，脉沉细而缓伴结代。辨证：气血双亏、胸阳不振、血室瘀阻。拟以炙甘草汤加振奋心阳、通痹活血药治之。党参15克，丹参30克，干姜10克，桂枝12克，麦冬10克，火麻仁15克，阿胶（烊）10克，黑附子6克，薤白10克，桃仁10克，红花10克，炙甘草15克，大枣5枚。水煎服，5剂。

10月21日复诊，服药后胸闷、心悸、气短诸症都有所好转，心率每分钟52次、频发期前收缩，舌脉从前。原方加茯苓15克，黑附子加至10克，5剂。10月26日，还有1剂药尚未服完，病人再次来诊，自述诸症明显好转，稍微活动已不出汗，下肢浮肿已消除，心脏听诊心率每分钟58次，仍有期前收缩，脉缓而结代。药已切中病机，效不更方，嘱二诊原方继进10剂。病人服药后，虽仍有胸闷心悸，但能从事轻微家务劳动。继续用二诊原方调理近1个月，病人心率恢复到每分钟62次，偶有结代。

精彩点评：炙甘草汤是医圣张仲景创立的治疗心动悸、脉结代的千古名方。方中重用炙甘草甘温益气、利血气、通经脉、缓急养心复脉，党参、大枣益气健脾养心，桂枝、干姜、白酒温阳通脉，麦冬、生地黄、阿胶、火麻仁滋阴养血。本方由炙甘草汤化裁而来，因病人舌苔白滑、下肢浮肿，故不用生地黄，恐其助湿有碍血行；因病人心脏衰竭，不耐刺激故舍弃白酒；加黑附子温阳复脉，薤白通阳除痹，丹参、桃仁、红花活血化瘀，茯苓健脾祛湿安神。诸药相合，养心阴、益心气、通胸阳、祛湿浊、化瘀血、复心脉。病人经过治疗，虽未彻底治愈，但也收到了医患双方都满意的效果。

疏肝解郁、凉血降率法治疗心动过速

曲阳县吴某在和邻居吵架时突发心慌气短，大汗淋漓，心率达 110 次／分钟。当地医生给予镇定药、普萘洛尔（心得安）等后，症状消除，恢复正常生产劳动。但从此落下病根，每逢情志不遂即心慌气短，心率增快，事情过去后一切正常。病情发作时也曾多次去医院做心电图检查，每次都诊断为窦性心动过速。4年多来，发作过十余次，每次都是仅仅控制住症状。1994 年春季因家庭矛盾再次复发，自己又服用地西泮（安定）、普萘洛尔，但不起作用，当地医生又给予酒石酸美托洛尔（倍他乐克）、三唑仑、逍遥丸等药，还是没作用，病人症状一直持续了一个多月。1994 年 5 月 3 日病人来找我诊治。其面色正常，看不出有什么大病迹象，只是有时叹息，自述心慌心烦，胸部憋闷，看见什么都有气，越有气心越烦，晚上睡眠也不好，口苦，不想吃东西，但吃起来也能吃饱，大便略干。舌质红、舌苔薄白、脉弦数，心率 106 次／分钟。四诊合参，我认为这是肝郁化火、血热妄行所致的心动过速。治宜疏肝解郁、凉血降率。柴胡 6 克，白芍 12克，当归 10 克，薄荷（后下）10 克，茯苓 10 克，栀子 10 克，郁金 10 克，苦参30 克，枳壳 12 克，牡丹皮 12 克，合欢皮 30 克，甘草 6 克。生姜为引，水煎服，每日 1 剂。服药 7 剂后，病人来卫生院复诊，自述心慌心烦、胸闷、失眠大有好转，口苦、便干消除，查其舌苔脉象，与前并无明显变化，心率还在 100 次／分钟以上。仍按原方取药 10 剂，以后病人再未来诊。1 年后他的一个同乡来诊，经询问得知，经我诊治后他早已恢复正常，该同乡来看病就是他给介绍的。

精彩点评：病人吵架时突发心动过速、心慌气短、大汗淋漓，显然是精神刺激，也就是肝郁气滞引起的心律失常，在控制住症状后，如果让病人服用一段时间的疏肝解郁药物，也许当他再次感受精神刺激后，心动过速就不会复发。但当地医生忽略了这一点，致使病人每逢精神刺激就心动过速。病人病情断断续续已四年有余，郁久化火，郁火伏在体内，每逢情志不遂就会被引动，火热鼓动血行加速，则心动过速在所难免。用逍遥散（柴胡、白芍、当归、白术、薄荷、茯苓、生姜、甘草）去白术疏肝解郁，加栀子、郁金清肝泻火，苦参、牡丹皮凉血降心率，枳壳开胸理气，合欢皮解郁安神。药证合拍，故而能取得理想的疗效。

二、失眠

失眠症在临床极为常见，病因繁多，病机复杂。总结起来，不外心血（心阴）不足、心神失养，痰火（心火、痰热、胃肠积滞、肝气不疏等）过盛、扰动心神两大类型。

酸枣仁汤加味治疗顽固性失眠

母亲年轻时由于家庭困难，生活压力大，患上神经衰弱，经常心烦失眠，注意力不集中，平常靠服一些西药维持治疗。1977年春季失眠复发，经常胡思乱想，心烦易怒，夜晚难以入睡，有时彻夜不眠，再用这些药物也不起作用。我见母亲面色萎黄，眼睑苍白，心悸易惊，头晕目眩，心中烦躁，口渴，舌质偏红少津，脉象弦细，认为可能是心肝血虚造成的，故以酸枣仁汤为底方，抓了3剂药。炒枣仁30克，茯苓10克，知母10克，当归12克，川芎10克，夜交藤30克，炙甘草10克。母亲服完药后，睡眠情况明显好转；继服5剂，多年的失眠顽症从此痊愈。

精彩点评：肝藏血，血舍魂；心藏神，血养心。母亲由于生活压力大，情感抑郁，使肝血暗耗，肝血不足，则魂不守舍，胡思乱想，心烦易怒；肝血不足，心血必虚，心失所养，加之阴虚生内热，虚热内扰，故心烦失眠、心悸不安；血虚无以荣润于上，所以头目眩晕、咽干口燥。至于舌偏红少津，脉弦细正是血虚肝旺之征。治宜养血以安神，清热以除烦。酸枣仁汤是治疗肝血不足、虚烦不眠证的良方，由酸枣仁（炒）、甘草、知母、茯苓、川芎组成。本方重用酸枣仁、夜交藤，养血安神，补肝宁心；茯苓宁心安神；当归养血；知母滋阴润燥，清热除烦；佐以川芎调肝血而疏肝气，与大剂量酸枣仁相伍，辛散与酸收并用，补血与行血结合，具有养血调肝之妙；炙甘草和中缓急、补益心气、调和诸药。由于药证相符，所以取得理想效果。

归脾汤治疗心脾两虚型失眠

邻居张某，自幼体弱多病，来诊时年龄不到50岁，不能从事重体力劳动，近一段时期食欲不振，体倦乏力，头晕失眠，稍微活动即大汗淋漓，心悸气短，每天睡眠不足4个小时。他稍微干点重活就气喘吁吁，心搏加速，大汗淋漓，晚上更睡不着。我见他面色萎黄，舌质淡，舌苔白，脉虚，判断可能是心脾两虚、气血不足、血不养心，故以归脾汤为基础方开了5剂药。黄芪30克，党参15克，白术12克，茯苓10克，远志10克，当归12克，炒枣仁30克，木香10克，龙眼肉12克，焦三仙（焦山楂、焦神曲、焦麦芽。下同）各10克，炙甘草6克。病人服药后，食欲、面色明显好转，失眠、心慌、自汗诸症减轻，但稍微劳动就腰酸腿软，头晕眼花。我就在方中加山药10克，杜仲（炒，去丝）12克，桑寄生10克。先后服用30余剂，病人睡眠复常，诸症好转，能参加一般生产劳动。

精彩点评：归脾汤出自宋代《济生方》，由人参、黄芪、白术、茯苓、龙眼肉、酸枣仁等药物组成，具有健脾、益气、养血、养心的功能，适合心慌失眠等症。我认为，归脾丸对心脾两虚型失眠特别有效。病人食欲不振、体倦乏力、头晕自汗、气短、面色萎黄，脾虚可知；心悸、失眠、心慌，心血不足之象显现。用归脾汤健脾益气养心血，加焦三仙健脾开胃，药证相符，故而疗效显著。二诊时病人腰酸腿软、头晕眼花症状凸显，说明病人先天不足，故加山药双补脾肾，杜仲、桑寄生补肝肾，强筋骨。

逍遥散治疗肝气郁结型失眠

公社干部李某，怀才不遇，仕途坎坷，素常精神抑郁。近日因工作问题和领导发生争执，以致胸胁胀满，食欲不振，常常彻夜不眠，就是睡一会儿也噩梦纷纭。1979年11月22日找我治疗，我开了逍遥丸、谷维素片、氯氮䓬（利眠宁）、盐酸多塞平片（多虑平）、维生素 B_1 等药。病人一看，把头摇得像拨浪鼓似的，笑着说："这些药我吃了好几天了，没有效果，你给我想想别的法子吧！"我就为其把脉，脉象弦细；验其舌，舌淡苔薄白。想病人可能是肝气横逆，扰动心神之故，就以逍遥丸为主方开了 5 剂药。柴胡 10 克，白芍 15 克，白术 10 克，当归 10 克，炒枣仁 30 克，合欢皮 30 克，茯苓 15 克，薄荷（后下）10 克，生甘草 6 克。姜枣为引，水煎服。病人服完药后，睡眠明显好转，食欲增强。继续服药 10 剂，病人基本痊愈。

精彩点评：逍遥散出自《太平惠民和剂局方》，是治疗肝郁脾虚的千古名方。该病人怀才不遇，仕途坎坷，肝气郁结在所难免，木郁克土，肝郁脾虚，肝脾之血暗耗。突然之间情绪波动，肝气横逆，扰动心神，则失眠多梦发作。用逍遥散疏肝健脾，加合欢皮解郁安神、炒枣仁养血安神，标本兼治，疗效显著。

健脾和胃安神法治疗胃中不和型失眠

邻村屈某，患失眠十余日，找我治疗。我观其舌，舌淡苔白腻；切其脉，脉象显滑；询其症，病人答曰胃脘胀闷，不喜揉按，按之稍痛，嗳气即感口中酸腐，晚上躺倒后胃中难受，翻来覆去很难入睡，睡着了也不踏实。经云"胃不和则卧不安"，病人失眠可能是脾胃虚弱，消化不良，胃中积滞，胃气不降反而上逆，扰动心神之故。即以健脾和胃安神之法立方。白术 10 克，鸡内金（研末、冲服）3 克，焦三仙各 10 克，焦槟榔 10 克，木香 10 克，鸡矢藤 30 克，枳实 20 克，炒枣仁 30 克，夜交藤 30 克，甘草 6 克。姜枣为引，水煎服。服药 3 剂，睡眠好转。即以初诊原方为基础，稍作加减。再服 10 剂，诸症悉平。

精彩点评：病人胃脘胀闷，不喜揉按，嗳腐吞酸，是胃中积滞的表现。入睡困难，睡而多梦，是心神不安的结果。经云"胃不和则卧不安"，病人的失眠多梦是胃中积滞扰动心神造成的，治疗当健脾和胃安神。方中白术、枳实（二者即枳术丸）健脾和胃，木香健脾行气消积，鸡内金、焦三仙、鸡矢藤、焦槟榔和胃消积滞，炒枣仁、夜交藤养心安神，甘草调和诸药。药证相符，疗效显著。

滋阴降火法治疗心肾阴虚、心火亢盛型失眠

习某，因失眠 1 个多月找我治疗。询问其症状，病人答曰每晚心中烦躁，手足心发热，不能进被窝，难以入睡，须待到半夜 12 点甚至两三点以后方可微入

睡，睡着后噩梦纷纭，每天晚上只能睡一觉，天不亮就得起床，口中发苦且干，食欲不振，舌尖疼痛；观其舌，舌淡苔薄黄，舌尖发红；把其脉，左寸脉洪大，尺脉微弱。此心火亢盛，心肾阴虚，心神不安之证。治宜滋补心肾之阴、清心火、安心神。稍加思索，草拟处方：黄连10克，栀子10克，竹叶10克，灯心草3克，麦冬12克，生地黄12克，玄参12克，牡丹皮10克，炒枣仁30克，合欢花15克，磁石（先煎）30克，甘草6克。姜枣为引，水煎服，日1剂。病人服完3剂后，自觉睡眠大有好转，口干口苦减轻。效不更方，继服3剂，药尽病除。

精彩点评：心烦失眠，左寸脉洪大，舌尖红苔薄黄，是心火亢盛的表现；五心烦热，左尺脉微弱，是肾阴不足的证候。在生理情况下，心火应该下达于肾，使肾水不寒；肾水应该上济于心，使心火不亢。这种生理关系叫心肾相交、水火既济。今病人心火旺盛，肾水不足，肾阴不能上滋心阴而心火独亢，扰动心神，故而失眠多梦。方用黄连、栀子、灯心草、竹叶清心泻火；麦冬、生地黄、玄参滋心肾之阴；牡丹皮清热凉血，配竹叶清心除烦；炒枣仁养血安神、合欢花解郁安神，合而为用则养心安神；磁石重镇安神，引心火下交肾水；甘草清热，调和诸药。诸药共奏水火既济，养心安神之效。

三仁汤加味治疗湿热内扰型失眠

公社干部赵某，失眠10余天，1988年6月找我诊治。经询问得知，病人夜间心胸烦闷，难以入睡，白天头昏脑涨，浑身酸懒，没有精神，脘腹胀满，食欲不振，小便黄赤，大便黏腻不爽。观其舌，舌苔黄腻而厚；把其脉，脉象濡数。一派湿热壅盛，弥漫三焦，上扰神明之象。治宜清利湿热、养心安神。薏苡仁30克，炒杏仁10克，白蔻仁10克，厚朴12克，大腹皮30克，半夏10克，通草6克，淡竹叶10克，炒枣仁30克，合欢花12克，滑石（布包，先煎）30克。生姜为引，水煎服，日1剂，5剂。病人服用后，自觉睡眠大有好转，腹部已不胀满，其余各症都有不同程度的减轻。再观其舌，黄腻之苔也明显转薄。病人惧怕服中药，不愿继续服中药治疗，要求吃点西药维持。我再三解释，湿热之邪，胶滞难除，极易复发，如今刚有起色，若不穷追猛打，恐怕湿热之邪会死灰复燃。病人被说服，勉强同意继续服用中药。我就将原方的大腹皮去掉，让病人继续服，6剂中药后，病人痊愈。

精彩点评：三仁汤是治疗湿温或暑温初起，湿重于热的名方，源于《温病条辨》，其适应证是头痛恶寒、身重疼痛、肢体倦怠、面色淡黄、胸闷不饥、午后身热、苔白不渴、脉弦细而濡。用它治疗失眠，似乎缘木求鱼，然而病人心胸烦闷、头昏脑涨、浑身酸懒、无精打采、脘腹胀满、食欲不振、溲赤便黏，皆是湿热内蕴之征，其失眠亦因湿热弥漫三焦，扰动心神所致，用之药证恰合拍。方中三仁汤（薏苡仁、杏仁、白蔻仁、厚朴、半夏、通草、竹叶、滑石）清热利湿治其本；炒枣仁、合欢花养心安神治其标；大腹皮祛湿理气除满为佐使。标本兼顾，因证施药，疗效满意。

 ## 温胆汤加味治疗胆胃不和型顽固性失眠

1990年秋，邻乡40多岁的胡某找到我，要求治疗患了半年多的失眠。半年前，病人因邻里纠纷心中愤懑，失眠多梦，找过多位医生治疗，服用过西药，也服用过中药，有的取效一时，有的毫无疗效。现在每晚躺下后辗转难睡，一直到12点以后才能入睡，但睡着后也睡不踏实，噩梦纷纭，常常被噩梦惊醒，稍有动静也容易被惊醒，醒后再难入睡，第二天早晨醒后脑袋昏昏沉沉，干呕厌食，时有耳鸣。舌苔黄腻，脉弦滑有力。根据病史和临床体征，我判断病人可能是胆虚体质，发生邻里纠纷后肝气郁结，胆失疏泄，气郁生痰，郁久生热，胆胃不和。随即以温胆汤为基础，拟就了一张化痰和胃安神的方剂。半夏10克，陈皮10克，茯苓15克，竹茹10克，胆南星10克，夜交藤30克，合欢皮30克，柴胡10克，龙胆草10克，磁石（先煎）30克，龙骨（先煎）30克，牡蛎（先煎）30克，甘草6克。姜枣为引，水煎服，5剂。病人服药后，自觉耳聋耳鸣、晨起呕恶症状明显减轻，失眠多梦易惊也有好转，头脑昏沉、食欲不振依然如故，舌脉从前。继服5剂，病人耳聋耳鸣之症状消失，其他诸症大有好转，黄腻之苔渐退，脉象和缓。原方去柴胡、龙胆草、磁石，再进6剂，病人睡眠复常，头脑清利，呕恶消除，食欲增强。

精彩点评：病人素体胆虚，发生邻里纠纷后肝气郁结，胆失疏泄，气郁生痰，痰浊内扰心神则失眠多梦；胆为清净之府，胆虚痰扰则多梦易惊；郁久生热，痰热内扰，胆胃不和，胃失和降则干呕厌食；湿热内蕴，清阳不升，浊阴不降则头脑昏沉；肝胆互为表里，肝胆热盛则耳鸣。方用半夏、陈皮、茯苓、甘草、竹茹（此五味即温胆汤去枳实）清胆和胃，胆南星清热化痰，夜交藤、合欢皮养心安神，柴胡、龙胆草清利肝胆，磁石、龙骨、牡蛎镇惊安神。诸药共奏化痰和胃安神之效。

朱砂安神丸治疗心火亢盛型失眠

家住县城的退休干部吴某，是一位年近七旬的男性，一日找到我，说自己这几日心烦心慌失眠，吃点安眠药就能睡一觉，但睡着后就噩梦纷纭，不吃就彻夜难眠，让我开点中药试试。观其舌，尖红，边尖有口疮；问知口苦厌食；闻其气息腥臭；切其脉，左寸较洪大。判断病人的失眠可能系心火亢盛，热扰心神所致。嘱病人买 2 盒朱砂安神丸服用，一日两次，一次一丸。药还没吃完，病人的心烦失眠就好了，口气也清新了。

精彩点评：朱砂安神丸是镇心安神、清热凉血的良药，治疗心火亢盛、阴血不足所致的失眠多梦、惊悸怔忡、心烦神乱或胸中懊恼等症。该病人心烦心慌失眠、噩梦纷纭，正与其适应证失眠多梦、惊悸怔忡、心烦神乱相对应，舌尖红、边尖有口疮、口苦、左寸脉洪大也是心火亢盛的表现，所以服用朱砂安神丸能取得理想的效果。

清心安神补肾法治疗肾虚心火旺型失眠

好友刘某，一个月前开始失眠，常靠服用地西泮片、马来酸氯苯那敏（扑尔敏）维持睡眠。我劝他别吃地西泮片，喝点中药可能效果会更好，他不听，后来吃地西泮片也睡不着了，就去县医院住了 7 天，县医院也没好办法，在他实在睡不着时就给注射 1 支地西泮注射液。出院后他还是睡不着，到这会儿已一连 3 天没合眼，精神沉闷，头昏脑涨，心烦易怒，口苦厌食，无奈找我给想办法。我见他舌红无苔，舌尖红甚，左寸脉独大，两尺脉沉细，又知道他素常腰膝酸软，阳痿早泄，稍微活动就虚汗淋漓，考虑他的失眠可能是肾虚心火旺造成的，就开了一张清心安神、阴阳双补的处方。黄连 10 克，肉桂（后下）6 克，莲子心 10 克，炒枣仁 30 克，合欢花 15 克，琥珀（研、冲服）3 克，枸杞子 12 克，淫羊藿 15 克，熟地黄 12 克，甘草 6 克。姜枣为引，水煎服。服 5 剂药，各项症状虽然都有不同程度的改变，但效果不十分明显。原方加桂枝 10 克，白芍 20 克，以调和营卫。连服 10 剂后，每晚能睡 3~4 个小时。因他惧怕服中药，未继续治疗。1 个月后病情复发，我又以原方为基础，随症加减。服药 10 剂后，他各种症状消除，每晚能睡 6~7 个小时。

精彩点评：病人心烦易怒、口苦、舌尖红、左寸脉独大是心火亢盛的特征性表现；精神沉闷、头昏脑涨是睡眠不足的必然反映；口苦厌食是心胃有热引起的；腰膝酸软、阳痿早泄、舌红无苔、两尺脉沉细是肾阴阳俱虚的征象。动则汗出，医者通常首先想到的是气虚自汗，但我的体会是，阳虚也可稍动即汗，两者区别在于：气虚自汗者气温稍高即自汗淋漓，而阳虚自汗者和气温变化关系不大。该方剂用黄连、肉桂（二者为交泰丸）清心火而交通心肾，莲子心、琥珀清心安神，酸枣仁、合欢花养心安神，枸杞子、熟地黄滋肾阴，淫羊藿温补肾阳，甘草调和诸药。最后加入桂枝、白芍是我从临床总结的，通过调和营卫以治疗睡眠异常的经验。

 ## 滋肾清心安神法治疗肾阴不足型失眠

胡某系退休医生，是一位年近六旬的女性，因失眠多梦，心悸怔忡，口干而苦，食欲不振，身体乏力，腰膝酸软找我商讨治疗方法。其面色晦暗，舌红少苔，左寸脉洪大，尺脉沉细无力。考虑病人系肾阴不足，肾水不能上济于心，心火亢盛，扰乱神明所致，即以交泰丸、六味地黄汤为基础，拟清心安神、滋补肾水的处方：熟地黄 10 克，枸杞子 12 克，女贞子 12 克，玄参 12 克，山萸肉 10 克，白芍 12 克，黄连 10 克，炒枣仁 30 克，夜交藤 30 克，栀子 10 克，甘草 6 克。姜枣为引，水煎服。5 剂药后，病人反馈效果不错；继服 5 剂，身体复常。

精彩点评：该病人口干口苦、左寸脉洪大，心火扰动心神可知；面色晦暗，腰膝酸软、舌红少苔、左尺脉沉细无力，肾阴不足明显；食欲不振、身体乏力，乃母强侮子之象。方中以黄连、栀子清心火；熟地黄、枸杞子、女贞子、玄参、山萸肉滋补肾阴；肾阴虚者，肝血多不足，故加白芍滋养肝血以养心神；炒枣仁、夜交藤养心安神；甘草调和诸药。诸药合用，使心火除，肾水足，肝血强，心神安，睡眠正常，心悸消除，食欲恢复。

滋阴通阳安神法治疗失眠

赵某，现年 55 岁，自 45 岁起经常睡眠不好，心悸心烦，梦遗盗汗，自己也不把它当回事儿，有时症状严重了就找医生拿点药。半个月前因动后气喘、心胸憋闷到县医院做心电图，查出心肌缺血。1993 年 5 月 22 日找我诊治。经详细询问得知了他的病情：心胸憋闷，稍作劳动则气喘吁吁，心悸心烦，失眠多梦，易惊，时有盗汗，腰膝酸软，四肢怕冷，阳痿，偶有梦遗，素常好生口疮，口苦。观其舌，舌质嫩红少苔，舌尖红甚；切其脉，脉沉细无力，两尺脉尤甚，左寸脉滑而虚大。此病人气阴两虚，心阴不足，心血虚少，胸阳痹阻，心神不安，治疗非常棘手。斟酌再三，我开了一张滋阴通阳安神的方剂：太子参 12 克，当归 10 克，炒枣仁 30 克，柏子仁 15 克，熟地黄 12 克，天冬 12 克，麦冬 12 克，生地黄 12 克，全瓜蒌 30 克，薤白 10 克，丹参 30 克，黄连 10 克，肉桂（后下）6 克，山萸肉 10 克，五味子 10 克，琥珀（研，冲服）3 克，炙甘草 6 克。病人服药 6 剂后，自觉症状减轻。查其舌脉如故，即以此方为基础，随症加减。共服药 20 剂，病人除剧烈活动后气喘外，余症皆除。

精彩点评：病人素体阴亏，心肾虚火亢奋，加之摄生不慎，痰聚瘀生阻于血室。心阴不足、心血虚少则心烦失眠，多梦易惊；虚火亢奋则口舌生疮，口苦；肾阴不足则梦遗盗汗；阴损及阳则腰膝酸软、四肢怕冷、阳痿；痰瘀阻于血室，胸阳不振，心脉痹阻则心胸憋闷，动则气喘；舌质嫩红少苔、舌尖红甚，脉沉细无力、两尺脉尤甚、左寸脉滑而虚大皆是阴虚血少、阴损及阳、胸阳痹阻之象。遂以太子参双补气阴，养心阴以通心气；炒枣仁、柏子仁养心安神；熟地黄、当归补心血；天冬、麦冬、生地黄滋心肾之阴；全瓜蒌、薤白、丹参、琥珀化痰逐瘀、通心阳、除胸痹；黄连去心火；肉桂温阳补肾、引火归原；山萸肉、五味子补肾涩精敛汗；炙甘草补心气、调和诸药。

三、多寐

多寐，系指成人每天睡眠时间超过 8~9 个小时，且睡醒后精神萎靡不振、倦怠乏力。多寐多由气血不足、阳气衰微、寒湿困脾所引起，累及脏腑多为心、脾、肾。治疗该症，除对症施治外，多配合调和营卫之法。

健脾祛湿法治疗多寐

31 岁的陈某患多寐近一年，每天睡眠时间长达 11~12 个小时，醒后自觉昏昏沉沉、精神萎靡不振、倦怠乏力，伴食欲不振、脘腹痞闷、大便溏稀。1987

年 12 月 26 日找我诊治。我详细询问了病情，症如上述，舌质淡，有齿痕，舌苔白，脉细。据此，我认为病人系脾虚湿困所致，开了一张健脾祛湿的方剂：党参10 克，白术 12 克，茯苓 15 克，石菖蒲 10 克，苍术 10 克，半夏 10 克，陈皮 10克，甘草 6 克。水煎服，日 1 剂。服药 5 剂，病人舌体齿痕减轻，食欲好转，仍困倦思睡。我想人体生命节律，卫气出于阳则寤，入于阴则寐，苦思引卫气出阳之策，最后从医圣张仲景桂枝汤方用桂枝、白芍调和营卫方法中受到启发，在原方基础上加用桂枝 12 克、白芍 6 克以治之。再服 5 剂，睡眠减少，但仍在 10 小时左右。效不更方，继以二诊方服用 7 剂，睡眠复常。

精彩点评：病人有头脑昏沉、精神萎靡不振、体倦乏力等气虚症状，又有食欲不振、脘腹痞闷等脾虚症状，还有大便溏稀、舌淡有齿痕、舌苔白等湿邪困脾的症状，用党参、白术、茯苓、甘草（此四味药即四君子汤）健脾益气，石菖蒲化湿开窍醒神，苍术、半夏、陈皮健脾祛湿，按理说也算药证相符，为什么就没有疗效呢？这就涉及人体生命节律的问题，寤动和寐静是人体生命活动的两大节律，《灵枢·营卫生会》篇认为："卫气行于阴二十五度，行于阳二十五度，分为昼夜，故气至阳而起，气至阴而止。"《灵枢·口问》篇说："卫气昼日行于阳，夜半行于阴，阴者主夜，夜者卧。""阳气尽，阴气盛，则目瞑。阴气尽而阳气盛则寤矣。"这就是睡眠与营卫之气的生理关系。营卫之气正常运行，出入离合适时适度，与天体的运行规律相协调，就能保证正常的睡眠。日出而作，日落而息，息后则睡，睡而安然。若营卫之气运行失其常度，对人体睡眠会有什么影响呢？《灵枢·邪客》篇说："今厥气客于五脏六腑，则卫气独行于外，行于阳，不得入于阴……故不瞑矣。"张景岳认为："寐本乎阴，神其主也。神安则寐，神不安则不寐。其所以不安者，一由邪气，一由营气之不足也。"《类证治裁·不寐》认为："阳气自动而之静则寐，阳气自静而之动则寤。不寐者，病在阴阳不交也。"这说明营卫不和，运行逆乱，失其常度，就会改变睡眠规律。可见营卫调和是保证人体正常睡眠的关键，营卫失和是引起人体睡眠异常的原因，卫气恋阴不能出于阳则多寐。外感六淫、内伤七情、蚊虫叮咬、意外伤害、饮食劳倦，皆可导致营卫失和，故治疗时应辨证参以调和营卫之法。汉代张仲景的《金匮要略》中就有用桂枝龙骨牡蛎汤治疗男子梦遗、女子梦交的记载，今人用它治疗失眠多梦也取得了较好的临床效果。他所创制的桂枝汤一直被后人视为调和营卫的法宝。方中主药桂枝温阳化气以和卫气，白芍养血敛阴而和营血。二者一辛一酸，一散一敛，一温一寒，一入卫阳，一入营血，为调和营卫之圣药，调整睡眠之佳品。具体用药时桂枝用量应倍于白芍，意在引卫气出于阳，振奋阳气以使神清寐安。

补气升阳法治疗多寐

邻村赵某，困倦思睡半年多，多方求治效果不佳，1985年6月25日找我诊治。望其面色，㿠白无神；听其声音，语怯声低；问其症状，精神萎靡不振，困倦思睡，每日睡眠10个小时以上，睡醒后头昏沉，素常怕冷，稍微活动即汗出淋漓，对任何事物都不感兴趣；摸其双手发凉；诊其舌脉，舌淡苔白，脉沉细无力。四诊合参，病人气虚阳微，神明失养。拟以补气升阳法调治。处方：黄芪30克，党参15克，白术12克，当归10克，升麻3克，柴胡3克，黑附子10克，桂枝12克，陈皮10克，炙甘草6克。姜枣为引，水煎服，日1剂。服药7剂，病人精神好转，怕冷、手凉减轻，睡眠时间略微减少，仍稍微活动即大汗淋漓，舌脉同前。原方加浮小麦30克，又服7剂，各种症状都有减轻，睡眠时间明显减少，但仍有8~9个小时，脉象较前明显有力。又进二诊原方5剂，诸症悉除，睡眠复常。

精彩点评：病人语怯声低、精神萎靡不振、稍微活动即自汗淋漓，气虚之象明显；面色㿠白、素常怕冷、双手发凉，阳微之象昭然；困倦思睡、睡眠时间长、醒后头脑昏沉，是神明失养的表现。用补中益气汤（黄芪、党参、白术、当归、升麻、柴胡、陈皮、甘草）补中益气，黑附子、桂枝温阳，浮小麦固表敛汗。半年多的顽症得以治愈。

化痰开窍法治疗多寐

曲阳县黄某，头痛昏蒙，常困倦思睡，多方治疗未果，1988年10月经人介绍求治于我。观其舌，舌质偏红，舌苔黄厚而腻；切其脉，脉象滑数；问其症，头痛昏蒙，困倦思睡，脘腹满闷不饥，烦恶欲呕，食欲不振，大便干结，小便短赤。思之良久，我判断病人可能是痰火蒙清窍之故，即以石菖蒲10克，远志10克，川芎10克，冰片0.5克，煎汤送服礞石滚痰丸1袋，日1次。连服10天，排出的大便中夹杂许多胶冻样小球，困倦思睡消除，头痛昏蒙、脘闷呕恶、纳呆便溏诸症随之而愈。

精彩点评：病人困倦思睡、头痛昏蒙、脘闷不饥、恶心呕吐、溲赤便干、舌红苔黄厚而腻、脉象滑数，一派痰热蒙蔽清窍之象。用礞石滚痰丸（由金礞石、熟大黄、沉香、黄芩组成，为清热化痰剂，具有降火逐痰之功效）清热化痰，加石菖蒲、远志、冰片化痰开窍，川芎引诸药上行头目，终使痰热除、清窍静、多寐愈。

麻黄附子细辛汤治疗多寐

邻乡赵某患有感冒，头痛发热、咳嗽吐痰、怕冷，经村医静脉滴注抗生素、激素、抗病毒药物，口服解热止痛药、止咳化痰药、抗生素一周效果不佳，近几天头痛发热稍退，但怕冷咳嗽不敢离被窝，整日昏昏欲睡，1985 年 12 月 15 日邀我出诊。病人蜷缩在被窝中，呼之不应，家属将其摇醒，其醒后即咳吐不止，问其症状，病人答曰头有点痛，咳嗽吐痰，非常怕冷，一点精神也没有，一直昏昏沉沉想睡觉。测其体温，37℃；听诊双肺有湿啰音、呼吸音粗糙；查舌脉，舌质淡，舌苔白滑，脉细而无力。根据以上症状、体征，我判断病人素体阳虚，感冒风寒后失治误治，发展为少阴病。治宜温经解表，选麻黄附子细辛汤治疗。处方：麻黄 10 克，附子 10 克，细辛 6 克。水煎服，日 1 剂，3 剂。12 月 19 日，我应邀赴病人家中复诊。此时病人已揭去厚被，在炕上躺着，见我到来，立刻起身打招呼，说服药后身体不怎么冷了，也不困倦思睡了，咳嗽吐痰也轻多了。体温 36.5℃，双肺还有少许湿啰音，舌淡苔薄白，脉细。于是调整处方为：麻黄 10 克，附子 10 克，细辛 6 克，炒杏仁 10 克，半夏 10 克，桔梗 10 克，白前 10 克，荆芥 10 克，甘草 6 克。姜枣为引，水煎服，日 1 剂，5 剂。病人服完后，诸症悉除，恢复正常体力劳动。

精彩点评：方证对应是运用经方的一条重要捷径，也就是说只要其症状和《伤寒论》所描述的症状相同或基本类似，就可以使用张仲景针对该症状创制的方剂，不必受后世医家辨证论治的束缚。事实证明这种临床思维方法既简单，疗效又十分可靠。

《伤寒论》少阴病篇开篇即言："少阴之为病，脉微细，但欲寐也。"并明确说明治疗少阴病的基本处方为麻黄附子细辛汤。本例病人外感病六七日，符合伤寒六经传变规律；证候发热、昏昏欲睡、脉细而无力，符合少阴病症状。根据方证对应的原则，照搬麻黄附子细辛汤取得了理想的初步成效，然后根据其临床症状加炒杏仁、桔梗、白前宣肺止咳；半夏化痰；荆芥解表退热；甘草调和诸药，助杏仁、桔梗、白前宣肺止咳。诸药相合，使阳气得复、外邪得除、肺气得宣、神清寐安。

四、感冒、发热

感冒包括普通感冒和流行性感冒，是临床最常见病之一。感冒后的主要症状是头痛、发热、鼻塞、流涕、咳嗽、咽痛、浑身酸痛、乏力等，会给病人的工作、学习和生活带来一定影响，应给予及时有效的治疗。有的感冒虽然症状不重，但如果治疗不及时，往往会诱发多种疾病。因此，得了感冒，除极少数症状特别轻微、不影响正常工作和生活的感冒，可适当休息、多饮白开水外，都应当得到正确有效的治疗。

麻黄汤加味治疗感冒

32 岁的女性病人杨某得了感冒，头痛发热，鼻塞流涕，咳嗽气短，嗓子痛，浑身酸痛。1977 年 10 月 14 日找到我，说感冒得厉害，受不了，要求输液治疗。症见扁桃体红肿，体温 38.6℃，心肺听诊未见异常，舌淡苔薄白，脉浮紧。问其出汗不出汗？病人答曰就是不出汗，若出了汗就好了。再问她是否怕冷，她说在家躺在被窝里不敢出来，冷得直打颤。我说："按你的症状，这只是一个简单的感冒，不用输液治疗，输液也就是用点激素退热，用点抗生素治咳嗽、嗓子痛，当下好得是快，但对你的身体不利。我先给你开一剂中药试试，如果有效，你就再喝几剂，这样你也省点钱；如果无效，我明天就给你输液。"她听了非常高兴。我以麻黄汤为基础开了一服中药：麻黄 10 克，桂枝 10 克，炒杏仁 10 克，款冬花 10 克，板蓝根 30 克，甘草 6 克。姜枣为引，水煎服。嘱咐她喝药后多喝点温开水或葱花芫荽汤，盖上被子微微发点汗。第二天病人复诊，高兴地说："您这服药的效果真比输液还灵，昨天服药后我发了点汗，今天身上不痛了，脑袋不痛了，鼻塞流涕基本止住了，咳嗽嗓子痛也好多了。"我把了把脉，其脉象还是略显浮紧，就让她照原方再取 2 服药，说这次回去服药后不用再发汗了。她遵嘱而行，服完药后就痊愈了。

精彩点评：治病最简单的方法是方证对应。病人头痛发热、恶寒、无汗而喘、脉浮紧，正与《伤寒论》太阳病麻黄汤证相对应，故取麻黄汤（麻黄、桂枝、杏仁、甘草）解表发汗、宣肺定喘，再加款冬花止咳化痰，板蓝根清热解毒抗病毒。药证相符，效果满意。

桂枝汤加味治疗感冒

刘某感冒后高热、头痛、鼻塞、打颤，经某医输液治疗2天，效果不是很满意，遂于1982年4月7日来找我治疗。刻诊：病人男性，29岁，自述头痛、咳嗽无痰、浑身无力，额头黏热，其上布满汗珠，说话鼻塞声重，舌淡苔薄白，脉浮数，体温38℃，扁桃体无红肿，心肺听诊正常。四诊合参，病人系《伤寒论》太阳中风之桂枝汤证。处方：桂枝12克，白芍12克，炒杏仁10克，苏叶10克，款冬花10克，甘草6克。姜枣为引，水煎服，日1剂。嘱其停止输液，单独服用中药以观疗效。他遵嘱而行，服药3剂，诸症悉除。

精彩点评：病人发热汗出、脉浮数、头痛咳嗽，似乎不是太阳中风之桂枝汤证，但仔细想想，病人已经发热至38℃，脉率哪有不加快的？只不过它的快不是太阳伤寒之绷紧急促。头痛、咳嗽是伤风感冒后的共有症状，所以仍可应用桂枝汤加减治疗。方以桂枝汤（桂枝、白芍、生姜、大枣）解肌退热，使热退汗止；再加苏叶发散风寒，助桂枝汤解表祛风；炒杏仁、款冬花宣肺止咳。药后病人热退、头痛除、咳嗽止、感冒清。

银翘散合桑菊饮化裁治疗风热袭表、肺失宣肃型感冒

邻村郭某，头痛、发热、咳嗽、咽痛、乏力，在村医处按感冒治疗，拿了红霉素、安乃近、枸橼酸喷托维林（咳必清）、复方甘草片等药，服用两天，疗效甚微，1998年5月11日来找我治疗。病人头痛乏力，高热咳嗽，吐痰发黄，咽痛而干，声音嘶哑，舌尖红苔薄黄，脉浮数。扁桃体红肿，体温38.2℃，心脏听诊未见异常，肺部听诊呼吸音粗糙。此风热感冒，乃风热袭表、肺失宣肃之故也。拟以辛凉解表、清肺化痰之法调治。处方：金银花15克，连翘10克，板蓝根30克，牛蒡子10克，桑叶10克，桔梗12克，薄荷（后下）10克，黄芩10克，麻黄10克，瓜蒌15克，炒杏仁10克，甘草6克。水煎服，日1剂，3剂。5月

14 日复诊，病人服药后头痛发热已除，身体感觉舒适，仍咳嗽吐痰、咽痛咽干，舌脉同前。原方去薄荷，加麦冬 12 克，继服 3 剂而愈。

精彩点评：病人头痛发热、身体乏力、舌尖红苔薄黄、脉浮数，显然是风热感冒；咳嗽咽干、吐黄色痰、声音嘶哑，乃风热犯肺、肺失宣肃之故。方中金银花、连翘气味芳香，既可辛凉透表，又可清热解毒；配板蓝根、牛蒡子清热解毒利咽，抗病毒；桑叶清透肺经风热；薄荷辛凉解表；桔梗解毒利咽，与黄芩齐清肺经之热；麻黄、杏仁宣肺止咳；瓜蒌清热化痰；甘草清热解毒、调和诸药。合而用之，使风热清、肺热去、痰咳止。

藿香正气散加减治疗暑湿感冒

1997 年 8 月 14 日，同乡王某因鼻塞、流清涕、高热、头痛、头闷、咳嗽、腹胀、恶心、呕吐来找我治疗。自述感冒已有两天了，曾在某医处治疗，具体所用药物不甚详，可能是庆大霉素、地塞米松、复方氨林巴比妥注射液（安痛定）、甲氧氯普胺片（胃复安）等，用药后就舒服一会儿，过一会儿药劲儿一下去就恢复原样了。舌苔白，脉象濡略数。疑为暑湿感冒，拟以藿香正气散加减治之。处方：藿香 15 克，苏叶 12 克，防风 10 克，大腹皮 15 克，白芷 10 克，半夏 10 克，陈皮 10 克，桔梗 10 克，茯苓 10 克，麻黄 10 克，炒杏仁 10 克，甘草 6 克。姜枣为引，水煎服，日 1 剂，3 剂。病人服完药，一切症状就消除了。

精彩点评：病人感冒正值暑期，既有鼻塞、流清涕、高热、头痛、咳嗽等外感风寒症状，又有头闷、腹胀、恶心、呕吐、苔白、脉濡等暑湿困阻中焦之候。用藿香正气散（藿香、苏叶、大腹皮、白芷、半夏曲、桔梗、陈皮、厚朴、茯苓、白术、甘草）去白术、厚朴，以解表化湿和中；加防风祛风解表，麻黄、炒杏仁宣肺止咳，且麻黄又可助苏叶、防风、藿香等发散风寒。诸药相合，共奏解表化湿、理气和中、宣肺止咳之效。

三仁汤化裁治疗风湿内盛、卫阳郁闭型感冒

1999 年春夏之交，林某患感冒近二十天，打针、吃药、输液都不能治愈，特来找我诊治。病人自述感冒症状也不是很重，身体酸重，脑袋闷痛，精神不振，恶心呕吐，腹胀纳呆，口干口渴，咳嗽不重，但只要一咳嗽就吐白痰，上午、中

午体温正常，下午 3 点后感觉发热，但测体温也超不过 38℃，下午 7 点以后就感觉体温正常了。我为她做了检查，其心肺听诊未见异常，体温 37.4℃，舌淡苔白，脉濡。此乃湿困三焦、气机不利、卫阳郁闭之故，拟以化湿解表、调畅气机之法调治。处方：薏苡仁 30 克，炒杏仁 10 克，紫蔻仁 10 克，羌活 12 克，苏叶 10 克，藿香 10 克，佩兰 10 克，厚朴 10 克，半夏 10 克，滑石（布包）30 克，桔梗 10 克，甘草 6 克。水煎服，日 1 剂。服药 3 剂，病人身体酸重、头闷头痛明显减轻，精神好转，他症如故，舌脉同前。原方继进 5 剂，一切复常。

精彩点评：病人素为痰湿体质，感受风寒后风湿相合，弥漫三焦，阻碍气机。困阻上焦则头痛头闷、咳嗽吐痰；困阻中焦则腹胀纳呆、恶心呕吐；风湿内盛、卫阳郁闭则身体酸重、精神不振；湿为阴邪，旺于申酉，此时邪正相争剧烈，所以下午 3~7 点感觉发热，因湿邪郁闭，故而身热不扬；湿遏热伏、津液不能上承所以口干口渴；舌淡苔白、脉濡皆是湿邪内困之象。用三仁汤（薏苡仁、紫蔻仁、杏仁、厚朴、半夏、通草、滑石、竹叶）去竹叶、通草清热利湿，宣畅三焦；加羌活、苏叶发散风寒；藿香、佩兰芳香化湿、兼散表邪；桔梗（配炒杏仁、半夏）宣肺止咳化痰药；甘草调和诸药。诸药共奏较好的疗效。

白虎汤合麻杏石甘汤化裁治疗肺炎高热不退

30 岁的赵某高热、咳嗽、气喘、胸痛、咳黄色痰 2 天，于 1998 年 4 月 12 日来找我诊治。我见其体温 39℃，吐痰黄褐色，口渴引饮，高热起来浑身出汗，心脏听诊正常，肺脏听诊双肺布满湿啰音，偶尔听到哮鸣音，舌红苔黄腻，脉滑数，疑其为急性大叶性肺炎，就为病人静脉滴注青霉素、鱼腥草、赖氨匹林，肌内注射链霉素。治疗 2 天后不见好转，病人就自动去了县医院诊治，经透视、化验也确诊是急性大叶性肺炎，需住院治疗。他考虑到经济负担，并且我的诊断和县医院一致，就央求医院的医生开个方子并准其回家按方治疗。医生开了注射用头孢哌酮钠（先锋必）、地塞米松、利巴韦林（病毒唑）、双黄连注射液等药物，我按这个方子给病人输了 3 天，但其病情还是无显著好转。我就和病人商议加服几剂中药看看疗效。处方：生石膏（先煎）100 克，知母 15 克，麻黄 10 克，炒杏仁 10 克，芦根 30 克，瓜蒌 30 克，甘草 6 克。水煎服。服用 1 剂后，病人体温就降至 38.2℃，咳嗽、胸痛也有好转，口也不渴了。中药继服 3 剂，西药减去地塞米松继续输液5天，病人身体复常。

精彩点评：病人高热、咳喘、胸痛、咳黄褐色痰、双肺布满湿啰音，诊断为急性大叶性肺炎并无不妥，县医院的理化检验也支持这一诊断。在单纯应用西药效果不理想的情况下，我根据病人高热、口渴、大汗等阳明经证症状，以及咳喘胸痛、咳黄褐色痰、舌红苔黄腻、脉滑数等肺热痰喘症状，采用治疗阳明经证的经方白虎汤（生石膏、知母、粳米、甘草）去粳米合治疗肺热痰喘的经方麻杏石甘汤（麻黄、杏仁、生石膏、甘草），加瓜蒌清热化痰、芦根清热止渴综合治之，取效甚捷。由上可见，中西医结合是治疗一些急性病、疑难病的有效途径，值得进一步探讨。

小柴胡汤合白虎汤化裁治疗子午时高热

32岁的孙某2016年元旦感冒发热，在村医处打针吃药7天，不见好转。在县医院按重感冒住院治疗10天，仍然每日按时高热。病人自动出院，然后在乡卫生院、县中医院、市中医院、省中医院找了不少名医、专家诊治，服药无数，耗资上万，疗效甚微，于2016年4月15日来找我。刻诊：病人自述每日中午、晚上12点左右开始发热，自觉身体火烧火燎，全身出汗淋漓，口渴引饮，大约1个小时左右又浑身发冷打颤，此时测体温都在38.5~39.5℃，不管打退热针与否，发热发冷都得2个小时左右才能缓解，伴食欲不振、头晕、大便干结、恶心呕吐、精神不振，舌红苔薄黄，脉弦细数。考虑再三，我认为病人是少阳阳明合病，日久不解，气阴两伤之故。拟以小柴胡汤合白虎汤加减调治。处方：柴胡30克，半夏10克，西洋参12克，黄芩10克，生石膏（先煎，布包）30克，知母10克，甘草6克。姜枣为引，水煎服，日1剂。服药3剂，病人中午、晚上12点左右不再发热，但仍浑身大汗淋漓，舌脉同前。我认为药已切中病情，不宜更方，仍以原方继进3剂。病人服用后，一切复常。

精彩点评："少阳为枢"，中午、晚上12点左右属子午之时，是人体阴阳二气的转折点，如果枢机不利，阴阳二气不能按时转换，势必诱发营卫不和而发热。病人先热后冷，可谓"寒热往来"；头晕、食欲不振、精神不振、恶心呕吐，也与"默默不欲饮食、心烦喜呕"的条文相吻合，故取小柴胡汤（柴胡、半夏、人参、黄芩、甘草、生姜、大枣）重用柴胡和解退热，用西洋参易人参益气养阴，助正达邪。病人大汗淋漓、口渴引饮是否与阳明经证的大热、大汗、大渴相对应？脉象不洪大，是不是患病日久，气阴两伤之故？况且病人还有大便干结等阳明热盛之候，故取白虎汤（生石膏、知母、粳米、甘草）去粳米清热降火。药证合拍，取效甚捷。通过此例的证治，可以看出经方的神奇疗效。

五 、头痛

头痛在临床非常常见，它既可以单独出现，也可出现在其他疾病的证候群之中。及时有效地消除头痛，对于解除病人的痛苦，改善症状，提高病人战胜疾病的信心都具有非常重要的意义。

川芎茶调散加减治疗风邪上攻型头痛

乡邻杨某头痛，发热，怕风，鼻塞流清涕，1989 年 4 月 12 日来找我治疗。我查其舌淡苔薄白，脉浮，判断是风邪上攻所致，就以川芎茶调散为基础，开了一张处方：川芎 12 克，白芷 10 克，羌活 10 克，细辛 3 克，防风 10 克，荆芥 10 克，蔓荆子 10 克，甘草 6 克。姜枣为引，水煎服，日 1 剂。服药 3 剂，病人就告诉我说头不疼了，身上也舒服了。

精彩点评：病人症状头痛发热、鼻流清涕、怕风、舌淡苔薄白、脉浮，皆是风邪外袭、阻碍气机引起的。上方乃川芎茶调散（川芎、白芷、羌活、细辛、防风、荆芥、甘草、薄荷）去薄荷加蔓荆子，集大量的疏风止痛药于一体。其中川芎活血祛风止痛，蔓荆子轻浮升散、疏风止痛、清利头目，二者为治头痛要药；羌活善治太阳经头痛；白芷善治阳明经头痛；细辛散寒止痛善治厥阴经头痛；荆芥疏风止痛、擅长清利头目；防风疏散上部风邪；甘草调和诸药；不用薄荷，是因病人风寒偏盛，不宜用辛凉之药。

祛风散寒除湿兼清里热法治疗头痛

李某头痛多日，脖子僵硬转侧不利，找了几位医生诊治，有说感冒者，有说颈椎病者，治疗几天都不见好转，1990 年 11 月 7 日来找我。我详细询问后得知其病情：浑身酸楚，发热恶寒无汗，精神萎靡不振，鼻塞声重，口苦尿黄，食欲不振。查其体温 37℃。舌淡苔白，脉浮。四诊合参，判断病人应是风寒湿邪侵袭肌表，郁遏卫阳，闭塞腠理，阻滞经络，气机不利，风寒湿邪日久不解，郁而化热。治宜祛风散寒、除湿止痛、兼清里热。处方：羌活 15 克，川芎 15 克，防风 10 克，细辛 6 克，苍术 12 克，白芷 10 克，蔓荆子 10 克，黄芩 10 克，生地黄 10 克，甘草 6 克。生姜为引，水煎服，日 1 剂。服药 3 剂，头痛减轻，脖子较前灵活，其他症状如故，舌脉同前。继服 3 剂，诸症悉平。

精彩点评：头痛多日，脖子僵硬，浑身酸楚，发热恶寒无汗，鼻塞声重，精神萎靡不振，口苦尿黄，食欲不振，当是风寒湿邪侵袭肌表，郁遏卫阳，闭塞腠理，阻滞经络，气机不利，风寒湿邪日久不解，郁而化热。治疗当以发散风寒湿邪为主，兼清里热。方中羌活辛苦性温，散表寒，祛风湿，利关节，止痹痛，为治太阳风寒湿邪在表之要药；防风辛甘性温，为风药中之润剂，祛风除湿，散寒止痛；苍术辛苦而温，可发汗祛湿，为祛太阴寒湿要药。细辛、白芷、蔓荆子、川芎祛风散寒，宣痹止痛，其中细辛善治少阴头痛，白芷擅解阳明头痛，川芎长于止少阳、厥阴头痛，此三味与羌活、苍术合用，为本方分经论治、祛风除湿止痛的基本结构。生地黄、黄芩清泻里热，并防诸辛温燥烈之品伤津；甘草调和诸药。诸药配伍，既能统治风寒湿邪，又能兼顾协调表里，共成发汗祛湿、兼清里热之剂。

滋阴潜阳法治疗头痛

顾某在地里干活儿时突发头痛、眩晕，急忙从地里赶回来找我治疗。刻诊：病人心情紧张，讲述病情时非常着急，头脑涨痛，眩晕耳鸣，面红目赤，口干口苦，恶心，舌质偏红少苔，脉弦劲有力，血压 200/140mmHg。此阴虚阳亢、气血上冲之故，有诱发中风之虞。急用中西医结合之法救治。西药静脉滴注甘露醇、硫酸镁等药；中药急煎镇肝熄风汤：龟甲（醋制）30 克，牡蛎（先煎）30 克，白芍 15 克，天冬 12 克，麦冬 12 克，玄参 15 克，代赭石（先煎）50 克，川牛膝 30 克，生龙骨（先煎）30 克，川楝子 10 克，茵陈 12 克。服中药不到半小时，头痛恶心消除；等西药输完，血压降至 140/90mmHg。遂停止输液，将原中药方之龟甲减至 15 克，代赭石减至 30 克。继服 5 剂，头脑涨痛、眩晕耳鸣、口干口苦、面红目赤消除，舌脉复常。

精彩点评：病人头脑涨痛、眩晕耳鸣、面红目赤、口干口苦、恶心、舌红少苔、脉弦劲有力，是阴虚阳亢之候。血压 200/140mmHg，是高血压危象，中风前兆。此时应争分夺秒，采用中西医结合之法救治，偏废任何一方都有可能造成不良后果。取西药甘露醇、硫酸镁迅速降压之效，用中药镇肝熄风汤滋阴潜阳、镇肝降冲，标本兼顾，效果神速。

清脑降火法治疗肺胃热盛型头痛

26 岁的刘某头脑涨痛、咽喉肿痛，服用头孢类抗生素、氨咖甘片（脑宁）等药，静脉滴注地塞米松、头孢克肟、清开灵注射液等效果不佳，2004 年 5 月 11 日找我诊治。病人头脑涨痛，咽喉肿痛，面红目赤，口干口苦，食欲不振，大便干结，小便黄赤，舌红苔黄腻，脉滑数。四诊合参，辨为肺胃热盛、气机不利。治宜清脑降火。处方：黄芩 10 克，黄连 10 克，大黄 10 克，金银花 30 克，连翘 12 克，川芎 10 克，蔓荆子 10 克，草决明 15 克，生甘草 6 克。水煎服，日 1 剂。病人服药 3 剂，头脑涨痛、咽喉肿痛诸症都有减轻，但大便泄泻。原方去大黄，加川牛膝 30 克，菊花 10 克，继服 4 剂而愈。

精彩点评：病人头脑涨痛、咽喉肿痛、面红目赤、口干口苦、大便干结、小便黄赤、舌红苔黄腻、脉滑数，完全是一派肺胃热盛的征象。因病人以头脑涨痛为主要症状，所以治疗应以清脑降火为主。方以黄芩、黄连、大黄清热泻火解毒，专泻肺胃之热；加金银花、连翘轻扬上浮，清热解毒；川芎、蔓荆子、草决明清利头目，清脑止痛；生甘草调和诸药、缓急止痛。二诊时病人头痛减轻，大便泄泻，说明胃火已去，故去大黄，加川牛膝、菊花引火下行，清利头目。

疏肝解郁法治疗肝郁气滞型头痛

赵某患头痛多年，多方求治，2000 年 7 月 1 日来诊。病人是一个年近 40 岁的中年妇女，素常头昏脑涨，一遇烦心事儿或思考问题时间长了就头痛难忍，疼痛范围涉及整个头部，疼痛性质既像涨痛，有时又觉得好像刺痛。病人经常无故发脾气，吃东西也没胃口。舌淡苔薄白，脉弦。问其睡眠情况，病人答曰还行，就是想起一些烦心事儿就难以入眠，不过这种情况很少见。考虑再三，我觉得病人的头痛还是与肝郁气滞有关，于是就开了一张疏肝解郁止痛的方剂：柴胡10克，白术10克，当归10克，白芍12克，薄荷（后下）10克，郁金10克，合欢皮30克，川芎15克，细辛6克，蜈蚣2条，甘草6克。生姜为引，水煎服，日1剂，5剂。7月6日复诊，服药后病人头脑较前清晰，服药期间遇见了一件烦心事儿，现在还是头脑涨痛，但痛势小多了，能够忍受，舌脉同前。效不更方，我就让病人照原方取药5剂继续服用，谁知病人求治心切，一下拿了10剂，服完药后再未来诊。两年后一次与病人偶遇，谈及当年头痛情况，病人说自从服了那15剂药，头痛未再复发过，感激之情，溢于言表。

精彩点评：肝郁气滞引起的头痛，临床比较少见。病人肝郁气滞，影响气机，所以经常头昏脑涨。一遇烦心事儿或忧愁思虑，肝气郁结，两郁相加，气机不利，殃及清明，所以头痛难忍。因气行血行、气滞血滞，气行不畅，血脉滞涩，所以头痛既似涨痛，又似刺痛。用柴胡、郁金、白芍、薄荷疏肝柔肝；川芎、细辛、蜈蚣和血止痛，为头痛专用药；当归养血柔肝、活血止痛；合欢皮解郁安神，一助柴胡、白芍疏肝解郁，一助川芎开郁止痛；白术健脾益气；甘草缓急止痛、调和诸药。因药证相符，所以能取得理想的效果。

活血平肝息风法治疗顽固性头痛

65岁的连某患头痛多年，久治不愈，2015年4月17日来诊。现症：头痛昏蒙，时轻时重，严重时疼如针刺，难以忍受，常抱头痛哭，发作休止时也绵绵作痛。舌质淡而偏暗，苔薄白，脉弦涩。此瘀血上阻清窍、贼风内动之故也，拟以活血祛瘀、平肝息风法调治。川芎15克，赤芍、白芍各12克，红花10克，天麻10克，细辛6克，钩藤（后下）12克，蜈蚣2条，蔓荆子10克，白芷10克，甘草6克。大葱白一段为引，水煎服，日1剂。病人服药5剂后，自述头痛明显减轻，疼痛剧烈发作也能忍受，舌脉同前，要求加大剂量。我想效不更方，仍予原方7剂继续治疗。病人服完药后，头痛消失，头脑清晰。

精彩点评：病人头痛日久，痛久入络，所以头痛剧烈时痛如针刺、难以忍受；肝风内动、善行数变，所以头痛时轻时重；风瘀相搏，清窍不利，所以病人头痛昏蒙。舌暗淡苔白、脉弦涩皆是瘀阻清窍，肝风内动之象。方以川芎上走清窍、祛风活络止痛；赤芍、红花活血化瘀；白芍、天麻、钩藤平肝息风；细辛、白芷、蔓荆子祛风止痛；蜈蚣辛温走窜，息风镇痉，活络止痛；甘草缓急止痛，调和诸药；加入葱白，辛温通窍引诸药上达于脑。药证相符，故能使这一顽固性头痛在短期内痊愈。

散偏汤加味治疗偏头痛

32岁的女青年盖某患偏头痛3年，求医无数，多家医院均诊断为紧张性头痛，服麦角胺、羊角冲剂仅能取一时之效，2015年4月11日来诊。病人自述左侧偏头痛，自己也说不清什么因素引起，发作起来疼痛难忍，有搏动感，不发作时一切正常，舌淡苔白，脉弦细。病人主诉较少，病因不甚明了，舌苔脉象也难以说明其确切病机，但病位确定。我就用陈士铎《辨证录》中的"散偏汤"加蜈蚣进行治疗。处方：川芎30克，白芍15克，柴胡10克，白芷12克，香附12克，白芥子6克，郁李仁15克，蜈蚣2条，甘草6克。水煎服，日1剂。病人服药5剂，偏头痛明显减轻。二诊时，将原方川芎减至15克。再进5剂，病人偏头痛消失，至今未见复发。

精彩点评：偏头痛多因郁气不宣、风袭少阳所致，多见于女性，理论上多采用行气活血、疏解少阳、通络止痛的方法治疗，但实际往往效不如愿。我在临床常用陈士铎"散偏汤"加蜈蚣进行治疗，屡试不爽，多年来治好了10余例病人。方中川芎味辛性温，祛风活血散寒止痛，且又辛香走窜，上通巅顶，下达气海，行血中之气，祛瘀通络，用量独大，必须用至30克才可起效；白芷辛散上行，祛风散寒，善治头痛，加强川芎疏风通络止痛之力；香附、郁李仁直入血分，助川芎行气活血通络；柴胡升浮头面，引诸药直达少阳；白芥子引药深入直达病所，通窍豁痰；白芍敛阴合营，与郁李仁并用防止川芎、白芷等品辛散太过；蜈蚣辛温走窜，息风镇痉，通络止痛；甘草调和诸药，缓急止痛。此方是治疗偏头痛的专方专药。

疏肝活血、养血通窍法治疗肝郁血瘀血虚型头痛

胡某年轻时因备战高考得了紧张性头痛，自此一遇费脑筋的事儿或晚上加班熬夜就头痛难忍。二十多年来，凡听说哪有好大夫就必去瞧瞧，颅脑CT、脑电图、脑电地形图都查过，找不出器质性病变，中西药品服用无数，有的取效一

时，有的毫无疗效。素常不大痛就坚持着，头痛难忍了就服 2 片益脑宁片暂时止痛，十几年来一直靠益脑宁片维持工作。最近由于工作繁忙，一连三个晚上加班，头痛加剧，再服益脑宁片、去痛片、萘普生都无济于事，只好于 2002 年 2 月找我诊治。刻诊：病人年过四旬，双眉紧皱，自述全头疼痛难忍，头昏脑涨，失眠多梦，记忆力下降。舌淡苔薄白，脉弦细。我认为病人系心肝血虚、清窍失荣所致的紧张性头痛，就开了一张养血安神止痛的方剂：当归 10 克，川芎 15 克，熟地黄 10 克，细辛 6 克，蔓荆子 10 克，羌活 12 克，藁本 10 克，炒枣仁 30 克，夜交藤 30 克，甘草 6 克。姜枣为引，水煎服，日 1 剂。服药 5 剂，病人除睡眠略有好转外，其他无明显进退，舌脉同前。我陷入沉思：病人头痛 20 多年，"久痛必瘀"，病起于高考复习阶段，精神紧张，肝气郁滞，用脑过度，思虑伤脾，心血暗耗，肝郁、血虚、血瘀诸症夹杂，阻于清窍，致使头痛缠绵难愈。从临床症状表面看，病人无瘀血征象，但仔细推敲，肝郁日久，必致血瘀；痛久入络，还致血瘀。于是拟就了一张疏肝活血、养血通窍的方剂：柴胡 6 克，白芍 12 克，当归 12 克，赤芍 10 克，川芎 15 克，细辛 6 克，鸡血藤 30 克，冰片（研，兑服）0.3 克，蔓荆子 10 克，郁金 10 克，甘草 6 克，大葱白 3 根。水煎服，日 1 剂。服药 5 剂，病人头痛明显好转，头昏脑涨减轻，睡眠复常，舌脉同前。效不更方，继以二诊原方再进 10 剂，诸症豁然。至今已过 10 余年，头痛未发。

精彩点评：病人病起于高考复习阶段，头痛 20 多年。发病时精神紧张，肝气郁滞，用脑过度，思虑伤脾，心血暗耗。古云"久痛入络"，络主血，血瘀、血虚必然同时出现。肝郁、血虚、血瘀诸症夹杂，阻于清窍，致使头痛缠绵难愈。初诊时只拘泥于病情表象而采用养血安神止痛的方法进行治疗，因与病机不符而疗效甚微。二诊时抓住了肝郁、血瘀、血虚这三个病机关键，采用疏肝活血、养血通窍的方剂进行治疗，因药证相符，效如桴鼓。两个方剂看似药味相近，但治法不同，效果迥异。

六、咳嗽哮喘

咳嗽的治疗要点在于"宣""降"二字，也就是宣肺与降气；哮喘的治疗关键在于调理气机，要点可总括为"宣""降""纳"三个字。肺气以宣为用，以降为顺，以纳为益（受纳于肾）。"宣"即宣畅肺气，肺气以宣畅、布达为用。宣分温宣（用性味辛温之方药温散束肺之寒邪，分解互结之寒痰，宣畅肺气，以收止喘平哮之功）、清宣（用寒凉性质的方药来清热化痰，宣通肺气，从而达到止哮平喘的一种治法）两种。"宣"还指祛除风邪的方法，如过敏性哮喘，其来迅速，其去也快，符合风邪的"善行而数变"的特点，故过敏原也归属于风邪，可用轻扬发散平喘的药物治疗。"降"即通降肺气。肺主肃降，肺气以清肃下降为顺，若肺气壅塞、痰饮内伏，复感外邪引动，痰气交阻，阻塞气道则发为哮喘。降气法也是治疗哮喘的大法之一，分理气降逆（以涤痰、宽胸、下气药物组方，治疗痰气交阻为甚的哮喘证）、釜底抽薪（肺与大肠相表里，若肺气不降，则大便难通；反之，若大便不通，则肺气难降，两者都可诱发或加重哮喘，所以用通泄大肠的方法可使肺气肃降）。"纳"即纳气，也就是收敛肺气。肺气以呼吸相合、宣纳互济为治，若肺只呼不吸或只吸不呼，则肺气将绝，此时若宣多纳少，则肺气耗散无根而形成虚喘；若纳多宣少，则肺气壅塞而成喘。所以肺气的升降出入与哮喘之成因关系密切，临床治疗哮喘也往往是宣肺与敛肺并用，著名的定喘汤就是宣肺（麻黄、杏仁）与敛肺（白果）并用的范例。纳气法多用于单喘无哮者，其多见于慢性哮喘的间歇期，表现为不哮单喘，动辄气喘吁吁，呼吸短促。临床上根据证候不同，还有补肾纳气法与镇纳浮阳法，两者皆用于肺肾两虚之虚喘证。

三拗汤加味治疗风寒咳嗽

1977 年 2 月，邻居张某来找我，说她咳嗽、吐痰、发热三四天了，在村保健站拿了两天的药片也不管用，问我可有什么好办法？因刚刚参加工作，没什么临床经验，我小心为她做了检查：体温 38℃，听诊呼吸音粗糙，咳嗽，咳痰色白多泡沫，怕冷恶风，舌淡苔薄白，脉浮。按教科书的说法，此证属于风寒束肺，肺失宣肃，引动痰饮的风寒咳嗽，治疗应选三拗汤加味以发散风寒，宣肺止咳化痰。处方：麻黄 10 克，炒杏仁 10 克，陈皮 10 克，半夏 10 克，紫苏叶 10 克，白前 10 克，茯苓 10 克，甘草 6 克。姜枣为引，水煎服，日 1 剂。服药 3 剂，病人就热退咳平，吐痰停止。通过此例的治疗，我认识到中医辨证论治的优越性。

精彩点评：该病人咳嗽、吐痰三四天，怕冷恶风，无汗，吐痰色白多沫，苔白脉浮，是风寒束肺、痰饮内停的典型症状。故以麻黄、紫苏叶、生姜发散风寒；麻黄、炒杏仁、白前宣肺止咳；半夏、陈皮、茯苓燥湿化痰；甘草调和诸药；加入大枣，配生姜调和营卫，一助紫苏叶等发散风寒，二助麻黄、杏仁等宣肺止咳。

桑菊饮加味治疗风热咳嗽

刘某发热、咳嗽、头痛、咽痛3天，1978年6月28日来找我治疗。其面色发红，体温38℃，扁桃体发红，Ⅱ度肿大，咳嗽少痰，听诊双肺呼吸音粗糙，舌尖红苔薄白，脉象浮数。此证属于风热袭肺、失于宣肃的风热咳嗽。治疗应以桑菊饮为主方：桑叶10克，菊花10克，桔梗10克，枳壳12克，薄荷（后下）10克，炒杏仁10克，黄芩10克，前胡10克，陈皮10克，牛蒡子10克，生甘草6克。水煎服，日1剂。病人仅服药3剂，就热退咳平，咽喉舒适。

精彩点评：该病人发热头痛、咳嗽咽痛、舌尖红苔薄白、脉浮数，是明显的风热束肺症状。方以桑叶、菊花、薄荷疏散风热；桔梗、杏仁、前胡宣肺止咳；枳壳、陈皮理气止咳，陈皮兼可化痰；黄芩、牛蒡子、生甘草清肺解毒利咽。

清燥救肺汤加减治疗温燥咳嗽

胡某1988年10月来诊，症见咳嗽，干咳无痰，声音嘶哑，口唇干燥，渴喜凉饮，化验检查白细胞升高，胸部X线片示肺纹理增粗紊乱，听诊双肺呼吸音粗糙，舌红苔薄白少津，脉浮细而数。病人自述曾肌注青霉素、链霉素，吃过五六天激素、消炎止咳药，疗效不好。我解释说这是温燥咳嗽，秋季天气干燥，今年虽已立秋但天气还是比较炎热，你不注意防护，感受温燥之邪，燥邪最易伤肺，肺脏难以行使宣发与肃降之职，所以发生咳嗽；由于燥邪不会生痰，且燥可祛痰，所以干咳无痰；燥热之邪，耗津伤液，所以口干舌燥；声带全凭津液滋润而声音洪亮，津液既伤，声带失于滋润，所以声音嘶哑。于是我就开了一张清肺润燥、轻宣达表的处方：沙参15克，寸冬12克，火麻仁15克，阿胶（烊）10克，霜桑叶10克，麻黄10克，炒杏仁10克，紫菀10克，百部10克，生石膏（先煎）30克，甘草6克。水煎服，日1剂。嘱病人服药同时每晚将一个雪花梨削片煮熟，连汤服下。服药 3 剂，症状减轻，再服 3 剂，诸症悉除。

精彩点评：风燥咳嗽，临床并不少见，秋季尤其多见，以干咳无痰、声音嘶哑、口燥咽干、苔薄少津、脉浮细为特征。一般渴喜凉饮、咽喉肿痛、舌苔薄黄、脉浮细数、发生于早秋者为温燥；渴喜热饮、咽干不痛、舌苔薄白、脉象浮紧、发生于晚秋者为凉燥。温燥咳嗽用清燥救肺汤、桑杏汤治疗，凉燥咳嗽用杏苏散治疗。本例病人温燥症状突出，以沙参、寸冬、火麻仁、阿胶润肺，麻黄、杏仁止咳，生石膏、桑叶清肺，更有紫菀、百部润肺止咳，甘草调和诸药，雪梨润肺止咳。

二陈汤加味治疗痰湿咳嗽

孙某于 1988 年 7 月找我诊治，自述咳嗽吐痰已经一个多月，经某医治疗，服用 5 天消炎止咳化痰药也没什么效果。说话之间即大咳不止，甚至有些气短，直至吐出了一大口白黏痰才停顿了下来。经询问得知：病人咳嗽胸满，咳吐出一大口痰后胸部稍舒适一会儿，食欲不振，每餐只能吃一小碗，再强食就恶心呕吐，听诊双肺呼吸音粗糙，有湿啰音和哮鸣音，化验检查白细胞不高，舌淡苔白腻，脉滑。

略加思考，判断这是痰湿咳嗽。中医认为肺是储痰之器，痰湿过盛，影响到肺的宣发与肃降功能，所以咳嗽痰多，严重时出血喘息；痰阻胸膈，影响气机，所以咳嗽胸满，咳吐出痰液后胸部稍微舒适一会儿；痰盛之人脾胃都虚，脾胃虚弱则不思饮食，痰饮在胃，影响胃的气机升降，容易恶心呕吐。拟以化痰为主，止咳平喘为辅治之。处方：半夏 10 克，茯苓 12 克，瓜蒌 15 克，陈皮 12 克，麻黄 10 克，炒杏仁 10 克，白前 10 克，枳壳 12 克，甘草 6 克。生姜为引，水煎服，日 1 剂。服药 3 剂，咳嗽吐痰明显减轻；原方加白术 10 克，再服 6 剂，诸症豁然。

精彩点评：脾为生痰之源，肺为储痰之器。今脾虚运化无力而生痰；痰阻于肺，肺失宣肃而咳；痰阻胸膈，影响气机而喘息。急则治其标，先以半夏、茯苓、陈皮燥湿化痰，半夏还可降逆止呕；瓜蒌、枳壳化痰理气开胸；麻黄、杏仁、白前宣肺止咳化痰；甘草调和诸药。病情好转后加白术健脾燥湿，切断生痰之源，不失为标本兼顾之举。

泻白散合黛蛤散治疗肝火犯肺型咳嗽

病人吴某咳嗽胸痛，咳痰黄稠，经某医院化验、胸部 X 线片检查，诊断为大叶性肺炎，输液（大概是注射用头孢哌酮钠、鱼腥草注射液、地塞米松、细辛脑注射液之类）7 天，效果不好，1998 年 11 月 23 日找我治疗。当时的症状是：咳嗽阵阵（一阵轻，一阵重），伴有哮喘，咳嗽时胸胁疼痛，吐痰黄稠，心烦易怒，口干口苦，大便干结，听诊双肺有湿啰音，舌质红，舌苔薄黄而干，脉弦数。辨证为肝火犯肺，拟以泻白散合黛蛤散为基础清肝泻肺。处方：青黛（布包）15 克，蛤粉（先煎）15 克，桑白皮 15 克，知母 12 克，黄芩 10 克，川贝母 10 克，生石膏（先煎）30 克，龙胆草 10 克，麻黄 10 克，炒杏仁 10 克，前胡 12 克，桔梗 10克，瓜蒌 15 克，甘草 6 克。水煎服，日 1 剂。同时继续输以前的药品。服药 3 天，病人咳喘胸痛明显减轻。随即让他停止输液，继续服用上方，5 剂后痊愈。

精彩点评：该例为肝火犯肺型咳嗽。病人肝胆蕴热，上犯于肺，肺失宣肃而咳嗽气急；肝脉布胁肋，肝经热盛，气机不利故咳引胸痛；肝胆热盛，失于条达则心烦易怒；肝火犯肺，肝肺具热则咳痰黄稠，口干口苦；肺与大肠相表里，肺经热盛下传大肠，大肠传导失司则大便干结。舌质红，舌苔薄黄而干，脉弦数均为肝火旺盛之象。方以黛蛤散加龙胆草清肝热；泻白散去地骨皮、粳米，加知母、黄芩、生石膏泻肺火；麻黄、杏仁、前胡、桔梗清热化痰，宣肺止咳；川贝母、瓜蒌清热化痰；甘草调和诸药。肝肺同治，效果满意。

麻杏石甘汤加味治疗肺热咳嗽

李某咳喘，胸痛，高热，咳吐暗红色痰，于1998 年 6 月找我治疗。病人咳声沉重而浊，面目通红，咳嗽时用手捂胸部，体温 38.5℃，双肺听诊满布湿啰音，舌尖红苔薄黄，脉洪大而数。此证当属大叶性肺炎。我当即为其输液治疗，用药为头孢曲松钠（菌必治）、鱼腥草注射液、二羟丙茶碱注射液（喘定）、地塞米松等。输液 1 周，病人体温复常，咳喘胸痛稍微减轻，咳嗽时仍用手捂胸部，舌脉如前。改用中药治疗：麻黄 10 克，炒杏仁 10 克，生石膏（先煎）30 克，黄芩 10 克，鱼腥草 30 克，瓜蒌 15 克，川贝母 10 克，前胡 12 克，桑白皮 15 克，甘草 6 克。水煎服，日 1 剂。服药 3 剂，病人咳喘、吐痰、胸痛都有明显减轻，再服 7 剂，一切复常。

精彩点评：病人高热、咳喘、胸痛、咳暗红色痰、双肺听诊满布湿啰音，明显是大叶性肺炎。考虑到基层的治疗习惯，故先静滴一周抗生素，待病情稳定后再改用中药进行治疗。病人咳声重浊、面目通红、舌尖红苔薄黄、脉洪大而数，当属肺热咳喘，其治应清肺化痰、止咳平喘。方以麻杏石甘汤加黄芩、鱼腥草、桑白皮清肺热，止咳喘；瓜蒌、川贝母、前胡清热化痰止咳；甘草清热止咳，调和诸药。

半夏厚朴汤加味治疗梅核气咳嗽

70多岁的胡某患咳嗽一年多，求医无数，一直未能治愈，2015年6月18日来找我治疗。病人干咳无痰，就诊期间咳声不断，肺部听诊双肺呼吸音清晰，舌质淡胖有齿痕，右寸脉滑。因病人自述干咳无痰，且就诊期间虽咳声不断，但也确实没看见吐痰，我就认为右寸脉滑是肺热所致，随即开了一张清肺止咳的方剂。处方：鱼腥草30克，黄芩10克，麻黄（蜜炙）10克，炒杏仁10克，款冬花（蜜炙）12克，紫菀12克，五味子10克，白前10克，桔梗10克，枳壳12克，甘草6克。姜枣为引，水煎服，日1剂。

病人二次来诊，诉服药5剂，毫无疗效。我心想：挺好的一张方剂，照顾得面面俱到，5剂药服下去虽不敢说药到病除，起码得有一定疗效，如今毫无疗效，是辨证不准还是药不对症？遂详细询问病人既往病史和症状，病人自述经常感觉咽喉部有痰阻塞，非常难受，咳吐不出来，咽之不下，越咳嗓子越难受，越难受越想咳，因而咳声不断。听到此，我猛然悟到咳嗽不是肺气不宣造成的，而是咽喉不利所为，也就是由慢性咽炎引起的，即中医所谓的"梅核气"。随即马上调整处方：半夏10克，厚朴10克，桔梗10克，茯苓10克，苏梗10克，前胡10克，诃子10克，射干10克，紫菀10克，甘草6克。生姜为引，水煎服，日1剂。服药5剂，咳嗽明显减轻，再服5剂，咳嗽痊愈。

精彩点评：该病乍一看像是肺经郁热、肺气不宣的咳嗽。以黄芩、鱼腥草清肺热，炙麻黄、炒杏仁、白前、桔梗宣肺止咳，款冬花、紫菀润肺止咳，五味子敛肺止咳，枳壳开胸理气，甘草调和诸药，也不能说药不对症。但初诊时忽略了对既往病史的采集，误把右寸脉滑理解为肺热，造成误诊。二诊通过详细询问病史，恍然悟到病人的咳嗽是痰气交阻的"梅核气"造成的，改为顺气化痰利咽的半夏厚朴汤加味治疗，以半夏、厚朴、茯苓、苏梗、生姜（半夏厚朴汤）化痰利咽，桔梗、前胡、紫菀止咳化痰，诃子、射干利咽止咳，甘草调和诸药。药证相符，效果显著。

参苓白术散加味治疗脾虚咳嗽

年过七旬的退休干部马某因咳嗽吐痰在县医院诊断为肺结核，服用异烟肼（雷米封）、利福平、乙胺丁醇、盐酸溴己新（必嗽平）、复方甘草片等治疗一年多，症状不见好转，去省胸科医院复查发现左肺已有空洞，2015 年 4 月找我诊治。其面容虚胖，说话气短，动则喘促，不时咳吐浓痰，无低热、颧红、盗汗等结核病症状，自述食欲不振，大便不成形，舌质淡胖，苔白，脉虚。我心想这是一个脾虚不运，土不生金的病人，随即开了如下处方：党参 12 克，白术 12 克，山药 12 克，白扁豆（炒）12 克，炙甘草 6 克，茯苓 15 克，半夏 10 克，陈皮 10 克，麻黄 10 克，炒杏仁 10 克，瓜蒌 15 克，百部 12 克，猫爪草 15 克，苏子 10 克。姜枣为引，水煎服，日 1 剂。

病人服药 15 剂后，咳嗽、哮喘、吐痰、食欲不振都有不同程度减轻，对治疗非常有信心，以这个方子为基础，坚持服药 1 年后，咳嗽、吐痰、气喘基本消除，食欲、大便复常，再到省胸科医院复查，结核已经钙化。

精彩点评：脾虚不运则食欲不振，大便不成形；脾为生痰之源，肺为储痰之器。今脾虚不运，化湿为痰，集聚肺脏，影响肺宣发与肃降之功，故咳嗽痰多；脾虚中气不足则说话气短，动则喘促；舌质淡胖苔白、脉虚皆是脾虚中气不足之象。以党参、白术、山药、白扁豆、炙甘草健脾益气，茯苓、半夏、陈皮除湿化痰，麻黄、炒杏仁、瓜蒌宣肺止咳、化痰平喘，百部、猫爪草化痰散结、抗结核，苏子降气化痰平喘。辨证准确，选药精当，效果满意。

百合固金汤加减治疗肺肾阴虚型咳嗽

33 岁的赵某患肺结核一年多，丧失劳动能力，多处求医，中西药品服用无数，病情一直未能得到很好的控制，1994 年 12 月 14 日来诊。当时的症状是：咳嗽，吐痰，痰中带有血丝，偶尔咳出鲜血，两颧发红，食欲不振，身体消瘦，盗汗，某医院的胸部 X 线片显示右肺中叶有两处结核灶，体温 37.5℃，舌体瘦小，舌光红无苔，脉细数。我心想这是一个肺肾阴虚的病人，当即以百合固金汤加减治之。处方：熟地黄 12 克，生地黄 12 克，百合 15 克，玄参 12 克，川贝母 10 克，瓜蒌 15 克，侧柏叶（炒炭）12 克，旱莲草 15 克，桔梗 10 克，地骨皮 12 克，麻黄（蜜炙）10 克，炒杏仁 10 克，五味子 10 克，紫菀 10 克，百部 10 克，猫爪草 15 克，甘草 6 克。大枣为引，水煎服，日 1 剂。

病人服药 10 剂后各种症状都有减轻，即停服其他药品，一直坚持服用上方，半年后诸症消除，恢复正常的农业生产劳动。

精彩点评：病人肾水不足、子盗母气以致肺阴虚衰，不能行使宣发与肃降之职，所以咳嗽吐痰；阴虚火旺、灼伤肺络则痰中带血，甚至咯吐鲜血；两颧发红、身体消瘦是结核病的特征性表现；舌体瘦小、舌光红无苔、脉细数皆是阴虚火旺的表现。方剂以熟地黄、生地黄、玄参滋肾阴，百合养肺阴，川贝母、瓜蒌润肺化痰，侧柏叶、旱莲草养阴止血，桔梗、麻黄、杏仁宣肺止咳，地骨皮养阴退虚热，五味子敛肺止咳，紫菀、百部润肺止咳，猫爪草化痰散结抗结核，甘草调和诸药。

宣肺止咳、健脾化痰、升阳举陷法治疗咳而遗尿

66 岁的尤大娘咳嗽尿裤子，几家诊所、医院检查后都说是慢性气管炎，治疗效果不佳，1990 年 3 月末找我治疗。眼见病人面色晦暗，戴口罩，脖系围巾，身着厚衣，防护甚严，且舌淡苔薄白；问知病人咳嗽吐稀薄痰涎，咳而遗尿，形寒肢冷，食欲不振，大便稀薄不成形；闻听病人呼吸急促，声音微弱，双肺呼吸音粗糙；切其脉沉细无力。据此我认为病机是气虚下陷、肺气不宣、膀胱失约、肢体失于温煦，即开了一张宣肺止咳、健脾化痰、升阳举陷的方剂：麻黄（蜜炙）10 克，炒杏仁 10 克，黄芪 30 克，党参 15 克，白术 10 克，茯苓 10 克，陈皮 10 克，柴胡 3 克，升麻 3 克，枳壳 10 克，半夏 10 克，款冬花 12 克，炙甘草 6 克。姜枣为引，水煎服，日 1 剂。病人服药 5 剂后，除形寒肢冷、食欲略有好转外，其他诸症并无显著变化。原方加五味子 10 克以敛肺止咳，加细辛 3 克温肺化饮。服药 10 剂后，咳嗽遗尿及其他症状都有好转。效不更方，嘱其按照二诊方剂再取 10 剂药。病人服完后所有症状都消失了。

精彩点评：按一些中医临床书籍记载和师傅们的说教，咳而遗尿属膀胱咳，多发生于老年女性，治疗这种咳嗽离不开麻黄。这个病人也是老年女性，咳而遗尿，但根据其临床脉证，单纯说是膀胱咳恐怕很难解释清楚。根据其临床表现和

体征，我判断其病机是脾虚中气下陷，肺脏难司宣发之职，膀胱失约，肢体失于温煦。脾虚不运则食欲不振，大便稀薄，咳吐稀痰；中气下陷呼吸急促而微弱，气虚膀胱失约则咳而遗尿；气虚难司温煦之职则形寒肢冷，厚衣防护自救。方中黄芪、党参、白术健脾益气；麻黄、杏仁宣肺止咳；茯苓、半夏、陈皮燥湿化痰；再取枳壳理气止咳；柴胡、升麻助党参、白术、黄芪升举清阳之气；款冬花润肺止咳；炙甘草益气，调和诸药。

宣肺化痰、温肾纳气法治疗咳喘

邻村49岁的中年妇女马某素常腰膝酸软，四肢不温，患咳嗽一个多月，多处治疗未能痊愈，近十来天咳而遗尿，1992年12月来诊。当时的症状是：咳嗽，气喘，吐痰，面色㿠白，腰膝酸软，四肢不温，咳嗽严重就尿裤子，舌淡苔白腻，脉沉细，右尺脉无力。我心想这是一个肾气不固、上不能纳肺气以致肺失宣降而咳喘，下不能温煦膀胱以致膀胱失约而遗尿的病人，就开了一张宣肺止咳、化痰降气、温肾缩尿的方剂：麻黄10克，炒杏仁10克，白前12克，款冬花12克，半夏10克，瓜蒌15克，肉桂（后下）6克，苏子10克，蛤蚧1对，巴戟天12克，益智仁12克，桑螵蛸10克，五味子10克，炙甘草6克。姜枣为引，水煎服，日1剂。服药5剂，病人咳嗽、气喘、咳而遗尿都有减轻。效不更方，我就嘱其照原方再服10剂，病人服完药后诸症悉除。

精彩点评：病人面色㿠白、腰膝酸软、四肢不温、脉沉细且右尺无力是肾阳不足的表现，咳嗽、气喘、吐痰是肺失宣肃，咳而遗尿是膀胱失约。所开方剂以麻黄、杏仁、白前、款冬花宣肺止咳，半夏、瓜蒌化痰止咳，肉桂、蛤蚧、巴戟天、益智仁、桑螵蛸温肾缩尿，苏子降气止咳，五味子敛肺止咳，炙甘草调和诸药。

定喘汤治疗外感风寒、痰热壅肺型咳喘

28岁的王某因咳嗽、气喘、高热于1983年1月6日到卫生院找我治疗。刻诊：发热（体温38.5℃），怕冷，无汗，咳喘，咳痰色黄量多，面色发红，听诊双肺呼吸音粗糙，偶有湿啰音，舌红苔薄黄，脉滑数。辨证为外感风寒、痰热壅肺。治宜外散风寒、内清痰热、宣肺止咳平喘。拟用定喘汤化裁治之。处方：麻黄10克，炒杏仁10克，苏叶12克，款冬花12克，半夏10克，苏子10克，黄

芩 10 克，瓜蒌 15 克，白果 10 克，桑白皮 15 克，甘草 6 克。生姜为引，水煎服，日 1 剂。病人服药 3 剂后，高热消退，咳喘减轻，吐痰减少，色显淡，脉滑。效不更方，原方再进 3 剂，结果高热退，咳喘平，身体爽。

精彩点评：病人发热、怕冷、无汗是外感风寒，咳喘、咳痰色黄量多、舌红苔薄黄、脉滑数是痰热内蕴、肺失宣肃。故以苏叶、麻黄发散风寒，黄芩、半夏、瓜蒌内清痰热，麻黄、杏仁、款冬花、桑白皮宣肺止咳平喘，苏子降气止咳平喘，白果敛肺止咳，甘草调和诸药。

小青龙汤加减治疗哮喘

53 岁的孙某自幼落下哮喘的病根，症状时轻时重，丧失劳动能力。1983 年冬天病情加重，经服麻黄碱苯海拉明片（百喘朋）、氨茶碱片、醋酸泼尼松片（强的松）1 周无效，找我治疗。刻诊：高热（体温 37.8℃），呼吸困难，张口抬肩，稍动则喘息更甚，汗出淋漓，喉中痰声辘辘，吐痰清稀，舌淡苔白滑，脉弦，听诊双肺布满哮鸣音。此系痰饮内停，外感风寒，风寒引动痰饮，阻塞气道，肺失宣肃之故也，治宜解表散寒、温肺化饮以平喘。以小青龙汤加减治疗。处方：麻黄 10 克，苏叶 10 克，桂枝 10 克，干姜 10 克，细辛 3 克，半夏 10 克，五味子 10 克，射干 10 克，炒杏仁 10 克，茯苓 12 克，陈皮 12 克，甘草 6 克。姜枣为引，水煎服，日 1 剂。服药 3 剂，病人症状明显减轻。原方去苏叶，加党参 10 克，白术 10 克，继服 5 剂，喘退痰平，能操持家务。

精彩点评：病人素有哮喘病根，痰饮内停，体质较差。今外感风寒，引动痰饮，阻塞气道，肺失宣肃，发为哮喘。急则治其标，以小青龙汤去芍药，加苏叶发散风寒，杏仁宣肺止咳平喘，射干降气化痰、止咳平喘，茯苓、陈皮燥湿化饮。病情好转后加党参、白术，健脾益气、运化水湿治其本，有急则治标、缓则治本、标本兼顾之妙。

蛤蚧散加味治疗哮喘

65 岁的田某，患哮喘多年。因症状较轻，不影响日常生活和工作，一直没有接受正规治疗，病情发作时就自服两片复方妥英麻黄茶碱片。2008 年冬天哮喘发作，田某自服上药不能控制病情，才开始找医生治疗，输液 1 周（具体药物不详），效果不明显，带着某医生给的气喘气雾剂、复方胆氨片（喘安）等来找我。现症：咳嗽，哮喘，动则喘甚，面目、皮肤发黄，口干口苦，下肢轻度浮肿，食欲不振，身体消瘦，吐痰不多，有时吐出的痰带有脓血。舌淡苔薄白，脉细，心脏听诊未见异常，肺脏听诊双肺有哮鸣音。为确诊病人有无肺结核，我没有开药，而是让他去防疫站结核门诊做一下结核筛查。

过了四五天，病人又来找我，说去防疫站拍胸部X线片、化验都未发现结核，请我想个办法治疗。我一边看着防疫站的检查结果，一边琢磨病人的病情：病人动则喘甚，从舌脉症状看并不是肾不纳气之虚喘；虽口干口苦却没有其他肺胃有热征兆；皮肤发黄、下肢浮肿又和哮喘有何关系？忽忆起《博济方·卷二》有蛤蚧散治疗肺气上喘咳嗽、咳吐脓血、面目生疮、遍身黄肿的记载，就依据此方处方如下：党参10克，茯苓15克，知母10克，川贝母10克，桑白皮15克，炒杏仁10克，蛤蚧1对，麻黄（蜜炙）10克，茯苓皮15克，甘草6克。水煎服，日1剂。病人服药5剂后，自觉咳喘明显减轻，口干口苦消除。原方继服5剂，咳喘、吐痰、下肢浮肿、食欲不振消除。

精彩点评：病人虽咳嗽、哮喘、动则喘甚，但无腰膝酸软、肢冷恶寒等肾虚症状，且有口干口苦等热象，不能解释为肾不纳气；病人面色皮肤发黄、口干口苦，但无舌苔黄腻、脉濡等湿热内蕴之象，也不能解释为湿热内蕴；病人咳痰带有脓血，但无结核病体征，临床检查结果也无肺结核。病情较为复杂，治疗无从着手。没看过古书的同行只能对症施药，既浪费药材，效果也不一定满意。《博济方》记载蛤蚧散（有版本为人参蛤蚧散）治疗肺痿咳嗽，咯吐脓血，满面生疮，遍身黄肿。那么咳嗽少痰，痰带脓血是不是肺痿咳嗽，咳嗽、气喘是不是肺气上逆之喘咳，皮肤发黄、下肢浮肿是不是遍身黄肿？我尝试着套用了这个方剂，加麻黄宣肺止咳平喘，加茯苓皮利水消肿，竟应手而效。在此提醒各位同仁，遇有疑难杂症还是多从古书中寻求答案。

七、胃脘痛

胃脘痛是临床上常见症状，又叫胃痛，多见于现代医学所谓的急慢性胃炎，胃、十二指肠溃疡，胃肠神经症，胃扩张，胃癌等疾病。胃脘痛也见于胃黏膜脱垂、胃下垂等病。该病多由脾胃受损，气血不调所致，其病机可用"不通则痛""不荣则痛"概括说明。

附子理中汤加减治疗胃寒疼痛

病人田某下田劳动时冒雨着凉，回来后即胃痛呕吐，村保健站的医生给了三天维 U 颠茄铝胶囊（胃得宁）、维生素 B_6、氯霉素、维生素 B_1，呕吐消除而胃痛不减，继而找我治疗。我根据其胃痛喜暖，按之痛缓，舌淡苔薄白，脉象迟缓等特点，认为是胃寒疼痛，给予附子 10 克，干姜 10 克，白芍 10 克，白术 10 克，甘草 6 克。服药 2 剂，病人胃痛消除。

精彩点评：病人冒雨着凉，寒性收引，影响胃脘气机，故而胃脘疼挛疼痛、呕吐，用附子理中汤温胃散寒、调理气机，故能应手而效。不用党参者，因其胃痛新发，未损正气也。

百合乌药汤加味治疗寒凝气滞、心神失养所致胃痛

病人张某胃痛多日，连服维 U 颠茄铝胶囊、颠茄片、附子理中丸、香砂养胃丸不解。我根据其胃脘胀痛，痛喜揉按，得温稍舒，心绪烦乱，舌淡红少苔，脉象细弱等特点，认为是寒凝气滞，心神失养所致，给予百合 30 克，乌药 10 克，高良姜 10 克。服药 3 剂，病人胃痛消除。

精彩点评：本例病人胃脘疼痛有三个特点：①胀痛喜揉按、得温稍舒；②心绪烦乱；③舌淡红少苔，脉象细弱。第一个特点说明寒凝气滞；第二个特点说明心神被扰；第三个特点说明阴液不足。综合考虑，该病人之胃痛、心烦是由素常胃阴不足，子盗母气，累及心阴亏耗，心神失养，复感寒邪，阻碍气机引起的。故取百合乌药汤重用百合养胃阴、滋心阴以养胃止痛，养心安神；少用乌药温胃散寒，行胃脘横逆之气；再加高良姜温胃散寒，理气止痛。药味虽少，却标本兼顾。

健脾暖胃、消痞化积法治疗胃痛

本村刘某，年近五旬，患胃痛将近十年，夏季胃痛还比较缓和，中间有一段时间基本不发作，但不敢吃冷食、喝冷饮，更不敢吃刺激性食物和难以消化的

食物。入秋后天气转凉，则更胃痛胃胀，烧心反酸，嘈杂难受，食欲不振，一年四季都离不开棉布肚兜。去过多家医院，都诊断为慢性胃炎，服药无数而病情不减，常年靠附子理中丸、复方氢氧化铝（胃舒平）、维 U 颠茄铝胶囊等药维持。1976 年晚秋，病人的老毛病又犯了，就找到我，要求用中药治疗。其就诊时双手紧捧胃脘，不时嗳气，面色萎黄，舌淡苔薄白，脉细滑。我断定他的胃痛是脾胃虚寒，寒凝气滞，消化不良，阻碍气机引起的，遂以党参 15 克，白术 10 克，茯苓 10 克，山药 15 克，延胡索 12 克，徐长卿 15 克，黑附子 10 克，干姜 10 克，高良姜 10 克，枳实 20 克，鸡内金 10 克，鸡矢藤 30 克，瓦楞子 15 克，草豆蔻 12 克，甘草 6 克组方治疗。服完 5 剂药后，病人再次来诊，已无双手捧腹的动作，自述胃痛减轻，胃脘舒适。嘱其照原方再服 15 剂。服完药后，病人未再复诊。经随访得知，服完 20 剂中药后病人腹痛腹胀未发，一直很舒服。

精彩点评：病人胃痛以秋冬季为主，面色萎黄、食欲不振、不敢吃生冷刺激难消化食物，脾胃虚寒可知；胃胀、嗳腐吞酸、嘈杂难受，是消化不良，气机紊乱之象；双手捧腹、不时嗳气、舌淡苔白、脉细滑，是虚中夹实之征。方中党参、白术、茯苓、山药健脾益气；延胡索、徐长卿理气止痛；黑附子、干姜、高良姜暖胃散寒；枳实导滞消痞；鸡内金、鸡矢藤健胃消积；瓦楞子制酸止痛；草豆蔻健脾理气；甘草缓急止痛，调和诸药。方药对症，疗效可靠。

温脾汤加减治疗生吃山药所致胃痛

邻村赵某，1989 年 10 月底去地里刨山药，为赶农活儿中午没回家，饿了啃食两块儿生山药（大约 1.25 千克），工夫不大就胃脘胀痛，继而恶心呕吐，大汗淋漓，遂到卫生院找我。病人弯腰双手捧腹，不肯放手，额头冷汗淋漓，胃脘部胀痛拒按，频频呕吐，腹部叩诊呈实音，有压痛、反跳痛，舌淡苔白，脉弦紧。考虑是胃扩张，属急腹症范畴，有一定的危险性，即动员家属赶快送上级医院救治。病人一听自己是急腹症，送医院后很可能手术，死活不肯转院，央求我就地治疗。我答应给他开一剂药试试，若服药后一个小时没效果务必去上级医院。我仿温脾汤的意思开了一张处方：大黄（后下）30 克，芒硝（兑服）12 克，厚朴 15 克，枳实 20 克，附子 10 克，干姜 30 克，延胡索 15 克，白芍 12 克，甘草 10

克。服药后不到一个小时，病人就喊要大便，泻下许多生山药渣块儿后，呕吐随之停止，胃脘胀痛减轻。嘱病人第二天照原方再服一剂，禁食两天后再服稀烂小米粥调养脾胃。

精彩点评：病人空腹进食大量生山药，生冷积滞，充斥胃脘，阻碍气机，造成胃脘胀痛，不敢揉按，恶心呕吐；双手捧腹，不肯放手是胃寒喜暖的表现；额头冷汗淋漓，弯腰捧腹，脉象弦紧，说明疼痛剧烈；腹部叩诊实音，有压痛、反跳痛，是急腹症的表现。方用大黄、芒硝、厚朴、枳实荡涤肠胃积滞；附子、干姜温胃散寒；延胡索活血止痛；白芍、甘草缓急止痛。方证对应，抢救及时，效如桴鼓。

左金丸加味治疗肝火犯胃型胃痛

病人习某，胃脘烧灼疼痛，吐酸水，在多家医院诊断为慢性浅表性胃炎伴糜烂。1990年12月因牙龈肿痛来诊，又因胃不好不敢吃西药，要求用中药治疗。我见其牙龈红肿疼痛，舌红苔黄腻，脉象弦数，又素知她胃不好，没急于治疗牙疼，而是详细询问她的胃病。病人说自己的胃痛很特别，别人痛时都喜欢吃热东西、软东西，她胃病犯了却喜欢吃凉东西，吃了凉东西反而觉着舒服；但又怕着凉，天冷或阴雨天时胃痛常常发作，疼起来憋胀闷，连胸胁部位都憋胀不舒，烧心吐酸水，口干口苦，不想吃饭，有时恶心呕吐，非常难受，若服点药两三天后病情控制住了还好，若控制不住就会出现大便发黑，到那时一个月之内胃痛都难以控制。

听完了病人的陈述，我为她把脉观舌，舌苔黄腻而厚，脉弦数。然后说道："你的牙龈肿痛是胃火引起的，胃火是肝火犯胃引起的，你平时的胃痛、烧心、吐酸水就是肝火犯胃、肝胃不和，胃火日久不解，烧伤了胃部血管，就会造成糜烂出血，你胃痛久了大便发黑实际就是胃出血导致的。我想咱治疗牙疼时连胃痛一起治，否则治好了也容易再犯。"病人欣然接受。

处方：黄连10克，吴茱萸5克，升麻10克，白芍12克，瓦楞子15克，白及10克，延胡索12克，细辛6克，防风10克，知母10克，生石膏（布包，先煎）15克，白术10克，薏苡仁30克，甘草6克。水煎服，日1剂，5剂。病人服完药后，诸症均有好转。我将原方去生石膏、细辛、防风，加海螵蛸15克，蒲公英 30 克，蒲黄炭 10 克，让病人服药 7 剂，以后又以此方为基础，随症加减。病人继续服药 15 剂后，胃脘疼痛消失，复查胃镜正常。

精彩点评：肝火犯胃引起的慢性浅表性胃炎伴糜烂于临床非常少见。这位病人虽胃痛却喜冷饮，烧心，吐酸水，舌苔黄腻而厚，脉象弦数，明显是肝火犯胃、肝胃不和引起的；就诊时病人牙龈肿痛，表明胃火亢盛。所以用黄连、吴茱萸（二药为左金丸）清肝泻火，降逆止呕，制酸止痛；升麻、知母、生石膏清胃泻火；瓦楞子健胃制酸；白及止血修复胃黏膜；白芍、延胡索和血止痛；白术、甘草健脾益气；细辛、防风息风止牙痛。牙龈肿痛消除后去生石膏、细辛、防风，加海螵蛸收敛制酸，蒲黄炭收敛止血并帮助白及修复胃黏膜，蒲公英清胃热并消除幽门螺杆菌。辨证论治和因病施治相结合，疗效满意。

膈下逐瘀汤加减治疗气滞血瘀型胃痛

邻乡王某，胃脘疼痛十几年，经多家医院胃镜检查诊断为慢性浅表性胃炎，服药无数，就是不能根除。后来又找了几位在县内外比较知名的老中医，喝了几十服中药也没起到大作用。2015 年秋找我诊治。我从病人"胃部胀闷疼痛，不敢吃生冷刺激性食物，疼痛发作时像针扎一样，不敢揉按".的陈述中受到启发，又见病人皮肤黝黑，形体消瘦，舌淡苔薄白脉弦细，考虑是肝气犯胃，气滞血瘀，阻碍气机，不通则痛之故；至于不敢吃生冷刺激性食物，是久病脾胃虚弱的表现。于是我就开了一张活血化瘀、行气止痛的方剂：赤芍、白芍各 12 克，延胡索 15 克，五灵脂 12 克，蒲黄（布包）12 克，枳壳 10 克，香附 10 克，桃仁 10 克，红花 10 克，莪术（炒）10 克，香橼 10 克，甘草 6 克。姜枣为引，5 剂。同行贾某正好坐在桌旁，也看见了病人的舌象，现在看到我的处方，不解地问："这个病人舌淡苔白，没有一点瘀血征象，不知道他的脉象怎样？你开的方剂是否有点不对证？"我答道："病人脉弦细，舌淡苔白，从表象看，确实没有瘀血征象。但病人说他胃部疼痛性质像针扎一样，不敢揉按，这不就是瘀血疼痛的特点吗？脉象弦细，不有点像气滞血瘀的脉象吗？古人云痛久入络，胃痛十几年还不算久吗？对一些顽固性疑难病症，症状繁乱，舌脉杂现，我们诊断时要根据病人全身情况找出主要矛盾，或舍脉从证，或舍证从脉，做出正确的诊断。所谓'独处藏奸'，说的就是这个道理。"

5 天后，病人复诊，自觉诸症均有好转。原方去桃仁、红花、莪术，加白术
10 克，党参 10 克，鸡内金 10 克，以健脾养胃，加强胃腑的消导之功。病人服
药 10 剂后，胃脘舒适，饮食正常。那位同行也表示佩服。

　　精彩点评：从病人的舌脉看，并无诊断为气滞血瘀的依据，但病人胃脘部胀
闷刺痛，正是气滞血瘀的疼痛特点，此时舍脉从证不失为明智之举。临床治疗效
果也证明了这一诊断的正确性。

半夏泻心汤加味治疗寒热错杂、虚实兼见型胃痛

　　病人马某是一位年近五旬的女性，患胃病多年，去年经某医院胃镜检查诊断
为萎缩性胃炎，服用中西药品无数，疗效平平。2005 年 11 月 18 日来诊。病人
自述胃部胀痛满闷，嘈杂难受，嗳腐吞酸，喜温喜暖，疼痛厉害时喜欢用双手揉
按，口苦以晨起为甚，不想吃东西，每顿只能吃小半碗稀饭，吃多了胃部更加难
受，甚至恶心呕吐，小便正常，大便时干时稀，排出不爽，就是大便稀时也黏腻
不爽。我详细观察病人状况，其面色萎黄，形体消瘦，气息微弱，营养状况不
良，舌质淡白，舌苔黄腻而厚，脉象沉细。我暗想：这是寒热错杂，虚实兼见。
寒是脾胃虚寒，热是肠道郁热，脾虚不能化湿，湿蕴日久发热，脾虚不运，胃弱
不纳，营养不良，必然形体消瘦，气虚无力。我就以半夏泻心汤为基础，开了一
张处方：半夏 10 克，黄连 10 克，黄芩 10 克，干姜 10 克，枳实 10 克，莱菔子
（炒）15 克，延胡索 12 克，白芍 10 克，白术 12 克，党参 10 克，瓦楞子 12 克，
薏苡仁 30 克，甘草 6 克。服药 10 剂，病人胃脘舒适，食欲增强。以后以此方为
基础，随症化裁。病人服药一个多月后症状消除，食欲正常，复查胃镜正常。

　　精彩点评：该例病人虚实夹杂、寒热兼见、面色萎黄、形体消瘦、气息微
弱、食欲不振、大便时干时稀、舌质淡白、脉象沉细，谓之脾虚；胃脘胀闷，谓
之气滞；嘈杂难受、嗳腐吞酸，是胃有积滞；喜温喜暖，谓之寒；晨起口苦，谓
之热；大便黏滞不爽、舌苔黄腻而厚，谓之湿热；痛喜揉按，谓之虚；气滞兼胃
中积滞，谓之实。此等虚实夹杂、寒热并见、湿热胶着、错综复杂之证，非张仲
景辛开苦降、寒温并用的半夏泻心汤不能胜任。方中半夏健脾化痰、降逆止呕；
黄连、黄芩清肠道郁热；干姜温胃散寒；枳实、莱菔子行气除痞；延胡索、白芍
行气和血止痛；白术、党参健脾益气；瓦楞子制酸止痛；薏苡仁清热利湿，因多

数医家认为萎缩性胃炎是胃癌的前期病变，而薏苡仁具有防癌抗癌的双重作用，故在此加入薏苡仁以防胃炎癌变；甘草调和诸药。药证相符，疗效可靠。

疏肝健脾、滋养胃阴、消积清热法治疗胃痛

邻乡50多岁的周某于2005年12月来找我治疗他十多年的胃病。病人自述十年来经常胃痛反酸，怕见冷气，消化不好，体格瘦弱，找了不少医生，中西药吃得不少，有的吃了好长一段时间，疗效甚微，有的根本不起作用。去年春天症状加重，去医院做胃镜，确诊为萎缩性胃炎，服药一个多月效果不佳。我详细询问病人现在症状：脘腹憋胀疼痛，痛甚则连及胸胁，按之不舒，嘈杂烧心，嗳腐吞酸，口干，早晨醒后舌干得张不开嘴，大便稀不成形，含有不消化食物，食欲不振，自己平时都不敢想自己的病，只要一想就心里烦乱。我仔细端详了病人的形体面色：面色萎黄发暗，形体消瘦，胃脘部有压痛，无反跳痛及肌紧张，腹部叩诊呈实音，舌嫩红无苔。摸其脉，脉弦细而滑。

这是一个胃阴不足、肝郁脾虚、积滞内蕴、虚实夹杂的顽固性胃病，拟方如下：北沙参10克，麦冬10克，百合15克，白芍12克，延胡索15克，炒三棱10克，焦榔片10克，焦麦芽10克，柴胡10克，鸡矢藤45克，白术10克，山药12克，太子参10克，甘草6克，瓦楞子15克。服药10剂后，病人胃痛明显减轻。效不更方，病人照原方再服30余剂，诸症消失，舌脉正常，随访至今未发。

精彩点评：该例病人病程较长，症状复杂，既有胃阴不足的症状（口干、舌嫩红无苔），又有脾虚的症状（面色萎黄、食欲不振、大便稀不成形），还有胃肠积滞症状（嘈杂、嗳腐吞酸、大便含有未消化食物），兼有肝胃不和、扰乱心神之象（胃脘胀痛连及胸胁、心里烦乱），可以说虚实夹杂。方中北沙参、麦冬、百合养胃阴，白芍、延胡索行气和血止痛，炒三棱、焦榔片、焦麦芽、鸡矢藤消食化积止痛，白术、山药、太子参健脾益气养阴，柴胡配白芍疏肝柔肝、配白术调和肝脾，瓦楞子制酸止痛，甘草调和诸药。见病人面色发暗，用活血化瘀药（炒三棱、延胡索等）改善微循环，胃肠积滞用消导药（焦榔片、鸡矢藤等）以泻止泻，心神被扰用养阴药（百合、白芍等）养阴安神，这种治疗思路尤其值得提倡。

八、腹痛

腹痛是临床常见症状之一，涉及脏腑较多，症状复杂，多牵涉急腹症，治疗时要格外谨慎。临床宜根据疼痛的部位、临床表现辨清病变的脏腑、病变的性质，然后根据病因或行气，或活血，或通下，或补虚，或导滞，或缓急止痛。

活血化瘀法治疗右下腹痛

1977 年 6 月，26 岁的男性病人田某找到我，想治疗已有半年多的右下腹疼痛。去年 12 月，他右下腹感到不适，说疼不疼，说胀不胀，说痒不痒，非常难受，村医认为他患了急性阑尾炎，病人经输液、吃药治疗 7 天，不见好转。后到医院透视化验检查，也没明确诊断，住院观察治疗 10 天，胀痒感消除，仍感疼痛，但总比前几天舒服不少，考虑到家庭经济情况而自动出院。病人出院后，腹痛难受了就服点去痛片，平时就服用氯霉素、四环素维持，近几天腹痛较重，遂产生了彻底治疗的念头。

刻诊：病人右下腹部胀闷疼痛，无压痛、反跳痛及肌紧张，但重按感觉更加不适，饮食、二便正常，自感身体低热，舌质偏红，舌苔薄白，舌下静脉怒张，脉弦，体温 36.5℃。四诊合参，考虑病人可能系瘀血内阻，不通则痛，日久生热，营卫失和之故，遂开了一张活血止痛的方剂：当归 10 克，桃仁 10 克，红花 10 克，牡丹皮 12 克，五灵脂 10 克，蒲黄 10 克，延胡索 10 克，赤芍 10 克，枳壳 10 克，柴胡 10 克，香附 10 克，甘草 6 克。水煎服，日 1 剂，3 剂。病人复诊，自述下腹稍感舒适，但舌脉同前。嘱病人仍以原方再服 5 剂。药尽而腹痛消除，但仍感身体低热。考虑到病人瘀血日久，可能瘀久生热，即将原方牡丹皮加至 15 克，再加丹参 30 克以加强方剂的凉血化瘀之功。病人又服药 3 剂，腹痛、身热尽除。

精彩点评：本例病人疼痛部位在右下腹，正当阑尾部，乍一看酷似阑尾炎，但无压痛、反跳痛及肌紧张，又与阑尾炎的症状体征不符，临床治疗结果也否定了阑尾炎的诊断。病人疼痛性质为胀闷疼痛，舌下静脉怒张，脉弦，是否为瘀血疼痛？我们知道，瘀血疼痛的性质为刺痛，痛而拒按，舌紫暗，脉涩，病人的症状似乎又不像瘀血所致。正在为难之际，我想起了"医家无法想，请教王清任"这句民间谚语，想胀闷疼痛是否也是瘀血疼痛的一种表现？重按不适是否也算疼痛拒按？根据自己的临床经验，脉弦也是气滞血瘀证的常见脉象，舌下静脉怒张是体内瘀血的表现之一。至于病人自感低热而体温正常，可能是瘀血内蕴、郁久生热之故。因而用王清任膈下逐瘀汤，减去原方中比较温热的药物，尽量采用一些凉血活血的药物，取得了理想的效果。由此可见中医辨证论治确比西医辨病论治有一定优越性。

温胃散寒理气法治疗寒凝气滞型腹痛

1982 年 7 月，邻村农民赵某从地里干活回来后，热渴难耐，喝了半瓢凉水又跑到河里洗了个冷水澡。一个小时后腹痛发作，恶心干呕，浑身发冷。村保健站的医生以为他中暑了，给了点藿香正气水、人丹、氯霉素、颠茄片、维生素 B_6，病人服用后腹痛高热如故。家属找到我，我又按中暑给病人输了庆大霉素、氢化可的松、阿托品、维生素 B_6、生理盐水等，第二天病人除发冷、呕吐轻外仍腹痛难耐。

我想：病人在热渴难耐的情况下，暴饮冷水，复又以冷水洗澡，内外感寒，肠胃肌肤双重受累，寒凝气滞，腹内肠胃等脏器气机不利，不通则痛。寒性收引，肠胃感受寒湿后必定引发肠胃痉挛而引起腹痛呕吐。我又问了病人疼痛的部位和性质，病人答曰全腹憋胀隐痛而不敢揉按，得温稍舒。观其舌，舌质淡白，苔白而润；把其脉，脉弦而有力。于是我开了一张温胃散寒、理气止痛的方子：高良姜 15 克，生姜 15 克，香附 12 克，黑附子 10 克，藿香 12 克，白芍 12 克，茯苓 12 克，延胡索 10 克，陈皮 10 克，甘草 6 克。大枣为引，水煎服，3 剂。病人服药 2 剂，就感觉身清腹爽，一切症状都消失了。

精彩点评：病人腹痛呕吐、高热，得病期又正在暑热时期，按常理诊断为"中暑"是正确的。然中暑者其脉多濡，其症为上吐下泻，该病人脉象不濡反弦而有力，也未泄泻，全腹胀痛不喜揉按，得温稍舒，且其症发生在胃肠、肌肤双重感寒之后，故与中暑无关。腹内肠胃感受寒湿后引发肠胃痉挛而引起腹痛呕吐；肌肤感受寒湿之邪闭塞毛窍而发热，而服用中药前病人已发冷除、呕吐轻，故应考虑寒凝气滞，用温胃散寒、理气止痛法取得良效。

小承气汤治疗痞满燥实腹痛

病人张某，1982 年秋季因腹部胀痛，大便两日未行到县中医院诊治，诊断为不完全性肠梗阻，经灌肠治疗后腹胀腹痛减轻，然后抓了5剂中药回家服用。服药期间腹胀腹痛发作，于是找到我。我为其做了详细检查：腹部胀痛拒按，叩诊呈鼓音，恶心呕吐，食欲不振，小便黄赤，灌肠后已过4天仍未排大便，舌红苔黄腻，脉数。看了看病人从中医院带回来的中药，大概是大黄、薏苡仁、莱菔子、厚朴、延胡索、半夏等品。从病人的证候看，既有湿热，又有气逆，中医院的医生显然是按湿热蕴结、胃气上逆处理的，似乎并无不妥，但在服药期间为什么会出现反复呢？

抽丝剥茧，病人的症状虽多，却都是因大便不通引起的，大便一通其他诸症皆可消除，该病人"痞""满""燥""实"皆具，明显是一个阳明腑实证，与小承气汤适应证正好相对应。于是我就开了如下处方：大黄（后下）30克，枳实15克，厚朴15克。水煎服，2剂。病人拿着处方，犹豫了好大一会儿不去取药，我看出了他的心思，便问他为什么不取药？他吞吞吐吐地说："杨医生，我不是不相信你，可你就开了3味药，其中2味药我也吃过，中医院开了十几味药都不管用，你这3味药管用吗？"我笑着说："看病得对证用药，药不在多而在精，药物开多了，杂乱无章，互相干扰，效果反而不好。反正这两服药也花不了几个钱，你回去喝了不就知道效果怎样了。"病人听了我的话，抓了2剂药，果然药尽病除。

精彩点评：三承气汤的应用指征是，大承气汤痞满燥实坚皆具；小承气汤痞满燥实具而不干结；调胃承气汤痞坚燥实而胀满不甚。该病人腹部胀痛拒按，叩诊呈鼓音，大便数日未行，可谓痞满燥实皆具而尚未见大便干结，用小承气汤泻热通便，导滞除满，方证对应，疗效满意。

调和肝脾方加薤白治疗腹痛

口头镇病人赵某，脘腹胀痛，连及胸胁，嗳气后或得温稍舒，不能进食，进食则嘈杂难受，泛恶欲呕。病人年近五旬，形体消瘦，面色发青，腹部叩之如鼓，舌苔白厚，脉弦。考虑此病系肝脾不调，脾虚不运，气机不利之故，没详细琢磨就开了一张疏肝健脾理气的方剂：柴胡10克，香附12克，木香12克，白术10克，枳壳10克，香橼12克，川楝子10克，焦槟榔10克，陈皮10克。水煎服，3剂。病人服完药后，效果甚微，就去县城找了个坐堂中医看了一次，服了5剂中药也无明显疗效，返回来对我说："你开的三服药第一服吃了感觉舒服一些，第二服吃了疗效不如第一服明显，第三服吃完症状又和没吃药前差不多了。我又去县城找了个老中医，他开的方和你开的差不多，但药量大多了，药价比你开的贵好几倍，吃了也没有明显效果，你再想想怎么治疗吧。"我详细为病人把了把脉，脉象还是带弦；仔细看了看舌苔，舌苔还是白厚；问其二便，病人回答由于腹胀不能吃饭，大便是少点，但色泽、形态也算正常，小便也正常。我思量再三，认为病人还是肝脾不调，之所以效果不好，可能是药力不足之故，因病人说得温稍舒，所以就加高良姜12克，沉香（研，冲服）3克，枳壳、木香、陈皮改为15克。服药3剂，还是没有明显疗效。正当我一筹莫展之际，忽忆起在某人民医院进修时恩师郑永进曾告诉我说："胸腹胀痛久治不愈者，可适当加点薤白增强疗效。"薤白辛行苦降温通，有行气导滞、消胀止痛之功。该病人肝脾不调略显寒性，适当加点薤白是否会增强疗效呢？于是二诊原方一味不动，加薤白10克一试疗效。病人服药3剂，脘腹胀痛明显减轻，又连服6剂，脘腹胀痛消除。

精彩点评：病人年近五旬，形体消瘦，脘腹胀痛，连及胸胁，泛恶欲呕，胃脘嘈杂，面部发青，腹部叩诊呈鼓音，苔白厚脉弦，诊断为肝脾不调并无不妥，用疏肝健脾理气药加焦槟片消积导滞也可谓药证相符，然病人腹部胀痛得温稍舒，说明她胃肠兼有寒积，但加高良姜、沉香后也没取得理想的效果。最后根据老师的经验，加了10克薤白才获效验。薤白辛行苦降温通，有行气导滞、消胀止痛之功，用于胸腹胀痛偏寒者确有良效。

消食导滞法治疗腹痛

病人李某，脘腹胀疼，不思饮食，口内嗳气腐如败卵，胃内嘈杂烧心，大便稀不成形，偶有恶心呕吐。腹部叩诊声如响鼓，略显压痛，无反跳痛，苔白而厚，脉略显滑像。考虑为食滞胃脘，影响三焦气机升降，就开了一张消食导滞、理气止痛的方剂：焦神曲10克，焦麦芽10克，莱菔子（炒）10克，瓦楞子12克，鸡内金10克，陈皮12克，延胡索12克，白术12克，半夏10克，甘草6克。水煎服，5剂。病人服完药后，告诉我，腹胀腹痛均有不同程度的减轻，因舌脉如故，照原方继进5剂。病人服完药后再来，说："服完这5剂药后，虽然症状渐轻，但效果缓慢，你再把药量往大里加加吧。"我就将原方加大黄3克以荡涤肠胃、推陈出新，加徐长卿15克以行气止痛。病人又服药6剂，诸症悉除。

精彩点评：该病人食滞胃脘、气机不利之象昭然。意欲以焦神曲、焦麦芽、鸡内金消食导滞；莱菔子、陈皮行气止痛，同时增强方剂的消食导滞之功；白术、甘草、半夏健脾益气、降逆止呕；瓦楞子制酸止痛；延胡索行气活血止痛。在应用消食导滞、理气止痛法效果缓慢的情况下，加入微量大黄荡涤肠胃，推陈出新，增强疗效。

大柴胡汤加味治疗少阳阳明合病之腹痛

病人赵某因高热、腹痛、呕吐在当地治疗无效而前去某医院诊治，诊断为急性胰腺炎，住院治疗十余天症状减轻自动出院，出院后仍腹痛拒按，发低热，时发高热，食欲不振，恶心呕吐，1998年10月23日找我治疗。我详细询问了病人的情况：上腹部疼痛憋胀，不敢揉按，自感身体酸痛发热，时而发冷打颤，恶心呕吐，不敢吃东西，大便干结，小便黄赤，自觉体倦没有力气，身体这几天明显消瘦，舌红苔黄腻，脉弦滑有力。我暗想：病人上腹部疼痛拒按，大便干结，是热结阳明，腑气不通之故；自觉身体酸痛发热，时而发冷打颤是邪在少阳之征；其他如恶心呕吐、食欲不振、身体消瘦，皆是少阳阳明合病的症状。于是以大柴胡汤为主方，开了个少阳阳明并治的处方：柴胡15克，半夏10克，黄芩10克，枳实15克，大黄（后下）6克，厚朴12克，赤芍、白芍各12克，金银花30克，薏苡仁30克，甘草6克，生姜3片，大枣5枚。水煎服，日1剂。服药5剂后，病人自述身体发热、发冷打颤、恶心呕吐基本消除，腹部憋胀疼痛稍微显轻，但仍不敢揉按，舌苔脉象无显著改变。原方柴胡减至10克，大黄加到10克。病人又服药5剂，自述腹部疼痛明显减轻，已敢揉按。以二诊方为基础，随症加减，共给病人服药25剂，诸症悉平。

精彩点评：病人既有往来寒热（自感身体酸痛发热，时而发冷打颤）、食欲不振、恶心呕吐、脉弦等少阳证症状；又有上腹部憋胀疼痛、不敢揉按、大便干结等热结阳明、腑气不通之征象。用大柴胡汤（柴胡、黄芩、白芍、半夏、生姜、大枣、枳实、大黄）少阳阳明并治，和解少阳，内泻阳明热结，加厚朴下气除满，开通腑气（配大黄、枳实为小承气汤，可轻下热结），加薏苡仁清利湿热，赤芍凉血散瘀，金银花清热解毒，甘草调和诸药。方证对应，疗效显著，由此可见经方之不谬也。

针药并用治疗蛔厥腹痛

邻村王某 1997 年 3 月突然上腹部剧烈疼痛，找我治疗。我见其疼痛较甚，屈膝捧腹，坐卧不安，额头上大汗淋漓，右侧肋弓下疼痛拒按。遂问其疼痛性质，病人答："好像有一个东西向上钻，简直要疼死我了，你快想办法救救我吧！"我说："你不要着急，我马上给你诊治。"握其手足，手脚冰凉；观其舌，舌质、舌苔无特异改变；把其脉，脉象弦紧。工夫不大，病人又出现剧烈呕吐，到后来呕吐出一摊黄水，估计把胆汁都吐出来了。

此时我已对病人的病情有了个初步诊断，从病人的症状体征分析，这是一个典型的胆道蛔虫症，中医称"蛔厥"，属急腹症范畴，有一定的危险性，遂动员家属向上级医院转送。病人家属说什么也不肯，一来经济条件所限；二来他们对我的技术水平比较信任，非让我治疗不可。无奈之下，只得先给病人针灸阳陵泉（双）、章门（右侧）、日月（双），然后开了一剂中药。处方：乌梅 15 克，黄连 10 克，黄柏 10 克，肉桂（后下）6 克，黑附子 10 克，川楝子 10 克，使君子 15 克，焦槟片 10 克，大黄（后下）6 克，柴胡 10 克，白芍 10 克，甘草 10 克。水煎服。服药半小时后，病人疼痛稍缓，呻吟声渐止。第二天、第三天又连服 2 剂，病人大便排出许多蛔虫，从此腹痛未再复发。

精彩点评：这是一例典型的胆道蛔虫症，中医称"蛔厥"，属急腹症范畴，有一定的危险性，一般应到有抢救条件的医院进行救治。但如果条件不允许或病情危急转院有危险时，应该积极救治。阳陵泉是足少阳胆经的上合穴，主治胆道蛔虫症；章门穴主治胁痛；日月穴为胆经募穴，主治胁肋疼痛、胸胁胀满。针刺这三个穴位对胆道蛔虫右上腹疼痛有很好的缓解作用，在抢救时应及时应用。治疗蛔虫症应注意安蛔和驱蛔相结合，用药时还应酸、辛、苦、甘、涩并用，寒热同施。因蛔虫闻酸则定，见辛则伏，遇苦则下，治疗时还应以甘诱之，以寒制之，以涩收之。因辛味药药性多热，所以还应寒温兼施。本方既有乌梅之酸涩，附子、肉桂之辛热，黄连、黄柏之苦寒，甘草之甘，还有使君子、川楝子驱蛔，大黄泻下、焦槟片导滞并推动蛔虫外排，柴胡、白芍疏肝利胆，故能取得预期效果。

九、腹泻

腹泻便溏的原因很多，有的病情缠绵，非常难治。究其病因病理，不外大肠传导失司，清浊不分，属脾经运化功能紊乱类疾病，和脾胃关系最为密切。不论外感内伤、精神刺激，凡一切能影响脾主运化的疾病，皆可导致腹泻便溏。临床以外感暑湿、寒湿内侵、脾胃虚寒、宿食积滞、肝木克土、中气下陷、脾肾阳虚证型最为常见。

藿香正气水治疗中暑腹泻便溏

1988 年 7 月，邻村农民郭某去地里除草，因赶活儿过晌才回家，午饭后即腹痛腹泻，伴有高热、恶心呕吐，村医按急性肠胃炎输了庆大霉素、氢化可的松、维生素 B_6、碳酸氢钠注射液等药物，1 小时后，效果不太明显，家属邀我会诊。记得那天天气特别闷热，我赶到病人家中，已是汗流浃背，气喘吁吁，感到胸闷难受，喝了几口凉水，便走到病人跟前，看到病人满脸潮红，额头汗珠淋漓，不到 10 分钟就往厕所跑一次。病人体若燔炭，腹部有压痛，体温 39.8℃，舌红苔白腻，脉浮数。我诊断为中暑，当下让病人喝了 1 支藿香正气水以及两碗白开水。不到半夜，病人就腹痛、呕吐、泄泻停止，体温正常。

精彩点评：病人暑天赶活儿过晌，感受暑湿后腹痛腹泻、高热汗出、恶心呕吐，明显是中暑，但其脉不濡而浮数，腹部压痛，似乎又不是中暑而是急性肠胃炎。仔细揣摩，病人舌苔白腻，当为中暑无疑，因急性肠胃炎一般没有这种舌苔，即使有也没这么快的反应。遇到这种情况时，我们诊断就应该以发病季节为主要依据。藿香正气水使用方便，价格便宜，疗效可靠，是治疗中暑的良方，应作为首选药物。

附子理中汤加味治疗寒湿腹泻便溏

1979 年 9 月，邻居张某中午从地里收工后饥渴难耐，喝了两碗剩米粥，工夫不大就腹痛腹泻，泻下如水，伴恶心呕吐，腹胀。张某自以为得了急性肠胃炎，便在村医处要了几片氯霉素、呋喃唑酮（痢特灵）、维生素 B_6，吃了3顿，效果不满意，找我治疗。我详细为他做了检查：胃脘胀痛，按之较硬微痛，腹部叩诊呈实音，听诊肠鸣音亢进，舌淡苔白腻，脉沉迟。随口说道："你这是寒湿内侵，集聚胃脘，损伤胃阳，影响气机，肠道传导失司，清浊不分，就是所谓的寒湿泄泻。单吃西药效果不好，应配合中药温胃散寒、除湿化积。"当下开了一张处方：干姜15克，附子10克，茯苓15克，苍术12克，白术10克，延胡索12克，莱菔子（炒）15克，焦槟片10克，甘草6克。水煎服，日1剂，3剂。刚服完2剂，他的症状就消除了。

精彩点评：病人过食生冷，脘腹胀痛，泻下如水，腹痛拒按，叩诊呈实音，苔白腻，脉沉迟，一派寒湿内积之象。以干姜、附子温胃散寒；茯苓、苍术、白术健脾除湿；延胡索行气活血止痛；莱菔子、槟榔片化积行气止痛；甘草调和诸药，缓急止痛。治疗及时正确，效如桴鼓。

参苓白术散加减治疗脾胃虚弱型腹泻

病人周某泄泻一年多，服了不少西药，病情时好时坏，1990年3月找我治疗。病人面色萎黄，身体消瘦，食欲不振，体倦乏力，丧失体力劳动能力，大便常带有不消化的食物残渣，腹部胀满但按之不痛，舌淡苔薄白，脉弱。我暗想这是一个脾胃虚弱、消化不良的病人，即以参苓白术散为主方，开了一张健脾胃、助消化、止泄泻的处方：党参12克，白术（土炒）12克，茯苓12克，山药（炒）10克，白扁豆（炒）10克，莲子肉10克，砂仁10克，焦三仙各10克，鸡内金（研，冲服）3克，诃子10克，炙甘草6克。姜枣为引，水煎服，日1剂。服药7剂，病人腹泻减轻，食欲好转。继服10剂，病人面色正常，腹泻痊愈，体力充沛，能参加农业生产劳动。

精彩点评：病人脾胃虚弱，运化失司，影响大肠的传导功能，所以大便泄泻；脾失健运，营养不良，所以面色萎黄、身体消瘦、体倦乏力，丧失体力及劳动能力；脾虚胃弱，消化不良，所以食欲不振、大便带有不消化的食物残渣；舌淡苔薄白、脉弱都是脾胃虚弱、消化不良的表现。方以党参、白术、茯苓、山药健脾助运化，且山药合白扁豆、莲子肉健脾止泻，砂仁行气除腹胀，焦三仙、鸡内金健胃助消化，诃子涩肠止泻，炙甘草益气、调和诸药。

附子理中汤加味治疗脾胃虚寒型腹泻

1991年冬季，邻村马某来找我，说她患腹泻半年多了，曾吃过西药呋喃唑酮（痢特灵）、诺氟沙星（氟哌酸）、地芬诺酯，中成药人参健脾丸、参苓白术散等，效果不好，想服点汤药试试。病人面容消瘦，说话语怯声低，大便稀薄，无腹痛，有时带有不消化的食物残渣，若吃生冷食物后腹泻更甚，舌淡苔白滑，脉细而缓。这是一个脾胃虚寒的病人，即以附子理中汤为基础，开了一张益气健脾、温中散寒、和中止泻的方剂：黑附子10克，干姜12克，白术15克，党参10克，山药10克，白扁豆（炒）10克，鸡内金10克，焦三仙各10克，炙甘草6克。水煎服，日1剂。病人服药8剂，腹泻停止，消化基本正常。一年后遇见病人，见其面容红润丰满，问知腹泻未犯，体格健壮。

精彩点评：病人脾胃虚寒，运化不利，大肠传导失司，故而大便稀薄，有时带有不消化的食物残渣；因服用了不少消炎药，胃肠道炎症不大故虽腹泻而无腹痛；脾虚运化不利，营养不良故面容消瘦，说话语怯声低；舌淡苔白滑，脉细而缓则是脾胃虚寒的特征性表现。方以党参、白术、山药、白扁豆健脾益气止泻；黑附子、干姜温中散寒；鸡内金、焦三仙健胃消食；炙甘草调和诸药。药证相符，疗效可靠。

补中益气汤合真人养脏汤治疗腹泻

病人高某患腹泻10余年，一天大便最少2次，泻下稀薄，泻下严重时就服用消炎止泻药维持，也服用过中药，至今没有痊愈，1988年6月15日找我治疗。现症：泻下稀薄量多，日2~3次，小腹坠胀，肛门里急后重，食欲不振，面色萎黄，气短乏力，体格瘦弱，舌淡苔薄白，脉细弱。此脾胃虚弱、中气下陷、大肠传导失司之故也。当下以补中益气汤合真人养脏汤为基础，开了一张健脾养胃、升举阳气、涩肠止泻的方剂：人参10克，黄芪30克，白术15克，升麻3克，柴胡3克，陈皮10克，当归10克，诃子12克，肉豆蔻10克，茯苓12克，白扁豆（炒）10克，山药（炒）12克，肉桂（后下）6克，赤石脂（先煎）30克，木香10克，炙甘草6克。姜枣为引，水煎服，日1剂，7剂。

病人服完药后，高兴地跑来说："这几剂药疗效真好，两三天了，每天大便1次，但量还是多，稀不成形，小肚子和肛门舒服多了，食欲也有了好转，就是药太贵，你能不能开点便宜点的药？"我就把人参改为党参30克，去掉肉豆蔻、木香。病人继续服药15剂，最终痊愈。

精彩点评：病人脾胃虚弱、不能健运则面色萎黄、食欲不振、气短乏力、体格瘦弱；中气下陷、大肠传导失司则泻下无度、小腹坠胀、肛门里急后重；舌淡苔薄白、脉细弱皆脾胃虚弱、中气下陷之象。方以人参、白术、山药、炙甘草健脾益气；茯苓健脾益气，祛湿止泻；黄芪、升麻、柴胡升阳固脱；肉桂温补脾肾，引火归原；肉豆蔻、白扁豆健脾止泻；诃子、赤石脂涩肠止泻；陈皮、木香和中理气；气血相依，气脱者血必虚，加入当归补血理虚，与陈皮、木香相配，还有调和气血、治疗里急后重的意思。

痛泻要方合逍遥散治疗木郁克土型腹泻

吴某的腹泻很特别，泄泻前必定腹部疼痛，泻完了腹部也不痛了，而且每当情绪波动必定泄泻。他很苦恼，为此多方求医，然众说纷纭，有言慢性肠炎者，有言胃肠神经症者，有言肠易激综合征者，虽服药无数，疗效甚微。1989年12月来找我，求我用中药试试。病人面黄肌瘦，腹部柔软无压痛，自述食欲不振、体倦乏力、腹部胀满，舌淡苔薄白，脉弦细。这是一个肝脾不调，大肠传导失司的病人。我就以痛泻要方合逍遥散为基础，开了一张疏肝健脾止泻的方剂：白术12克，防风12克，白芍15克，陈皮10克，柴胡10克，薄荷（后下）10克，茯苓10克，白扁豆（炒）12克，赤石脂（先煎）30克，肉豆蔻10克，甘草6克。姜枣为引，水煎服，日1剂，5剂。

病人服完药后，自觉症状无明显改善，要求换换方剂，我认为药证相符，劝其继续服5剂药看看疗效。他遵嘱而行，服药10天后腹泻腹痛都有显著改善。后又以一诊原方为基础，随症加减，继续治疗一个月后诸症悉除。

精彩点评：与情志有关的疾病多与肝郁有关。肝郁脾虚则腹部胀满、食欲不振；脾失健运，中气不足则体倦乏力；木郁克土，影响大肠传导功能则大便泄泻，由于泄泻之因系木郁克土，与肝脾二脏有直接关系，肝主疏泄，喜条达而恶抑郁，故腹泻与感情波动有关；舌淡苔薄白，脉弦细也是肝郁脾虚之象。方以柴胡、白芍、薄荷疏肝柔肝；白术、茯苓健脾祛湿；防风疏肝健脾；陈皮健脾祛湿理气；白扁豆健脾止泻；肉豆蔻温中健脾止泻；赤石脂涩肠止泻；甘草缓急止痛，调和诸药。

四神丸加味治疗脾肾阳虚型腹泻

郄某每天清晨 3~5 点即肠鸣腹痛腹泻，白天一如常人，持续一个多月不解，2013 年 10 月来诊。我见其食欲不振，四肢不温，舌淡苔白滑，脉沉细，右关尺脉微，认为是脾肾阳虚导致的五更泻，开了四神丸、诺氟沙星、维生素 B_1 等，病人服用 5 天无效。我以为是病重药轻之故，开了补骨脂 10 克，肉豆蔻 10 克，五味子 10 克，吴茱萸 5 克，白芍 12 克，白扁豆（炒）12 克，山药（炒）12 克，白术 10 克，干姜 10 克，炙甘草 6 克，生姜 3 片，大枣 5 枚，以求温脾肾，止泄泻。病人服药 5 剂，还是没有显著疗效，已失去信心，打算放弃治疗。我一方面劝其树立治疗信心，一面用艾灸棒熏灸其命门、足三里（双）。至第三天，病人大便排出了许多脓血物，似痢非痢，他非常着急，以为患了痢疾，要求停止治疗。我安慰他不要着急，排出的脓血物不是痢疾，而是大肠内的脏毒，这些东西出来了，再服药效果就好多了。我嘱咐病人照原方再抓 5 剂药，病人遵嘱而行，服完药后果然每天清晨腹泻时不再肠鸣腹痛了，而且也不是每晨必泄了。过了 10 多天他又来找我，我就让他继续照原方取药。断断续续治疗了一个月，他的"五更泻"就这样痊愈了。

精彩点评：病人黎明前（3~5 点）腹痛腹泻，也就是所谓的"五更泻"，多为脾肾阳虚所致。该病人食欲不振，四肢不温，舌淡苔白滑、脉沉细，右关尺脉微，正是脾肾阳虚的表现。故以补骨脂、肉豆蔻、五味子、吴茱萸（四药即为四神丸）温补脾肾、涩肠止泻，加白扁豆、山药、白术健脾止泻，白芍敛阴和营，干姜温脾止泻，甘草调和诸药。艾灸命门、足三里，是我从一民间中医处所学的方法，有温补脾肾之功，对痔疮、慢性肠炎都有较好的疗效，应用得当，熏灸 3~5 次后大便会排出许多脓血物（脏毒），随后疾病即会明显减轻。

十、便秘

提到肠干便秘，人们自然而然地会想起"上火"后的感受，大便干结排不出来，肛门憋胀，严重时，由于用力甚至把眼珠子都快憋出来了，大便也排不出来，那个难受劲儿用语言实在难以形容。然而，大便干结并不是只有"上火"后才得，气虚、血虚、肾虚、津亏、冷积、气滞都可导致大便秘结。

大承气汤加味治疗阳明腑实型便秘

刘某患有精神分裂症，服用抗精神病药后精神基本正常，但大便秘结，腹部憋胀难受，自觉心胸灼热，记忆力衰减，思维迟钝，2013年春找我治疗。病人面色红赤，高谈阔论，自述腹部憋胀，心中烦乱，大便秘结数日甚至一周一行，很难受，思维也感觉迟钝，舌红苔薄黄而干，脉象洪大。此胃火炽盛、阳明腑实、神明被扰之故。

我开了一张泻下阳明腑实、清心安神的方剂：大黄15克，芒硝（兑服）10克，黄连10克，厚朴15克，枳实15克，栀子10克，冰片（研，冲服）0.5克，琥珀（研，冲服）3克，炒枣仁30克，合欢皮30克，川芎10克，甘草6克。水煎服，日1剂。病人服药5剂，大便稍软，腹部憋胀感稍轻，余症同前，舌脉如故。我想既然药证相符，那么效果不理想就可能是病重药轻之故，遂将大黄、芒硝改为20克，余药不变。病人又服药5剂，大便变成香蕉便，但仍感心胸灼热，腹部还有胀满感。我就把大黄、芒硝皆改为30克。服药3剂，病人腹泻了两天，心胸憋闷、腹胀消除，记忆力、思维能力都有好转。

精彩点评：病人患有精神分裂症，这类病人多狂躁失眠，往往伴有胃火亢盛的症状。胃火炽盛，阳明腑实则大便秘结、腹部憋胀；胃火扰动心神则心中烦乱；火扰神明则精神失常，神明失用。舌红苔薄黄而干、脉洪大皆胃火炽盛、阳明腑实之象。本方以大黄、芒硝、枳实、厚朴（四药即大承气汤）荡涤阳明腑实；黄连、栀子、琥珀清心泻火；冰片清心开窍；炒枣仁、合欢皮养心安神；川芎活血化瘀，引诸药上达清窍；甘草调和诸药。

益气通肠法治疗脾胃气虚型便秘

赵某患有脑梗死，卧床不起，自患病以来大便就不痛快。从医院回来后一直靠番泻叶、开塞露维持排便，期间也服过几剂中药，疗效平平，1988年6月邀我前往治疗。病人卧病在床，面色萎黄，食欲不振，舌淡苔薄白，脉沉细。我从他含含糊糊的讲述中知道，他的大便并不干燥，就是不好往外解，有时张罗几次都白忙活。揣摩良久，我断定这是一个脾胃气虚、运化无力、大肠传导失司的病人，就开了一张补气通肠、活血化瘀的方剂：黄芪90克，党参15克，白术30克，火麻仁30克，赤芍12克，当归15克，地龙10克，川芎15克，炙甘草6克。

姜枣为引，水煎服，日1剂，7剂。同行的乡村医生看了处方大惑不解，问："这个病人用了不少番泻叶、芦荟、大黄都不起作用，你用了这么多补气活血药，仅仅加一味润肠通便的火麻仁能起作用吗？"我解释说："这个病人大便不通不是因为大便干结，也不是因为阴血不足，肠燥便秘，而是因为气虚推动无力，大肠传导失司。加之瘫痪在床，少于运动，肠管蠕动更加缓慢，所以他的大便虽不干燥但还是难以排出。"

病人服药5剂，大便不需要开塞露等也能排出。7剂药服完后，家属又自行到药店照原方取了10剂药。1990年冬天我路遇病人家属，得知病人两年多来排便从未用过开塞露、番泻叶等药，肢体功能也有很好的改善。

精彩点评：病人脾胃虚弱，所以面色萎黄，食欲不振；脾虚不运，大肠传导失司则大便困难；卧病在床，缺乏运动，肠管蠕动缓慢，所以虽大便不干结也不好排出；舌淡苔薄白、脉沉细皆脾胃虚弱之象。补阳还五汤（黄芪、赤芍、地龙、川芎、当归）是清朝名医王清任创立的用于补气活血而治疗中风后遗症的名方，用在这里意在尽快解除病人的脑梗死症状，使病人能够活动，加速肠管蠕动。方中还有白术、火麻仁益气通肠，但需要说明的是，白术用至30克以上才能起到益气通肠的作用；党参、炙甘草健脾益气，一助白术、火麻仁益气通肠，一助补阳还五汤益气活血，恢复肢体功能，同时炙甘草还有调和诸药的意思。

四物汤加味治疗营血亏虚型便秘

郑某系离休干部，家住北京，2013年春节回乡探亲，找我治疗便秘。病人年轻时正逢三年困难时期，营养不良，体格瘦弱，月经量少。自中年起就大便秘结，就诊多处，医生都说是"习惯性便秘"，病人服药无数，一直未能治愈。老人面色萎黄，舌淡苔薄白，脉弦细。我仔细揣量，老人年轻时营养不良，营血亏虚，所以月经量少，因正值青年时期，自身调节功能健全，所以并不显肠燥便秘；中年以后，自身调节功能逐年下降，肠燥便秘也就逐渐显现出来，因未得到正确治疗，所以一直迁延到老年。

处方：当归15克，何首乌（蜜炙）15克，熟地黄12克，白芍12克，阿胶（烊）10克，火麻仁30克，党参10克，陈皮10克，炙甘草6克。水煎服，日1剂。

病人回到北京，照方抓药，服到第 15 剂，肠燥便秘就有所好转，继续服药一个多月，伴随她半生的"习惯性便秘"，基本治愈。

精彩点评：病人青春期起营养不良，营血亏虚，一直未能彻底恢复。中年以后，机体调节功能逐年下降，血虚影响到了大肠的传导功能，致肠燥便秘。现今病人面色萎黄，舌淡，脉弦细，反映出其血虚之象。所以以四物汤去川芎加何首乌、阿胶养血润肠；火麻仁润肠通便；因补血之品多滋腻碍脾，所以又加了陈皮健脾除湿；党参、炙甘草益气生血，有阳生阴长之意。

六磨汤合逍遥散治疗木郁克土型便秘

吴某系乡干部，工作能力、事业心都比较强，也很有魄力，是县委重点培养对象，但比较有个性。一个月前因工作方式、方法等问题和乡党委书记发生矛盾，心情郁闷，以致胸胁胀满、心烦、失眠、食欲不振，经服逍遥丸、谷维素、维生素 B_1 等药，病情没有好转，反添脘腹痞闷、嗳气频频、大便秘结不通症状。

我想这可能是病人肝气郁结，横逆克土，大肠通降失职，糟粕停滞之故，即以六磨汤合逍遥散为基础，开了一张疏肝解郁、顺气导滞的方剂：柴胡 6 克，白芍 12 克，当归 10 克，白术 10 克，薄荷（后下）10 克，焦槟片 12 克，枳壳 15 克，乌药 15 克，沉香 6 克，木香 10 克，大黄（后下）10 克，合欢皮 30 克，甘草 6 克。生姜为引，水煎服。病人服药 5 剂，大便通畅，继服 3 剂，胸胁、脘腹胀满减轻，食欲、睡眠好转，继续服用逍遥丸巩固疗效。

精彩点评：病人工作不顺，心情郁闷，肝气郁结，所以胁肋胀满，心烦失眠，食欲不振。肝郁日久不解，影响到大肠的传导功能，形成"气秘"，所以脘腹痞闷、嗳气频频、大便秘结不通。本方以柴胡、白芍、当归、白术、薄荷、甘草（六药为逍遥散）疏肝健脾，槟榔、枳壳、乌药、沉香、木香、大黄（六药为六磨汤）顺气导滞，合欢皮解郁安神。

甘露醇加消导药治疗食滞便秘

5 岁的病儿杨某因贪食多吃了 2 根熟玉米，以致大便不下，腹胀腹痛，哭闹不休。其腹部坚硬，叩诊实音，指纹紫滞。考虑系食滞胃肠，影响气机，大肠传导失司之故。因小儿神明蒙昧，不能服汤剂，就让家长去药房买了50克神曲、50克麦芽、1瓶甘露醇，回来后将神曲、麦芽炒焦，擀成面粉，用50毫升甘露醇频频给病儿送服。服药后不到3个小时，孩子大便排出不少玉米粒，腹痛、腹胀、便秘告愈。

精彩点评：神曲、麦芽消食化面积，炒焦后醇香可口；甘露醇缓泻导积滞，甘甜可口，儿童乐于接受。

温阳通下法治疗冷秘

仲某是一位40多岁的中年女性，患慢性胃炎多年，腹胀腹痛，怕冷畏寒，稍吃生冷之物即呕吐酸水。近一个月来又显大便秘结，排出困难，1991年3月来找我治疗。病人面色苍白，手足冰凉，大便秘结，小便清长，腹部按之微痛，舌淡苔薄白，脉沉细而缓。这是一个典型的冷秘病人。处方如下：附子10克，干姜15克，大黄（后下）10克，肉苁蓉30克，党参12克，芒硝（兑服）10克，白术10克，炙甘草6克。水煎服，日1剂。服药3剂，病人大便正常。为巩固疗效，病人又自行照原方服了5剂药，回去服用后腹泻了3天，以后大便就正常了。随访2年，便秘未发。

精彩点评：病人患慢性胃炎多年，脾胃虚寒，阳气不通，阴寒搏结大肠，肠道传导不利，发生便秘；因阴寒内盛，阳气输布不利，所以面色苍白，手足冰凉；阳气衰微，膀胱失于温煦，气化不利，故而小便清长。本方以附子、干姜温脾散寒，振奋阳气；配大黄、芒硝攻下寒积；党参、白术、炙甘草健脾益气；肉苁蓉温阳，润肠通便。

填精温肾润肠法治疗肾虚便秘

邢某患"习惯性便秘"多年，曾四处求医，疗效甚微，2003年11月来找我治疗。病人经常大便秘结，状如羊屎，排出艰难，饮食正常，小便频数，腰膝酸软，精神倦怠，舌质偏红而胖，舌苔薄白，脉沉细无力。这是一个肾精不足，肾阳甚微，肠道失于温润，传导失司的病人。处方如下：熟地黄12克，枸杞子12克，山药12克，菟丝子12克，肉苁蓉30克，火麻仁30克，锁阳12克，女贞子12克，白芍10克，巴戟天12克，甘草6克。水煎服，日1剂。服药7剂，大便干结稍缓,排出物已不似羊屎,但仍较硬。病人坚持服药1个多月,伴随多年的"习惯性便秘"豁然痊愈。

精彩点评:肾司二便,肾中真阴真阳不足,既不能滋润肠道使之滑利,又不能温煦肠道使之传导有序,所以糟粕停滞,大便秘结,状如羊屎,排出困难;肾虚膀胱气化不利,所以小便频数;肾精不足,肾阳衰微,所以腰膝酸软,精神倦怠;舌质偏红而胖,是阴阳俱虚的外在表现。本方以熟地黄、枸杞子、山药、女贞子、白芍滋补真阴,菟丝子、肉苁蓉、锁阳、巴戟天温补真阳,填精药与温阳药同方共施,阴生阳长,肾气旺盛,使肛门开合有度;肉苁蓉、锁阳和火麻仁还可润肠通便;甘草调和诸药。

十一、肝炎

肝炎,主要指甲肝和乙肝,主要症状以肝区疼痛、上消化道症状(食欲不振、恶心呕吐、厌恶油腻)和全身乏力、精神萎靡为主,基本病机是木郁克土。治疗要点为清肝健脾(清热解毒、清利湿热、健脾益气)、活血化瘀(阻断肝纤维化)和补益肝肾。《黄帝内经》云:"肝苦急,急食甘以缓之。""肝欲散,急食辛以散之。""用辛补之,酸泻之。"《金匮要略》开篇即言:"上工治未病,何也?师曰:见肝之病,知肝传脾,当先实脾。四季脾旺不受邪,即勿补之。中工不晓相传,见肝之病,不知实脾,唯治肝也。"又曰:"夫肝之病,补用酸,助用焦苦,益用甘味之药调之。"说明我们的老祖宗两千年前就知道肝病传脾,治肝先实脾和用酸味、甘味、焦苦味药治疗肝病的规律了。

清肝利胆祛湿热、解毒降酶法治疗急性黄疸型肝炎

1978年春,病人杨某找到我,自述这几天浑身无力,不想吃东西,闻见油腻食物就恶心呕吐。病人巩膜黄染,面色黄如橘皮,肝区叩痛,触诊肝肋下2.5cm,质软而边缘光滑,舌苔黄腻而厚,脉象弦滑。我告诉他,他这是得了急性黄疸型肝炎,这种病比较难治,必须戒酒,忌吃辛辣等刺激性食物,少吃油腻食物。接着我开了一张清利肝胆湿热、解毒降酶退黄的处方:茵陈30克,虎杖15克,黄柏10克,大黄(后下)6克,板蓝根30克,大青叶15克,半夏10克,

白术10克，柴胡10克，白芍10克，水飞蓟12克，王不留行（炒）12克，甘草6克。水煎服，日1剂。服药6剂，病人自觉症状有所减轻，自行到县医院化验肝功能，黄疸指数、谷丙转氨酶等仍高于正常值，乙肝表面抗原阴性。后以此方为基础，略事加减。服药20余剂，病人诸症豁然，去医院验肝功能，结果一切正常。

精彩点评：病人乏力、厌食、恶闻油腻，黄疸、肝脏肿大压痛，是急性黄疸型肝炎的特征性表现；黄疸鲜亮、舌苔黄腻而厚、脉象弦滑，说明黄疸的性质为阳黄。治当清肝利胆祛湿热、解毒降酶，方以茵陈、虎杖、黄柏、大黄清热利湿退黄；板蓝根、大青叶清热解毒；半夏、白术健脾祛湿，降逆止呕；柴胡、白芍疏肝柔肝；水飞蓟保肝降酶；王不留行软缩肝脏；甘草调和诸药。

灵仙退黄汤治疗急性黄疸型肝炎

病人刘某因面目皮肤发黄，体倦乏力，恶心呕吐，肝区叩痛，于1979年4月来诊。刻诊：病人面目皮肤发黄，黄而鲜亮，状似橘皮，食欲不振，厌恶油腻，恶心呕吐，头痛发热、浑身酸懒，大便稀薄，小便黄赤，既往体质较差，经常感冒、腹泻。舌红苔黄腻，脉弦数。肝区叩痛，肝肋下1cm，质软而边缘光滑，体温38℃。这明显是急性黄疸型肝炎，中医辨证属阳黄。治宜疏肝健脾、清热解毒、清热利湿退黄。处方：板蓝根30克，金钱草30克，茵陈30克，大黄5克，栀子10克，柴胡15克，白芍15克，白术12克，虎杖10克，山药12克，白扁豆（炒）10克，甘草6克。水煎服，日1剂。服药5剂，病人腹泻加重，胃脘隐痛，喜温喜暖，余症同前。我想腹泻加重、胃脘隐痛喜暖可能是方剂中加有苦寒败胃的大黄之故，遂去大黄，加茯苓15克以健脾利水。病人又服药5剂，除头痛发热好转外，其他诸症并无显著好转，黄腻之苔转为白腻之苔，脉象弦而无力。

面对病人，我陷入了深深的沉思：该证诊断为阳黄没有错误，现今病人毒热亢盛，湿热壅滞，应用茵陈蒿汤加清热解毒、清热利湿之品也无不妥，可为什么效果就不理想呢？而且还很有可能湿从寒化，转变为阴黄，如果是这样的话那治疗起来可就更加棘手了。此时若悬崖勒马，用点附子、干姜也许是救急之举，但病人毒热亢盛，且病情还未到慢性期，应用温热药又似乎是火上浇油。我想病人素常体质较差，感受湿热疫毒后极易寒化，再用清热利湿药无疑加速了寒化进度，这在临床已不是个案。这迫使我不得不重新考虑黄疸的治疗法则。

黄疸的病机主要是"湿"，这在近两千年的医学发展中已得到了充分证明。自罗天益的《卫生宝鉴》问世以来，历代医家都将黄疸分为"阴黄""阳黄"并据此以论治。阳黄当清热利湿，阴黄当温阳化湿，千古同音，已成定律。从个人的临床体会和古人的治疗经验看，湿为黏腻之邪，胶滞难除，非温不化。由于病人的体质差异，不少阴黄病人过用温热之药会"燥热伤阴"，往往湿未去，阴已伤；阳黄病人过用寒凉之品会"冰伏湿热"，使湿热转化为寒湿而病情缠绵。因此，治疗黄疸应用温通利湿的药物温化湿邪使湿化黄退；同时黄疸的成因与"瘀"还有一定关系，医圣张仲景的《伤寒杂病论》就有用"猪膏发煎"治疗黄疸的记载；肝细胞性黄疸的病位在肝，治疗时疏肝柔肝也是对症之法。于是自拟"灵仙退黄汤"来治疗此证。处方：威灵仙 30 克，车前子（布包）30 克，丹参 30 克，黄芪 20 克，炒王不留行 20 克，秦艽 15 克，白芍 10 克，柴胡 10 克，大黄 10 克，炒莪术 10 克，白术 10 克，甘草 6 克。服药 15 剂，病人黄疸稍退，余症减轻，舌脉同前。继续服用 20 余剂，病人感觉神清气爽，恢复了正常的体力劳动，自行去医院化验肝功能，一切正常。

精彩点评：病人发病之初面目皮肤发黄，黄而鲜亮，状似橘皮，食欲不振，厌恶油腻，恶心呕吐，头痛发热，浑身酸懒，大便稀薄，小便黄赤，诊断为阳黄是正确的，用茵陈蒿汤加味治疗也无不妥。但病人体质较差，湿热疫毒极易寒化转为阴黄，应用清热燥湿药易加速阴黄的转化速度，此时应用温阳化湿药又容易燥热伤阴。所以重用威灵仙辛温化湿，配秦艽清阳明湿热，发散风湿而使邪从汗而解；车前子清热利尿使湿邪从尿而出；大黄清热通便而使湿邪从大便而去；丹参、王不留行、莪术活血化瘀，软缩肝脏；黄芪扶助正气，配白术强肝健脾，益气除湿；柴胡、白芍疏肝柔肝；甘草益气解毒、调和诸药。诸药相合，温通利湿、活血化瘀、疏肝柔肝，不言祛毒而毒邪自消，药性平和，于阴黄、阳黄皆宜。

疏肝健脾、软缩肝脏、和胃降酶解毒法治疗急性无黄疸型肝炎

邻村高某因低热，食欲不振，恶心呕吐，浑身乏力去医院检查治疗，结果诊断为急性无黄疸型肝炎，乙肝表面抗原阴性，服用了几天西药，症状无显著改善，1980年10月18日找我治疗。

病人面色萎黄，腹部胀满，肝区叩痛，食欲不振，恶心，肝肋下2cm，质软而边缘光滑，按之疼痛，语怯声低，精神萎靡，舌淡苔薄白，脉弦。我断定其为肝郁脾虚，开了一张疏肝健脾、软缩肝脏、和胃降酶解毒的处方：柴胡10克，白芍12克，板蓝根30克，青皮10克，香橼10克，香附10克，白术10克，山药10克，鸡内金10克，焦三仙各10克，赤芍10克，王不留行（炒）15克，五味子10克，水飞蓟12克，甘草6克。水煎服，日1剂。服药10剂，腹部胀满、恶心呕吐、食欲不振等症状都有不同程度的改善；继续服药30余剂，症状消除，肝功能正常。

精彩点评：疏肝健脾、软缩肝脏、和胃降酶解毒是治疗急性肝炎的基本大法，这是我根据急性肝炎的病因病理、临床症状以及个人的临床体会总结的。本方以柴胡、白芍疏肝柔肝；板蓝根抗肝炎病毒；青皮、香橼、香附疏肝理气；白术、山药、鸡内金、焦三仙健脾开胃；赤芍、王不留行活血化瘀，软缩肝脏；五味子、水飞蓟护肝降酶；甘草调和诸药。它代表了我治疗急性肝炎的临床思路。

疏肝健脾、温阳利湿法治疗慢性肝炎

在北京工作的尤某1981年底回乡探亲，顺路来卫生院找我治疗近一年未愈的肝病。我详细询问了他的病史：今年春天，他患了急性黄疸型肝炎，恶心呕吐，食欲不振，浑身乏力，面目发黄，治疗了一段时间后黄疸消失，食欲正常，体力恢复，没复查就停止了治疗；谁知国庆节刚过，又开始出现皮肤黄染，食欲不振，厌恶油腻，大便溏薄，体倦乏力，在某医院治疗了一个多月，一直未能彻底恢复。现症见巩膜黄染，面色虽不甚黄却略显晦暗，肝区叩痛，肝肋下2cm，质软而边缘光滑，双手发凉，舌淡苔薄白而滑，脉弦细。我猜想病人可能是肝郁脾虚、湿蕴发黄（阴黄），就开了一张疏肝健脾、温阳利湿的方剂：柴胡10克，白芍12克，党参10克，白术（土炒）10克，山药（炒）12克，茯苓15

克，茵陈 30 克，威灵仙 15 克，干姜 10 克，制附子 10 克，白扁豆（炒）10 克，板蓝根 30 克，虎杖 12 克，炙甘草 6 克。姜枣为引，水煎服，日 1 剂。服药 10 剂后，病人面目皮肤略显鲜亮，食欲好转，腹泻停止。原方去附子、白扁豆，加丹参 30 克以增强方剂的软缩肝脏、阻断肝纤维化之力。病人又服药 40 剂，诸症悉平。

精彩点评：病人迁延失治，病程较长，由阳黄转化成了阴黄，呈现一派脾胃虚弱、寒湿内停的征象。病位在肝，症状责之脾胃，病因责之寒湿。所以用柴胡、白芍疏肝柔肝；党参、白术、山药、茯苓、白扁豆健脾除湿止泻；茵陈、威灵仙、虎杖利湿退黄；板蓝根清热解毒，清利肝炎病毒；附子、干姜温阳化湿；丹参活血化瘀，软缩肝脏；甘草调和诸药。诸药相合，疏肝健脾、温阳利湿、解毒化瘀，疗效满意。

益气护肝汤治疗慢性肝炎

孙某 1988 年患甲型肝炎，经治疗一直未能彻底治愈，症状时好时坏，1990 年 10 月来诊。病人自述胁肋疼痛，小腹坠胀，大便不成形，食欲不振，周身乏力，精神萎靡不振，动则汗出淋漓，怕冷怕风，基本丧失劳动能力，化验肝功能异常。刻诊：面色萎黄，气短懒言，腹部柔软，肝脏肋弓下 1cm，质软而边缘光滑，肝区叩痛，舌暗淡苔薄白，脉沉细无力。辨证为肝郁脾虚、气虚血瘀。处方：黄芪 30 克，党参 15 克，白术 12 克，山药 10 克，炙甘草 6 克，柴胡 3 克，升麻 3 克，板蓝根 30 克，水飞蓟 12 克，虎杖 12 克，丹参 30 克，王不留行（炒）15 克，白扁豆（炒）10 克。水煎服，日 1 剂。病人服药 10 剂，症状减轻。以后每日或隔日服 1 剂药，共服药 3 个多月，症状消除，化验肝功能复常。

精彩点评：病人既有肝郁血瘀的症状（胁肋胀痛、肝脏肿大、舌质暗淡），又有脾虚症状（面色萎黄、食欲不振、大便不成形、动则汗出淋漓、周身乏力），还有中气下陷的症状（小腹坠胀、气短懒言、脉沉细无力），这也是慢性肝炎的共有症状。该方以黄芪、党参、白术、山药、炙甘草健脾益气；柴胡、升麻益气升阳；板蓝根、水飞蓟、虎杖解毒护肝；丹参、王不留行活血化瘀，软缩肝脏，阻断肝纤维化；白扁豆健脾止泻；同时柴胡可引药入肝，炙甘草可缓急止痛、调和诸药。此方其实就是我自拟的治疗慢性肝炎的常用方益气护肝汤加白扁豆。验之临床，确有良效。

滋阴柔肝健脾、化瘀解毒法治疗乙肝

病人范某，男，35岁，患乙肝10年余。来诊时面色晦暗，身体消瘦，腰膝酸软，神疲乏力，肝区疼痛，腹部胀满，胃部有烧灼感，食欲不振，有时饥不欲食，每餐只能吃一小碗饭，稍微多吃即恶心呕吐，大便干结，四五天甚至一周一次，手足心热，夜间盗汗，肝脏触诊不满意，舌红少苔，脉象弦细，化验单显示为"乙肝大三阳"。

这是一个肝肾阴虚，木郁克土，毒热内蕴，脾虚胃阴不足的病人。拟滋阴柔肝健脾，化瘀解毒。处方：柴胡10克，枸杞子10克，白芍10克，山药10克，女贞子10克，天冬10克，麦冬12克，竹茹10克，板蓝根30克，白花蛇舌草30克，香附10克，香橼10克，延胡索12克，丹参30克，王不留行（炒）12克，白术10克，甘草6克。服药1个月，病人自觉体力、精神都有好转，腹胀、呕吐消除，对治疗信心十足。后以此方为基础，随症加减。病人每周服药5剂，一直坚持服用近2年后，自觉神清气爽，食欲正常，乙肝化验五项结果显示乙肝表面抗体、乙肝e抗体皆阳性，恢复正常体力劳动。

精彩点评：病人面色晦暗、腰膝酸软、肝区疼痛、手足心热、夜间盗汗、舌红少苔、脉象弦细，一派肝肾阴虚的表现；腹部胀满、食欲不振、多食则呕又是肝郁脾虚的症状；饥不欲食、胃部灼热、大便干结还是胃阴不足、虚热亢奋的表现。病位在肝，治疗当以疏肝柔肝为要。所组方剂以枸杞子、山药、女贞子、天冬滋肝肾之阴；柴胡、白芍疏肝柔肝；麦冬、竹茹养胃阴，清胃止呕；板蓝根、白花蛇舌草清热解毒；香附、香橼疏肝理气；延胡索、丹参、王不留行活血止痛，阻断肝纤维化；白术健脾益气；甘草缓急止痛、解毒扶正、调和诸药。

滋补肝肾、健脾疏肝法治疗乙肝

邻村32岁的盛某患乙肝多年，2000年秋找我治疗。病人面色晦暗，形体消瘦，肝区隐痛，夜间低热，有时盗汗，嘈杂吞酸，食欲不振，腰膝酸软疼痛，月经错后 7~10 天，量少色暗红，舌体瘦小偏红无苔，脉弦细而数，肝脏触诊不满意，肝区叩痛，乙肝五项为"大三阳"。

辨证为肝肾阴虚，脾虚肝郁。治宜滋补肝肾，健脾疏肝。处方：熟地黄 12克，枸杞子 12 克，桑椹 12 克，柴胡 10 克，白芍 15 克，山药 12 克，白术 10 克，瓦楞子 15 克，鸡内金 10 克，当归 12 克，板蓝根 30 克，白花蛇舌草 30 克，地骨皮 15 克，怀牛膝 30 克，丹参 30 克，焦谷芽 12 克，赤芍 10 克，延胡索 12 克，甘草 6 克。服药 10 余剂，病人自觉肝区疼痛减轻，嘈杂吞酸消除，食欲好转。继以此方为基础，加减调治近半年，病人症状消除，化验虽示"小三阳"，但能从事正常体力劳动。

精彩点评：病人夜间低热、时有盗汗、腰膝酸软疼痛、舌体瘦小偏红无苔、脉弦细而数，是肝肾阴虚的表现；嘈杂吞酸、食欲不振、肝区隐痛是肝郁脾虚的症状；月经错后、量少色暗是精血虚少的结果；面色晦暗、形体消瘦是肝肾不足、血液循环障碍、脾虚营养不良的征象。方用熟地黄、枸杞子、桑椹、山药、怀牛膝滋补肝肾；柴胡、白芍疏肝柔肝；白术、瓦楞子、鸡内金、焦谷芽健脾开胃，配山药则健脾益肾之力更佳；当归补血活血，配熟地黄、白芍、桑椹、丹参则补血活血之功更效；地骨皮滋阴退虚热；延胡索活血止痛；乙肝"大三阳"者多毒热亢盛，故加板蓝根、白花蛇舌草清热解毒；甘草缓肝之急，调和诸药。诸药共奏滋补肝肾、健脾疏肝、清热解毒、阻断肝纤维化的功效。

清热解毒、疏肝健脾、补气养阴凉血法治疗乙肝

26 岁的杨某感染了乙肝，乙肝五项检验示"大三阳"。2000 年秋找我治疗。当时病人面目通红，目内眦血络交错，说话高声大嗓，食欲、大便正常，小便发黄，就是感觉没力气，身体看似健壮，却完全丧失了劳动能力，肝脏肋下未触及，肝区无叩痛，舌质偏红而胖，舌苔薄白，脉弦数，重按无力。这是一个毒热搏结肝脏，脾虚运化不力，气阴两伤，虚阳外越的病人，治宜清热解毒、疏肝健脾、补气养阴凉血。板蓝根 30 克，白花蛇舌草 30 克，栀子 10 克，虎杖 15 克，鸡骨草 12 克，赤芍 12 克，柴胡 10 克，白芍 15 克，白术 12 克，山药 12 克，太子参 12 克，玄参 15 克，鸡内金 10 克，五味子 10 克，大枣 5 枚，甘草 6 克。水煎服，日 1 剂。服药不到一个月，病人面红目赤、便干尿黄基本消除，自觉身体

较前有力，能帮助母亲操持家务。病人及其家属看到了希望，多次央求加大药量，我就以原方为主，去鸡内金、五味子，加炮山甲 10 克，炙龟甲 10 克，制鳖甲 10 克。病人前后服药半年，乙肝五项检查中，乙肝表面抗体、乙肝 e 抗体、乙肝核心抗体皆阳性，体力复常，能参加正常田间劳动并娶妻生子。

精彩点评：病人青春年少，体质强健，感染乙肝邪毒后邪正交争，邪盛正不衰，故而面红目赤、便干尿黄；邪毒搏结肝脏，木郁克土，脾虚失运，故虽食欲正常而身体乏力；邪正交争，互不示弱，邪盛正不衰，因此疾病虽然反应强烈而肝细胞未受到实质性损伤，肝脏大小正常；与毒热交争势必耗气伤阴，故而病人气阴两伤。方用板蓝根、白花蛇舌草清热解毒；栀子、虎杖、鸡骨草清肝热、利肝胆；赤芍、玄参清热凉血保护肝细胞；柴胡、白芍疏肝柔肝，恢复肝功能；白术、山药、鸡内金、大枣健脾和中助运化；太子参益气养阴；五味子酸甘敛阴，降酶护肝；甘草益气解毒、调和诸药。后期加入龟甲、鳖甲、穿山甲，是因为龟甲、鳖甲养阴软坚，穿山甲活血化瘀、善走肝脏，三者相配入方中，有保护肝细胞、防止肝硬化的特殊效果，只因为价格昂贵，临床很少应用。

十二、水肿

水肿一症在农村非常常见，治疗起来比较困难，究其病因病机，不外肾虚不能主水，膀胱气化不利；脾虚不运，水液代谢失常；肺失宣肃，水液代谢紊乱；水湿之邪感受于下，经络失于宣通，脚气泛滥；瘀血阻络，血液、淋巴液回流受阻；月经失调，影响水液代谢等原因。至于现代医学所谓的营养不良性水肿，除肝硬化失代偿期引起的水肿外，非常罕见，这里不做讨论。治疗时要根据不同病因，辨证论治。

真武汤加味治疗肾阳虚水肿

杜某因双下肢水肿，按之没指，于 1993 年夏季来找我治疗。病人面色㿠白，舌淡胖有齿痕，苔白，脉沉细无力，近两年来经常腰痛，膝盖酸软，四肢怕冷而凉。于是我开了一张温阳补肾利水的处方：附子（先煎）15 克，肉桂（后下）6克，山药 12 克，菟丝子 12 克，补骨脂 10 克，茯苓 15 克，车前子（布包）30

克，干姜12克，白术12克，白芍10克，甘草6克。生姜为引，水煎服，日1剂。服药5剂，下肢水肿明显减轻，四肢感觉温暖。继以原方为基础，随症加减化裁，服药一个多月痊愈。

精彩点评：病人面色㿠白、腰膝酸软疼痛、四肢怕冷是肾阳不足的表现，双下肢水肿是阳虚水液不化的表现，舌淡胖有齿痕、苔白、脉沉细无力更是肾阳虚水液代谢紊乱的特殊指征。以附子、茯苓、干姜、白术、白芍（五药为真武汤）温阳利水，肉桂温阳化气，山药、补骨脂、菟丝子温补肾阳，车前子利水消肿，甘草调和诸药。

温补脾肾、利水消肿法治疗脾肾阳虚型水肿

李某下肢水肿四五年，看过不少医生，症状时轻时重，一直未能治愈，2000年春天来找我治疗。病人5年来经常水肿，水肿严重时上肢也显肿胀，腰痛腿痛，腰膝酸软，四肢发凉，且胃口不好，食欲不振，恶心呕吐，大便稀薄。用过青霉素、氨苄西林、头孢哌酮钠及半年中药，症状时轻时重，舌淡苔白，有齿痕，脉沉细而缓。此脾肾双虚，脾虚不能运化水湿，肾虚不能引领膀胱气化，水液泛滥。

处方如下：山药12克，白术15克，薏苡仁30克，巴戟天12克，杜仲（炒）15克，菟丝子12克，附子10克，茯苓15克，猪苓15克，车前子（布包）30克，益母草30克，泽兰12克，甘草6克。生姜为引。服药7剂，水肿减轻。以后均以此方为基础，随症加减。连续服药近3个月，多年水肿，终于痊愈。

精彩点评：上例病人是单纯的肾阳虚，治疗比较简单；而这位病人的水肿既有肾阳虚的表现（腰腿疼痛、腰膝酸软、四肢发凉），又有脾虚症状（食欲不振、恶心呕吐、大便稀薄）。舌淡苔白有齿痕，脉沉细而缓，是典型的脾肾阳虚证。方以山药、巴戟天、杜仲、菟丝子、附子温阳补肾，白术、薏苡仁健脾祛湿，茯苓、泽兰、猪苓、车前子利水消肿，益母草活血消肿，甘草调和诸药。药证相符，效如桴鼓。

活血调经利水法治疗经期水肿

1988年4月，邻乡病人裴某来找我，说她每次来月经前3天全身水肿，等月经干净了水肿也就消退了，至今已经一年多了，非常苦恼。病人舌淡偏暗苔薄

白，脉象正常，面色、食欲、大小便、月经亦无特殊。此等病号，我在临床还没有遇到过，心里也没底，原打算把病人打发走，但看到病人信任的目光，把冒到嘴边的话又憋了回去。苦思良久，突然悟到，水肿发生在月经期，必然与月经有一定关联；病人舌色偏暗，必定与瘀血关系密切。病人月经周期、月经量、月经色、月经质基本正常，应该是表面现象，其体内必有瘀血阻于胞宫或身体某个部位，影响膀胱气化，使水液代谢失常而成水肿。月经期一过，这点瘀血不足以影响到膀胱的气化功能，所以一切都恢复正常。

想到此，我就开了一张活血调经利水的处方：当归 10 克，川芎 10 克，赤芍 10 克，红花 10 克，益母草 30 克，姜皮 10 克，茯苓 15 克，大腹皮 15 克，车前子（布包）15 克，香附 12 克，甘草 6 克。水煎服，日 1 剂。此时恰逢月经前一周，病人服药 5 剂，当月水肿未发。病人遵嘱于每次月经前服药 3~5 剂，连服 3 个周期后，经期水肿未再复发。

精彩点评：病人经期水肿，其病必与月经有关；舌质偏暗，其体内必有瘀血。治疗当活血调经。然月经周期、色、量、质无异常，似乎调经无从谈起。要知道，女子以血为用，月经以血为主，凡女子舌质出现瘀斑或脉象显涩者，其他脏器无证可辨，均应责之月经。本方以当归、川芎、红花、赤芍、益母草调经活血；姜皮、茯苓、车前子利水消肿；气行则血行，故加入香附行气活血，大腹皮行气利水；甘草调和诸药。上药共使气行血行，血行经调，水液代谢正常。

消栓振废汤治疗手足肿胀

68 岁的张某患脑梗死 3 年，左侧（患侧）手足自患病后一直水肿，近半年来水肿严重，按之没指，发凉怕冷，1989 年 11 月找我治疗。我望其左上肢下垂，走路跛行，舌质淡苔薄白，切诊脉细，认为此系病人患脑梗死后，气虚无力推动血行，患侧血流运行不畅，末梢经脉失于温煦，加之左上肢长期下垂，血液、淋巴液回流受阻，影响水液代谢之故，即以自拟"消栓振废汤"为基础，开了一张补气活血、温经利水的处方：黄芪 90 克，桂枝 15 克，当归 15 克，川芎 15 克，赤芍 12 克，地龙 10 克，茯苓 15 克，羌活 12 克，泽泻 30 克，炒苍术 10 克，鸡血藤 30 克，葛根 12 克，甘草 6 克。姜枣为引，水煎服，日 1 剂。

病人服药 5 剂，症状没有显著变化，回来询问该怎么办，我让他再服 10 剂看看疗效。他对我比较信任，平时家里人有个头痛脑热，也都是找我把脉处方，就遵医嘱服了 10 剂，手足肿胀减轻，继续服用 20 余剂，手足肿胀完全治愈。

精彩点评：消栓振废汤以大剂量黄芪补气，使气行血行，且黄芪还可补气利尿；桂枝温经通脉，使手足得到温煦；当归、川芎、赤芍、炒莪术、鸡血藤、地龙活血通脉；羌活、葛根息风消肿，且现代药理研究证实二者能扩张脑动脉血管之意；甘草调和诸药；加茯苓、泽泻意在利水消肿。药证相符，疗效满意。或问：在方剂中加入了大量的利水消肿药，是否这个方剂就是通过茯苓、泽泻在起作用呢？如果这样认为，那就大错特错了。要知道，在服用这个方剂前，病人不知道茯苓、泽泻、车前子、猪苓服用了多少，都没有起到理想效果。

清下焦湿热、利水消肿法治疗下肢水肿

37 岁的郑某左下肢水肿半年多，多处求医治疗，许多医生都说是"静脉炎""淋巴管炎"。中西药品吃了不少，没有明显效果，1996 年底来找我治疗。我详细为病人做了检查，除舌苔黄腻外无其他特异发现，猜想这可能就是脚气病人，随即开了一张除下焦湿热、利水消肿的方子：焦槟榔 10 克，川牛膝 30 克，黄柏 10 克，苍术 15 克，车前子（布包）30 克，茯苓皮 30 克，泽泻 15 克，甘草 6 克。水煎服，日 1 剂。

病人拿着处方，呆呆地发愣，久久不去取药。我就问他是怎么回事？他说："杨医生，我不是不相信你，是有一点我理解不了，我以前猪苓、茯苓、泽泻、车前子都用遍了，效果都不怎么好，你这回只给我用了这么点利水药，能行吗？"我解释说："你这不是单纯的水肿，是湿热下注引起的脚气浮肿，不需要用大量的利尿消肿药，治疗的重点不是利尿而应是清热利湿。"

病人听了我的话，坚持服了 20 多剂药，折磨了他半年多的左下肢水肿总算解除了。

精彩点评：这个方子以槟榔行气利水消肿治脚气为主药；牛膝、黄柏、苍术实际是三妙丸，具有清下焦湿热的功效；车前子、茯苓皮、泽泻利水消肿；甘草调和诸药。

升清降浊法治疗下肢水肿

2015 年春天，我接诊了一个双下肢水肿的病人，这个病人相当奇怪，水肿很严重却小便频数，稍不注意就会尿裤子，舌暗淡胖有齿痕，苔白腻，脉沉细，腰膝酸软，双下肢冰凉，县中医院的化验单显示，尿液中有少量红细胞、白细胞和蛋白。我就按肾盂肾炎治之，以图消炎利水、温补肾阳、活血止血。处方：熟地黄 12 克，山药 15 克，菟丝子 12 克，怀牛膝 30 克，肉桂（后下）6 克，白茅根 30 克，车前子（布包）30 克，茯苓 15 克，猪苓 15 克，益母草 30 克，泽兰 12 克，白花蛇舌草 15 克，甘草 6 克。5 剂。病人服完药后，下肢水肿更加严重，小便频数量多，一天尿湿好几次裤子。

病人二次来诊，我心里犯了嘀咕：病人下肢水肿，自觉冰凉，腰膝酸软，肾虚阳衰可知；下肢水肿，膀胱气化不利，水液代谢失常；尿中有红细胞、白细胞和蛋白，肾脏多有病变；小便频数量多，肾虚膀胱失约；舌质紫暗，多有瘀血作祟。其治当温补肾阳、利水消肿与固涩小便同施，化瘀与止血并举。难啊！斟酌再三，自认为这个病的治疗关键是调理好气机升降，清气升则肾气固，小便缩；浊气降则小便利，水肿消。于是拟就了如下方剂：熟地黄 12 克，山药 12 克，覆盆子 12 克，桑螵蛸 10 克，益智仁 10 克，山萸肉 10 克，肉桂（后下）6 克，车前子（布包）30 克，茯苓 15 克，焦槟片 10 克，黄芪 30 克，益母草 30 克，白茅根 30 克，泽兰 12 克，柴胡 10 克，枳实 10 克，甘草 6 克。水煎服，日 1 剂。服药 7 剂，病人浮肿减轻，小便减少。以后均以此方为基础，根据就诊时即时情况加减化裁。服药 30 余剂诸症消除，恢复正常生产劳动。

精彩点评：本方以熟地黄、山药补肾填精；覆盆子、益智仁、桑螵蛸、山萸肉固肾缩尿；车前子、茯苓、槟榔片行气利水消肿；肉桂温补肾阳，引火归原，一助覆盆子、桑螵蛸等固肾缩尿，一助车前子、茯苓等利水消肿；黄芪补气利水，提高机体免疫力；益母草、泽兰活血利水消肿；白茅根凉血止血，消除尿中红细胞、白细胞；甘草调和诸药；加入柴胡、枳实是为了调理气机，柴胡升发清气助温肾药固精缩尿，枳实肃降浊气协利尿药利水消肿，二者一升一降，相辅相成，在方剂中以作枢纽之用。

越婢加术汤加味治疗眼睑浮肿

李某感冒后咽痛高热，本村医生按上呼吸道感染给予抗生素、解热镇痛药治疗，治疗期间，病人出现眼睑水肿、小便短少，便去某医院检查，诊断为"急性肾小球肾炎"。家属拿着化验单用小车推着他来找我，我见其高热，恶风寒，面目浮肿、眼睑为甚，舌红苔薄白，脉沉细而数，即按"风水"开方：麻黄 3 克，白术 10 克，生石膏（先煎）30 克，半枝莲 15 克，蒲公英 30 克，野菊花 15 克，葛根 12 克，车前子（布包）30 克，茯苓 15 克，甘草 6 克。姜枣为引，水煎服，日 1 剂，5 剂。

服完药后，病人自行到卫生院二次诊疗。我见其高热消退，眼睑浮肿减轻，脉象复常，即以原方去葛根、蒲公英继续治疗。服药 6 剂，病人一切症状消除，改用青霉素肌内注射巩固疗效。

精彩点评：这个方子以越婢加术汤（麻黄、白术、生石膏、甘草、生姜、大枣）宣肺利水，半枝莲、蒲公英、野菊花清热解毒，葛根解肌散热，车前子、茯苓利水消肿。这是我治疗急性肾小球肾炎、急性肾盂肾炎兼有表证者的常用处方，临床治疗结果表明效果可靠。

五苓散加味治疗全身水肿

胡某患肾炎，经打针、输液，症状消除，一个多月后病情反复，邀我出诊治疗。病人卧病在床，精神压力很大，精神抑郁，心烦失眠，全身轻度水肿，发热，脘腹胀满，恶心呕吐，口虽渴却不想喝水，舌淡苔薄白，脉象浮数。我猜想此当为膀胱气化不利、水湿内停的五苓散证，就开了一张五苓散加味的处方：茯苓 15 克，猪苓 15 克，桂枝 10 克，泽泻 15 克，白术 10 克，半枝莲 15 克，蒲公英 30 克，竹茹 10 克，甘草 6 克。生姜为引，水煎服，日 1 剂，5 剂。

服药 5 剂，病人水肿减轻，心烦口渴基本消除，睡眠正常，仍有恶心呕吐，脉象基本复常。原方继续服用，大概服药近 30 剂，病人一切复常，亦恢复正常的农业生产劳动。

精彩点评：五苓散（茯苓、猪苓、桂枝、泽泻、白术）是治疗膀胱气化不利，水湿内聚引起的小便不利，水肿腹胀，呕逆泄泻，渴不思饮的名方。《伤寒论》原文说："太阳病，发汗后，大汗出，胃中干，烦躁不得眠，欲得饮水者，少少与饮之，令胃气和则愈。若脉浮，小便不利，微热，消渴者，五苓散主之。""发汗已，脉浮数，烦渴者，五苓散主之。""中风发热，六七日不解而烦，有表里证，渴欲饮水，水入则吐者，名曰水逆，五苓散主之。"以上虽未明言五苓散治疗水肿，但从方剂的药物组成及治疗"小便不利""烦躁不得眠""烦渴"等症状可以推导出它的确能够利水消肿。本方以五苓散温阳化气、利水消肿，加半枝莲、蒲公英清热解毒，竹茹清胃止呕，甘草调和诸药。

十三、低热

低热一症，指体温超过正常但低于38℃，一般在37℃左右，病人感觉自身发热、身体酸懒，甚至头痛，临床并不少见。该症病机复杂，病程缠绵，治疗比较困难。低热多见于内伤，以气虚、血虚、阴虚、湿热为多见，也有食积引起的，但多见于小儿，还有极少数是外感引起的，临床需详细辨证方能取得理想的治疗效果。

补中益气汤加味治疗气虚低热

62岁的女性病人张某，患低热十余年，每逢发作即自感身处火场，身体火烧火燎地难受，心中烦躁，头部疼痛，浑身酸懒不能动弹，测体温一般在37℃左右，最高也不超过38.5℃。发作时间多在上午10点左右，下午、夜晚基本不发作，每次发作持续5~6个小时后即自行缓解。口服萘普生、布洛芬等解热镇痛药也得持续2~3个小时。十几年来，病人求医无数，也住过院，就是毫无疗效，已对治疗完全丧失信心。

一日，病人去药房找我治疗失眠，谈及此症，问我是否有治疗方法，我望其舌淡苔白，诊其脉虚略数，答道："你这是气虚发热，古有甘温除大热之法，此方没有名贵药物，价格低廉，你可试试疗效。"病人同意。处方：黄芪30克，党参15克，白术10克，当归10克，陈皮10克，柴胡6克，升麻3克，白薇10克，炙甘草6克。姜枣为引，水煎服，日1剂。服药3剂，病人身体发热明显减轻，心烦好转。继服10剂，困扰她十几年的低热症，霍然痊愈。

精彩点评：甘温除热法是金元四大家之一的李东垣创立的一种退热方法，就是用味甘性温的药物治疗气虚发热或血虚发热的方法。发热的原因很多，一般多采用具有清热作用的寒凉药物治疗，但气虚或血虚发热，应以益气养血为主，不可妄用苦寒药物，以免耗伤人体的阳气。本法常用人参、黄芪、炙甘草、当归等益气养血的药物组成方剂，代表方剂有补中益气汤、当归补血汤等。本例病人发热时间多在上午，此时属自然界阳中之阳时，也就是一天中阳气最为旺盛之时。若人体阳气旺盛，能够顺应自然界阴阳变换，则营卫运行正常，出入离合有度，就不会发生发热、怕冷、心烦等不适症状；若中气不足，阳气下陷，则营卫运行逆乱，阴火内生就会出现发热、心烦等症状。病人舌淡脉虚也从另一个角度印证了其为气虚之体。治宜补中益气升阳，甘温除热。故用补中益气汤补气升阳，消除阴火，调和营卫，加白薇清热除烦。药证相符，取效甚捷。

当归补血汤加味治疗气虚血亏型低热

病人田某生产后不到 7 天，发冷发热，头痛腹痛，经化验白细胞升高，医院按产后热住院治疗十来天，抗生素、激素都用遍了，体温降到 37.5℃后就再也不往下降了，无奈之下病人自动出院。出院后，病人仍每日服用从医院带回来的抗生素、解热镇痛药，体温就是不降，1988 年 10 月 18 日邀我出诊。望其形体肥胖，面色发黄，自汗淋漓，舌质淡白，苔薄白，眼睑苍白；闻其声音低怯，呼吸急促；问知身体烦热却喜盖衣被，晚上烦热感减轻，体温能降至 37℃左右；切其脉沉细无力。四诊合参，此气虚血亏，为阴血不足，阴不敛阳所致，宜益气养血，甘温除热。处方：黄芪 60 克，当归 10 克，红参 10 克，阿胶 10 克（烊），何首乌 12 克，陈皮 10 克，银柴胡 10 克，白薇 10 克，甘草 6 克。姜枣为引，水煎服，日 1 剂。服药 3 剂，病人低热烦躁明显减轻，继服 6 剂，热退心平。

精彩点评：病人素常气血不足，产后正气耗损，阴血更亏。阴不敛阳，虚阳浮越，所以产后发热，症状迭出。用当归补血汤（黄芪、当归）补气生血，加红参益气；阿胶、何首乌补血；陈皮理气以防过补壅滞；再加银柴胡、白薇清虚热、除烦躁；甘草调和诸药；生姜、大枣调和营卫。药证合拍，效果显著。临床上若病属实热、瘀热或阴虚发热，断不敢用甘温除热法。

知柏地黄汤加减治疗骨蒸潮热

刘某患有肺结核，近日咳嗽加重，两颧发红，每天晚上发热，以手心、足心为重，似有热从骨髓里蒸发出来一样难受，心烦，盗汗，测体温都在37.5℃左右；去市里某医院复查，确诊为结核活动期，已显空洞，需住院治疗。病人不愿住院，回来找我想办法。其夜晚低热、颧红、盗汗、口苦咽干、舌红无苔、脉细数，系骨蒸潮热，乃肾水不足、虚火上亢之故。采用补肾水、降虚火的方法调治。处方：生地黄12克，熟地黄12克，怀山药12克，山萸肉10克，牡丹皮10克，知母10克，黄柏10克，地骨皮15克，青蒿12克，银柴胡10克，甘草6克。水煎服，日1剂。服药7剂，五心烦热、口干口苦明显减轻。后即以此方与百合固金汤交替服用，连续治疗2个多月，低热、盗汗、心烦消除。

精彩点评：从病人的症状、体征看，肺肾阴虚、虚火亢奋、肺失宣肃皆有表现。然病人骨蒸潮热、颧红、盗汗都是肾阴不足、虚火亢奋、难敛汗液的病理演变。治病必求于本，所以用知柏地黄汤去茯苓、泽泻加生地黄，以增强方剂的滋阴降火之力而避免渗利伤阴之弊；以熟地黄、怀山药填精益阴；山萸肉滋阴敛汗；牡丹皮清热除烦；知母、黄柏滋阴降火；加地骨皮、青蒿、银柴胡退骨蒸、清虚热；甘草调和诸药。待骨蒸潮热、虚火亢奋症状好转后，再交替应用百合固金汤养阴润肺，化痰止咳，以收标本兼顾之效。

青蒿鳖甲汤加减治疗邪热内伏型低热

12岁的病儿尤某感冒后一直低热不退，精神萎靡不振，口干口苦，恶心呕吐，食欲不振。多方求医，服药无数，甚至住了10天院也没有治愈。多数医生都怀疑她得了结核，但最终都找不到结核病体征和结核杆菌而放弃抗结核治疗。2个月后，家长于1993年9月21日领患儿找我治疗。病儿家长说，这孩子的烧有点蹊跷，就是每天半夜烧得最厉害，但也在38℃以下，以后体温逐渐下降，至黎明（凌晨4~5点）体温恢复正常（36.5℃），一直维持到上午11点，以后体温逐渐上升，到晚上用手触摸皮肤就感觉明显发热了，这时体温就在37℃以上了。我详细诊查病儿的现状：体格瘦弱，面色发红，舌红少苔，脉细数。心想，这是一个热病伤阴，邪热内伏的病儿，应以养阴透热方法治疗。我当下开了一张处方：青蒿10克，鳖甲（醋制）6克，细生地10克，知母6克，牡丹皮6克，银柴胡9克，甘草3克。水煎服，日1剂。服药3剂，患儿每天半夜体温降至37.5℃以下，继续服用5剂，体温基本恢复正常。

精彩点评：人体卫阳之气，夜行于里而昼行于表。至夜行于里，阴分本有伏热，阳气入阴则助长邪热，所以入夜身热，夜半为阴中之阴时，此时卫阳之气入里最深，所以此时体温最高；早晨卫气出于表，阳出于阴，则热退身凉。以后随着卫气循行部位的深浅而体温显现不同的变化。由于此病属温病后期，阴液已伤，所以虽热退而身体并不出汗。本病的特点是邪热久羁伤阴，邪伏阴分。此时如果单纯清热解毒，往往寒凉伤正；单纯滋阴润燥，往往阴盛恋邪。当养阴透热，扶正祛邪同施，如此方可顾护正气、驱除热邪而使热退身安。方中青蒿清热透邪；鳖甲滋阴退虚热；细生地、知母滋阴润燥，助鳖甲、银柴胡退虚热；牡丹皮凉血透热除烦，助青蒿清透阴分之伏热；配入银柴胡，一助鳖甲滋阴退虚热，二助青蒿清热透络，引伏热透于肌表；甘草清热解毒、调和诸药。

三仁汤加减治疗傍晚低热

邻村裴某患"感冒"近一个月，多处求医，打针、吃药无数，也住过院，就是不能治愈。说起来症状也不怎么严重，白天除脘腹胀满，浑身酸懒，不愿意活动外，其他一如常人，就是强行下地也可从事一般体力劳动；但是一到傍晚（下午5~7点）情况就不同了，身体酸痛、头痛、发冷，有时恶心呕吐，体温37.5℃左右，就是想活动也很困难。1996年9月29日邀我出诊治疗。症状如上述，此外，病人呈慢性病容，脸色发黄，食欲不振，没精打采，精神涣散，舌质淡白，舌苔白腻而厚，脉濡。此湿热之邪弥漫三焦、阻遏卫阳、气机不利之故，治宜清利湿热、宣畅气机。处方：薏苡仁30克，炒杏仁10克，白蔻仁10克，厚朴15克，滑石（布包，先煎）30克，半夏10克，通草6克，竹叶10克，佩兰12克，甘草6克。水煎服，日1剂。服药5剂，病人傍晚低热、身体酸懒明显减轻，食欲有所好转，脘腹胀满、恶心呕吐、头痛、发冷基本消除。继续服用5剂，傍晚低热消除。

精彩点评：病人浑身酸懒，面色发黄，脘腹胀满，恶心呕吐，食欲不振，舌质淡白，舌苔白腻而厚，脉濡，明显是一个湿热内蕴，湿重于热的病例。但湿热内蕴又怎能引起傍晚低热呢？我们知道，人体气血流注有一定次序，各脏腑当令时间有一定规律。傍晚5~7点时为申酉时分，此时膀胱与肾脏当令，二者同为水脏即主水之脏，人体水气在此时最为旺盛。水湿同类，蕴藏于体内的湿热之邪此时最为活跃，邪正相争，故而低热。用三仁汤清利湿热、宣畅气机，使湿热分消、热退身安。

消食化积法治疗食积低热

9 岁患儿刘某低热 1 个多月，求医无数，打针吃药皆不起作用，1998 年 4 月来诊。患儿体温 37.8℃，肚腹胀大，叩诊呈实音，肝脾未触及，呼出气味酸腐，面黄肌瘦，食欲不振，舌质淡，舌苔白厚，脉滑。四诊合参，此证当属食积发热。治疗当健脾胃、消食积、除疳热。处方：白术 6 克，党参 6 克，焦山楂 6 克，焦神曲 6 克，焦麦芽 6 克，焦槟片 3 克，鸡内金 3 克，枳实 10 克，胡黄连 6 克，甘草 3 克。服药 7 剂，患儿体温降至 36.8℃，肚腹明显缩小变软；继服 5 剂，低热消除，食欲正常。

精彩点评：患儿肚腹胀大、面黄肌瘦、食欲不振、呼气酸腐、苔厚脉滑，显然是食积发热。用白术、党参、甘草健脾益气；枳实导滞消痞；山楂、神曲、麦芽、鸡内金消食化积，炒焦为用，健脾化积之力更强，且气味芳香，患儿乐意服用；焦槟片荡涤胃肠，推陈出新，增强方剂的消积化滞之功；胡黄连消疳热、退虚热。药证相符，效果肯定。

十四、排汗异常

汗液是人体汗腺受到刺激后从毛孔排出的分泌物，外界气温过高、人体自身产热过剩（进食温热辛辣食物、服用发汗药、精神刺激、剧烈运动等）都可刺激人体排汗以维持体温平衡。但也有少部分人没有受到温热刺激或稍微受点刺激即汗出淋漓，明显超出正常汗液排出量，或在不知不觉情况下排出过量汗液，或如何刺激都不出汗，都叫作排汗异常。最常见的有气虚自汗、阴虚盗汗、亡阳冷汗、湿热迫汗、血虚无汗、外感风寒表实无汗、外感风寒表虚多汗等。

补气固表法治疗气虚自汗

自汗是指人体在清醒的情况下无故汗液自流，多由气虚不固，汗液外泄或阳气衰微，肌表失于温煦，表虚汗液外泄所致。

病人李某经常无故汗出，气温稍微波动或自身稍微活动或稍微感受刺激即大汗淋漓，湿透衣衫，甚为苦恼。1986 年 10 月找到我，问可有治疗方法。我听其说话气短；望其面色萎黄，舌淡苔薄白；诊其脉虚；问知素常食欲不振，精神倦怠，抵抗力极差，易患感冒。我判断是气虚自汗，就开了一张益气健脾、固表止汗的方剂：黄芪 30 克，党参 15 克，白术 12 克，麻黄根 30 克，牡蛎（先煎）30 克，茯苓 10 克，陈皮 10 克，炙甘草 10 克。姜枣为引，水煎服，日 1 剂。病人服药 5 剂，动则汗出略有减轻，食欲明显好转，再服 10 余剂，自汗基本痊愈。

精彩点评：病人说话气短、面色萎黄、精神倦怠、易患感冒，是气虚不固、卫外功能不好的表现；食欲不振，是脾胃功能不好的表现；稍微活动则大汗淋漓，是气虚不能顾护阴液，津液外泄的表现。故用黄芪补气固表；四君子汤（党参、白术、茯苓、甘草）健脾益气；麻黄根、牡蛎敛汗；配入陈皮既可健脾，又可调理气机，防止参、术、芪、草过补壅滞；姜枣调和营卫，使卫气营血各归本位。

补气升阳法治疗气虚阳衰自汗

年过半百的赵某患自汗 20 多年，素常稍微活动即汗出淋漓，气温稍微上升，别人都没感觉到热，他已经热得满头大汗；气温稍微下降，别人都没感觉到凉时，他已冷得直打哆嗦。20 年来，求医无数，或取效一时，或全然无效。2010 年 9 月 10 日经人介绍来找我。病人当时的情况是：面色㿠白，声音低怯，四肢发凉，夏季刚过却已捂上了秋衣秋裤，自述食欲不振，大便稀薄不成形，精神不振，倦怠乏力，舌淡苔薄白，脉沉细无力，右尺脉微。四诊合参，我认为病人是气虚阳衰，难以顾护阴液，津液外泄。拟以补气升阳之法调治。处方：黄芪 30 克，党参 15 克，白术 12 克，当归 10 克，陈皮 10 克，柴胡 3 克，升麻 3 克，黑附子 10 克，炙甘草 10 克。姜枣为引，水煎服，日 1 剂。病人拿着处方仔细观看，良久，终于鼓足了勇气说："杨大夫，我吃的药也不少了，这些药都用过，而且用量还比这大，比这多，止汗的药像麻黄根、牡蛎你一味都没用，说实话你这个方子我不想拿了，感觉吃了也是白吃。"我说："用药和用兵一样，在精而不在多，你这个病的根本原因是气虚阳衰，难以顾护津液，使津液外泄。说句通俗话，就像河堤有毛病，你若不修理河堤，而是疏导河流或阻挡上游的水流，这都不能解决根本。只有把河堤加固好了，河里的水流才不往外渗了。你的病治疗的要点应该是补气升阳，阳气上不去，你吃再多的固表止汗药都没用。"病人将信将疑，照方抓了 5 剂药，服完后身体就比以前不怕冷了，出汗也比以前有所好转，遂治疗信心倍增。一连服了 30 多剂药后，困扰了病人 20 多年的自汗，荡然无存。

精彩点评：病人自汗淋漓，既不耐热，更不耐冷，面色㿠白，声音低怯，四肢发凉，是阳气虚衰的外在表现；更有大便溏稀、精神不振、食欲不振、倦怠乏力、舌质淡白、脉沉细无力等脾虚气弱之征象。用补中益气汤健脾益气升阳，加黑附子温补肾阳，顾护阳气，则阳气旺盛，阴液得固，自汗自止。

清心安神法治疗失眠而自汗

病人王某每天晚上躺下后不久即自汗淋漓，心中烦闷，难以入睡，他本人是一位乡村医生，对中医略知一二，一次看书时见《中医学基础》讲"汗为心液"，遂想失眠之因系心液外泄，心神不宁，因而到处搜集治疗自汗的药方，先后服用 30 多剂，毫无疗效，甚为苦恼。一日与我闲聊，谈及此事，愁眉苦脸。我即为其把脉验舌，见其左寸脉洪大，舌尖偏红，笑着对他说："老兄，错了，你这个病是心火旺盛，心绪烦乱，心神不宁，迫汗外泄，也就是失眠引起的自汗，而不是自汗导致的失眠。你应该清心安神，等睡眠好了，自汗自然就停止了。"他请我帮助开张处方，我也不推辞，提笔就开了如下处方：黄连 10 克，肉桂（后下）6 克，栀子 10 克，莲子心 10 克，琥珀（研，冲）3 克，炒枣仁 30 克，合欢皮 30 克，茯苓 12 克，甘草 6 克。水煎服，日 1 剂。病人服了 3 剂药，心烦失眠有所改善，自汗也随之而轻，继续服用 5 剂，睡眠正常，自汗遂止。

精彩点评："汗为心液""血汗同源"，若正气亏虚或心气不足，不能顾护"心液"，心血暗耗，心神失养，可引起心神不宁而失眠。但心火亢盛，扰乱心神，迫汗外泄，也可引起失眠而自汗淋漓。本例病人心脉洪大，舌尖偏红，明显是心火亢盛、扰乱心神、迫汗外泄。用交泰丸（黄连、肉桂）交通心肾，引导心火下行；栀子、莲子心清心除烦；琥珀清心安神；炒枣仁、合欢皮养血、舒心安神；茯苓益心气而安神；甘草益气而调和诸药，共使心火下降、心神得宁、营卫调和而汗液自止。

当归六黄汤加减治疗肝胆热盛、气阴双亏型自汗

杨某是一位年过五旬的女性，一日来找我，说自己右耳憋胀疼痛，耳聋耳鸣，心慌气短，稍微活动则大汗淋漓，大便干结，小便发黄，口干口苦，食欲不振。找了好几位医生，中西药服用不少，就是效果不好，至今已有一个多月，症状越来越重。我详细为病人把脉验舌：舌质淡红，舌苔黄燥，脉弦细。这是肝胆热盛，伤及阴分，气阴双虚，气虚不能固表，阴虚不能守中的虚实错杂病例，宜用清肝泻热、养阴益气、止汗固表的方法治疗。处方：当归 12 克，黄芪 30 克，黄芩 10 克，生地黄 12 克，柴胡 10 克，龙胆草 10 克，大黄（后下）6 克，太子参 10 克，浮小麦 30 克，麻黄根 30 克，玄参 12 克，甘草 6 克。水煎服，日 1 剂。服药 5 剂，病人右耳胀痛、耳聋耳鸣、大便干结、小便发黄、口干口苦、食欲不振明显减轻，心慌气短、自汗淋漓稍有好转。原方加白芍 15 克继服 7 剂而愈。

精彩点评：当归六黄汤是金元四大家之一的补土派创始人李东垣创制的一首名方，载于其所著的《兰室秘藏》一书中。该方被誉为"治盗汗之圣药"，主治阴虚火旺所致盗汗。拿它治疗肝胆热盛、气阴双亏的自汗似乎不好理解，实际药证相符，并无不妥。这位病人肝胆热盛，热盛伤阴，阴损及阳，气虚不能固表，阴虚不能守中，以致耳部憋胀疼痛、耳聋耳鸣、心慌气短、稍微活动则大汗淋漓、大便干结、小便发黄、口干口苦、食欲不振。用柴胡、黄芩、龙胆草清肝胆之热，大黄泻热通便，黄芪固表止汗，太子参益气养阴，当归、生地黄、玄参滋养阴液，浮小麦、麻黄根固表止汗，甘草调和诸药。二诊时重加白芍敛阴止汗。如此一来，使这一虚实错杂的顽固性病证在短期内得以痊愈。可见读古人之书，不可一味生搬硬套，而应深刻领会其组方原则，灵活运用，如此方不辜负先贤著书立说、教化后学之本意。

六味地黄汤加减治疗肺肾阴虚型盗汗

盗汗是以入睡后汗出，醒后汗泄即止为特征的一种病征。盗汗的病人，有的一入睡即汗出，有的入睡至半夜后汗出，有的刚闭上眼睛即汗出。出汗的量相差很大。常见原因有三种：阴虚阳亢，虚热内生，睡后卫气乘虚陷入营中，表无护卫，肌表不密；相火亢盛，迫津外泄；湿热内蕴，迫汗外出。小儿盗汗，多因缺钙、佝偻病所致。

病人吴某患有肺结核，常常潮热盗汗，自己也不以为然，1989年盗汗严重，夜晚醒来常常汗水湿透衣被、枕头，白天精神萎靡，倦怠乏力，咳嗽咳痰也比以前严重，口中略显干燥，大便干结，不知饥饱、食欲不振，舌红少苔，脉细而无力。听诊双肺有散在湿啰音。根据病人的症状、体征，判断系肺肾双虚，虚热内生，睡后卫气陷入阴中，肌表不密，表卫不固，津液外泄之故，遂拟滋肾润肺、养阴敛汗之法调治，以六味地黄汤加减治之：熟地黄12克，生地黄12克，山药12克，山萸肉10克，牡丹皮10克，茯苓10克，川贝母10克，玄参12克，桔梗10克，炒杏仁10克，紫菀10克，百部10克，白芍10克，五味子10克，甘草6克。水煎服，日1剂。服药5剂，病人盗汗减少，咳嗽咳痰略微减轻，食欲好转。又连续服药30余剂，盗汗基本消除，咳嗽明显减轻，食欲复常，恢复正常工作。

精彩点评：本例病人处于肺结核活动期，盗汗异常严重，咳嗽咳痰也比以前加重，舌红少苔，脉细无力，肺肾阴虚之象昭然；口干不苦，大便干结，说明津液虽伤，但相火不盛；不知饥饱、食欲不振，说明胃阴已伤。"治病必求于本"，滋阴补肾乃养阴之根本，故取滋阴补肾的六味地黄汤去泽泻加生地黄、玄参养阴；川贝母、桔梗、杏仁、紫菀、百部润肺宣肺、化痰止咳；白芍、五味子养阴敛汗；配入甘草，一则止咳化痰，一则调和诸药。药证相符，疗效显著。

知柏地黄汤加减治疗肾阴虚火旺型盗汗

29岁的胡某正值少壮之年，自认为体格健壮，对任何不适都不屑一顾，可最近却被夜间出汗折磨，不得不去看医生。1999年10月23日，找我诊治。经详细询问得知，病人去年春天结婚，夫妻相爱，自春节后偶尔夜晚醒来后发觉睡衣、睡裤都被汗湿透，醒来后出汗即停止，起初不以为然，但逐渐发展到每天晚上都有汗出，且日益严重。现在每天晚上手心、足心发热，必须伸出被窝以外，胸中烦闷而热，常无故发脾气，口中发苦。讲到夫妻生活，他说现在的性欲似乎比刚结婚时还强烈。舌红无苔，脉细数。根据病人的症状、体征，我判断他的盗汗是肾阴不足、虚火亢奋之故，就开了如下处方：熟地黄12克，枸杞子12克，山药12克，山萸肉10克，知母12克，黄柏10克，牡丹皮10克，白芍12克，五味子10克，地骨皮15克，胡黄连10克，甘草6克。水煎服，日1剂。服药7剂，病人五心烦热显著好转，盗汗也似乎有所减轻，但感觉不太明显，要求更改处方。我劝导病人说，这是慢性疾病，宜从缓图治，不必心急，否则会给身体带来伤害；现在这个方子已有起效，就是效果轻微也算是有效果，中医讲效不更方，应按这个方子再服 7 剂。病人遵嘱而行，服完 7 剂后果然盗汗也明显减轻。后以此方为基础，随症加减治疗一个半月，病人盗汗、五心烦热诸症皆除。

精彩点评：病人新成婚，夫妻恩爱，房劳过度，暗耗肾阴，虚火自生，夜晚睡后卫阳之气入于阴分，逼迫津液外泄，发为盗汗；阴虚火旺，则五心发热、阳强欲旺、口苦心烦诸症迭出；舌红无苔、脉象细数也是肾阴不足、虚火亢奋的重要体征。故以知柏地黄汤去茯苓、泽泻，加枸杞子滋补肾阴、清泻相火；白芍、五味子敛阴止汗；地骨皮、胡黄连清虚热、退骨蒸；甘草调和诸药。药证相符，效如桴鼓。

三仁汤治疗湿热内蕴型盗汗

病人赵某患盗汗一个多月，伴有潮热，当地医生按结核病治疗收效甚微，遂到上级医院检查以确诊，但各种理化检验都做遍了，均找不出结核病灶，治疗无从着手，2000 年 10 月 11 日来找我诊治。问其潮热时间，病人答曰从下午 3~4 点时就开始了；问其下午可有汗出，答曰没有；问其热势高低，答曰一般在 36~37℃；问其身体其他部位可有不适，答曰精神不振，倦怠乏力，头部昏昏沉沉，胸脘满闷，食欲不振，大便黏腻不爽，时有干呕。观其舌，舌苔厚腻；把其脉，脉象濡数。我认为这是一个湿热内蕴、逼迫津液外泄的病人，于是就开了三仁汤：薏苡仁 30 克，炒杏仁 10 克，厚朴 10 克，半夏 10 克，滑石（布包）30 克，白蔻仁 12 克，通草 6 克，竹叶 10 克。5 剂。病人服药后，反馈疗效很好，夜晚盗汗次数和出汗量均减少，要求不要变方，再服 5 剂看看。继服 10 剂药后困扰他多日的盗汗彻底好了。

精彩点评：病人舌苔厚腻、脉象濡数，是湿热内蕴的特征性表现；午后潮热、身热不扬、胸闷不饥、精神不振、倦怠乏力、头部昏沉、呕恶便黏等症状也佐证了湿热的存在。但湿热内蕴为什么会引起潮热盗汗呢？我们知道，湿为阴邪，旺于申酉，而下午 3~4 点正当申时，此时发热就不足为怪了。人体营卫运行有一定的时间节律，卫气夜行于里而昼行于表。至夜行于里，体内本有湿热，卫气入里则助长邪热，湿热蒸腾，逼迫津液外泄，而此时病人已经入睡，所以就会显现盗汗，如果此时病人清醒也会出现自汗。故用三仁汤宣通三焦，使人体气化复常，湿热分消。湿热既去，潮热盗汗焉有存在之理？

六味地黄丸合钙片、鱼肝油治疗小儿盗汗

现今小儿盗汗屡见不鲜，成了困扰家长的一大难题，多数医生一见小儿盗汗，便会不假思索地认为孩子缺钙，让回家吃点钙片或龙牡壮骨颗粒。许多家长见补钙效果不好，就以为是钙片质量的问题，殊不知单纯补钙并不能从根本上解决问题。

作为一名基层医生，我在治疗小儿盗汗的方法上，以效高价廉的中成药六味地黄丸加普通钙片（或活性钙）、鱼肝油治疗此证，取得了可喜成效。

曾治 6 岁患儿吴某，睡觉即出盗汗，头发脱落一整圈，指纹发淡，嘱其每次服六味地黄浓缩丸 4 丸、活性钙 1 袋，一日两次，隔日吃鱼肝油 1 丸，不到 1 个月，盗汗痊愈。

精彩点评：六味地黄丸即钱乙所著《小儿药证直诀》卷下"地黄丸"方。该方乃删减医圣张仲景所著《金匮要略》中的肾气丸药方当中的附子与桂枝而成，具有滋阴补肾的功效，治疗小儿"五迟""五软"效果良好，取其滋阴涵养津液之效，治疗小儿盗汗效果亦良好。

十五、食欲不振

食欲不振就是没胃口，吃不下东西或饭量比平时明显减少，古称"纳呆"。食欲不振多由脾胃虚弱、胃肠积滞、胃火亢盛、胃阴不足、心肾火衰、气血亏虚、湿热内蕴所引起，治疗时宜在辨证论治的同时，辅以石菖蒲化湿醒脾开胃，焦三仙消食开胃；除胃火亢盛、胃阴不足、湿热内蕴者外，还应参以温补心肾之药，并注意调理胃肠气机之升降。

健脾和胃法治疗脾胃虚弱型食欲不振

病人刘某，男性，年 52 岁，1977 年 5 月 22 日来诊，自述口淡无味，脘腹痞闷，食欲不振，四肢乏力，精神倦怠，大便稀不成形，含有不消化的食物残渣。

望其面色萎黄，舌淡苔白，脉细弱，断定病人系脾胃虚弱所致，即以健脾和胃之法调治。处方：党参12克，白术15克，茯苓10克，陈皮10克，石菖蒲10克，焦四仙（焦山楂、焦神曲、焦麦芽、焦槟榔。下同）各10克，甘草6克。姜枣为引，水煎服，日1剂。服药5剂，病人口淡减轻，胃脘舒适，四肢有力，精神好转，食欲大增，但仍面色萎黄，大便不成形且含有不消化的食物残渣，舌脉同前。原方加白扁豆（炒）10克，鸡内金10克，继服7剂，饮食如故，诸症悉除。

精彩点评：病人面色萎黄、口淡无味、脘腹痞闷、四肢乏力、精神倦怠、大便稀薄、舌淡苔白、脉细弱，一派脾虚不运、胃脘失和的征象。用党参、白术、茯苓、甘草（四药为四君子汤）健脾助运化；陈皮健脾理气和胃；石菖蒲化湿醒脾开胃；焦三仙健胃消食；焦槟榔荡涤肠胃、推陈出新；脾胃不和诸症好转后，消化不良、大便溏稀就成为主要矛盾，故加炒白扁豆健脾止泻，鸡内金健胃消食。

消积化滞法治疗胃肠积滞型食欲不振

邻乡赵某，食欲不振十余天，在本村服胃蛋白酶、酵母片、健胃消食片、复合维生素B无效，1978年6月16日来找我，要求吃中药治疗。我问其症状，答曰胃脘憋胀烧心难受，打出饱嗝酸腐难闻，不想吃东西，强吃进去胃中饱胀难受，工夫不大就恶心呕吐。我让其坐近，闻其呼吸果然酸臭；叩诊胃脘部呈实音，按之微痛欲吐；望其舌，舌淡舌苔白而厚腻；切其脉，脉象滑数。此积滞内停、日久化热、阻碍气机之故也，拟以消积化滞、健胃消食、清热和中之法调治：白术10克，鸡内金10克，焦四仙各10克，鸡矢藤30克，枳实20克，半夏10克，瓦楞子15克，连翘10克，炒莱菔子30克，甘草6克。水煎服，日1剂。服药5剂后，病人嗳腐吞酸、胃脘胀痛、恶心呕吐诸症基本消除，食欲略增；再服3剂，胃脘舒适，食欲正常。

精彩点评：病人胃脘胀痛拒按、嗳腐吞酸、恶心呕吐、食欲不振，明显是胃肠积滞的表现，舌苔白腻而厚、脉滑数是积滞日久化热的重要佐证。用白术、枳实（二药为枳术丸）健脾强胃、导滞消痞，鸡内金、焦三仙、鸡矢藤健胃消食导滞，槟榔片健胃消食、荡涤胃肠、推陈出新，半夏降逆止呕，莱菔子健胃理气和中，连翘清热，甘草调和诸药。诸药共奏健脾和胃、消食化积之效，使胃气和顺，食欲自复。

清胃泻火法治疗胃中积热型食欲不振

30岁的田某恶心呕吐、食欲不振5天，经注射溴米那普鲁卡因（爱茂尔）、庆大霉素，口服甲氧氯普安、酵母片、胃蛋白酶效果不佳，1976年12月18日来诊。我详细询问了他的症状：口苦且干，恶心呕吐，口渴喜冷饮，不思饮食，大便略干。望其舌，舌红苔黄而干；切其脉，脉象洪大。胃中积热影响胃的受纳功能是其基本病机，清胃泻火是其正治之法。处方：生石膏（先煎）30克，知母12克，黄连10克，生地黄15克，升麻10克，芦根30克，竹茹10克，大黄3克，甘草6克。水煎服，日1剂。服药3剂，病人口苦口干、恶心呕吐、大便干结明显减轻，食欲好转。继服3剂，食欲复常，诸症豁然。

精彩点评：病人口苦且干、恶心呕吐、口渴喜冷饮、腹中虽然饥饿却不思饮食、大便略干，是胃中积热的外在表现；舌红苔黄而干、脉象洪大是胃中积热的重要体征。究其病机，乃胃中积热、热伤津液、胃失和降、气机不利，影响胃的受纳功能。所以用生石膏、黄连、知母、升麻、大黄清胃泻火，生地黄清热养阴，芦根清热生津止渴，竹茹清胃止呕，甘草调和诸药，以使胃火除、津液生、胃肠顺、食欲复。

滋养胃阴法治疗胃阴不足型食欲不振

邻村年过五旬的刘某不思饮食近一年了，身体瘦弱，体倦乏力，多方治疗未果，在某医院做胃镜检查诊断为萎缩性胃炎。1979年1月20日找我治疗。问其症状，病人答曰口中干燥，但喝一两口水就不想喝了；到吃饭时间腹中虽觉得饥饿，但吃不到三两口就不想咽了，再要强吃就恶心呕吐，腹中有时微微作痛，大便干燥，发展到现在身体相当差劲，骨瘦如柴，有气无力，不想活动。望其面黄肌瘦，舌红少苔；诊其脉象细数；摸其腹部柔软，按之微疼，叩诊呈鼓音。检查到此，对病人的病情已有了初步诊断：胃阴不足、虚火偏盛、气机紊乱、胃失和降、影响受纳，于是我就开了一张滋养胃阴、调理气机方剂：麦冬15克，沙参12克，太子参15克，白芍12克，延胡索10克，芦根30克，焦三仙各10克，半枝莲15克，甘草6克。大枣为引，水煎服，日1剂，5剂。

病人服药后，症状没有明显变化，只是口干腹痛略有减轻，病人心情急躁，要求再换个方剂试试。我想效不更方，就劝病人不要心急，稍微有点见轻就是有效，不能轻易改变方剂，否则欲速则不达。在我的劝说下，病人同意再服 5 剂药看看。继服 10 剂药后，病人感觉食欲增强，口干便干基本消除，只是吃多了还恶心欲呕。我就将原方再加竹茹 10 克，白花蛇舌草 30 克。病人继续服用 20 余剂后食欲正常，诸症豁然。

精彩点评：饥不欲食是胃阴不足的特征性表现之一。该例病人知饥不食、知渴不饮，咽干便结，舌红少苔，脉象细数，显然是胃阴不足、虚火上炎的表现；因系萎缩性胃炎，所以腹中微痛、恶心呕吐；因纳呆食少、胃中空虚，所以叩诊呈鼓音；日久气阴双虚，所以身体消瘦、倦怠乏力。故用麦冬、沙参滋养胃阴；太子参气阴双补；白芍敛阴合营；延胡索和血止痛；芦根、竹茹清胃热、养胃阴、止烦渴；焦三仙消食开胃；因多数医家认为萎缩性胃炎是胃癌的前期病变，故加半枝莲、白花蛇舌草解毒抗癌、兼清胃热；甘草调和诸药。药证相符，顽症得愈。

温补心肾法治疗食欲不振

曲阳县刘某，食欲不振一年多，多方求治，住过医院，甚至看过几名知名专家，就是效果不佳，因其年过花甲，许多医生都怀疑她患了癌症。1980 年 6 月 13 日病人经人介绍找我诊治。当时病人面色㿠白，形体消瘦，说话声音微弱，自述自己想吃东西，但吃下去即胃脘憋胀难受，打嗝酸臭难闻，烧心吐酸水，大便稀薄，现在身体相当怕冷，尤其胃部一点也不敢着凉，一不小心着凉就胃疼难忍，烧心更加严重，大便如水，身体一点力气都没有。我为病人验舌把脉，舌淡苔薄白，脉沉细无力。根据病人的症状体征，判断系脾肾阳虚，运化无力，影响胃的受纳功能，于是拟就了一张温补脾肾、健脾开胃的处方：党参 10 克，白术 10 克，附子 10 克，干姜 10 克，鸡内金 10 克，焦三仙各 10 克，瓦楞子 15 克，茯苓 12 克，石菖蒲 10 克，白扁豆（炒）10 克，炙甘草 6 克。姜枣为引，水煎服，日 1 剂。服药 5 剂后，诸症有不同程度的减轻，食量比以前明显增多，病人高兴异常，没经复诊就到药房照原方一气抓了 10 剂药，服完后食欲就正常了，各种症状随之消除。

邻乡赵某，素患风湿性心脏病，心悸、气喘、口唇青紫、下肢水肿，1980 年秋天，因农活繁忙，不得已去地里帮助家人干了几天力所能及的轻活儿，后食欲见差，有时吃小半碗，有时干脆不吃，家属强令他吃就恶心呕吐，不过七八天就卧床不起。10月18日，家属邀我赴诊。病人40岁左右，卧病在床，口唇青紫，靠被而坐，呼吸困难，自述患心脏病多年了，就这样了，治也治不好，让我给治治能吃饭就行了。我问他为什么不想吃东西？他回答嘴里一点味道也没有，看见食物就生气，更不用说有食欲了，自己也知道身体本来就不行，不吃东西身体更扛不住，家属也一个劲劝说，但强吃下去就想吐。舌淡苔白滑，脉沉细。处方：党参12克，白术10克，茯苓10克，半夏10克，陈皮10克，焦三仙各10克，石菖蒲10克，炙甘草6克。姜枣为引，水煎服，日1剂，5剂。

10月24日，我应邀再次赴诊，询问服药后的效果，病人答道："服药后没有感到有效果，还是不想吃东西，恶心呕吐。"我再次把脉验舌，舌脉同前。心想：上次开的方子虽不敢说药证相符、立竿见影，但起码应有一定疗效，可为什么5剂药毫无疗效呢？左思右想，无计可施。突然一个念头映入我的脑海：病人心阳不振，所以心悸、气喘、下肢水肿、舌苔白滑、脉沉细。心属火，脾胃属土，根据五行生克规律，火能生土。病人脾胃虚弱、食欲不振，虚则补其母，温补心阳对脾胃病的恢复是否有促进作用？于是调整处方：桂枝15克，茯苓12克，白术12克，党参10克，焦三仙各10克，半夏10克，石菖蒲10克，炙甘草6克，生姜5片。水煎服，日1剂。

10月29日我第三次应邀出诊，一进病人家中，见病人正在院中朝阳处晒太阳。一见我到来病人即喜形于色，说这5剂药喝下去疗效不错，现在每顿能吃一小碗饭，有时还能吃一小块干粮，吃下去也不恶心呕吐了。我又为病人把脉验舌，见其舌淡苔薄白，脉细，就按二诊原方开了5剂药，病人服用后，食欲复常。

精彩点评：心阳（心脏的生理之火）、肾阳（命门之火）都属于人体正常的生理之火（少火），一个在上，一个在下，对人体五脏六腑起着温煦、温养作用。五脏六腑都赖此发挥各自正常的生理功能，维持人体正常的生命活动。心阳、肾阳与脾胃的关系最为密切，因脾胃在五行属土，而火能生土，脾胃正常的生理功能强健与否除自身运化功能外，还主要靠心火和命门之火的温煦。我通过温习古代医书和自身的临床实践体会到：凡食欲不振属脾胃虚弱或气血亏虚者，适当参以温补心肾之法对提高食欲有一定的促进作用。大抵能食而不能化者，其责在脾，当健脾，健脾的同时宜温补命门之火；不能食，强食而不觉难受者，其责在胃，当健胃，健胃的同时宜温补心火（生理之火）。

补气养血法治疗气血不足型食欲不振

裴某生产后一直食欲不振，产后第 7 天，家属邀我前去赴诊。我赶到产妇家中，见产妇卧病在床，面色虚浮㿠白，自汗淋漓，说话有气无力。病人自述口淡乏味，没有食欲，产后已经 7 天，奶水还没下来，乳房柔软，孩子饿得直哭，为了孩子，自己强制吃东西，但咽下去后胃里憋胀难受，烧心吐酸水，有时还恶心呕吐。胃脘触诊有轻微疼痛，叩诊呈浊音，眼睑苍白，舌淡苔白厚，舌边有齿痕，脉细而无力。四诊合参，我认为此证乃气血不足、脾虚不运、气机不利、胃不受纳，遂以补气养血法佐以健脾开胃、温补肾阳药调治。处方：黄芪 60 克，当归 12 克，党参 15 克，何首乌 15 克，焦山楂 10 克，焦麦芽 10 克，鸡内金 10 克，白术 12 克，茯苓 12 克，石菖蒲 10 克，黑附子 6 克，炙甘草 6 克。大枣为引，水煎服，日 1 剂。病人服药 7 剂后，食欲正常，胃脘舒适，体力有所恢复，但乳房仍柔软，奶水缺乏。二诊时，去原方中的石菖蒲、黑附子，加王不留行（炒）15 克，炮山甲 10 克。病人又服 5 剂，奶水充裕。

精彩点评：妇女产后耗气伤血，无力奉养脾胃，脾胃难司受纳、运化之职引起的纳呆在临床非常常见。该病人气血不足，所以面色虚浮㿠白、体倦乏力、自汗、眼睑苍白；脾胃虚弱，所以口淡乏味、食欲不振；脾虚运化无力，所以食后胃中憋胀难受、嗳腐吞酸、恶心呕吐；舌淡苔白厚、舌边有齿痕、脉细而无力皆气血不足、脾虚不运之象。故以当归补血汤（黄芪、当归）为主方，加党参补气生血，白术健脾益气，茯苓利水健脾，何首乌补血，焦山楂、焦麦芽、鸡内金消食健胃，石菖蒲祛湿醒脾开胃。病人食后不化，责在脾虚不运，故在健脾益气的基础上加入少量黑附子，温补命门之火，增强脾胃的运化功能；再加炙甘草益气、调和诸药。上药和而起到益气补血、健脾开胃之效。

清热利湿法治疗湿热内蕴型食欲不振

口头镇邢某，食欲不振、恶心呕吐、大便稀薄十余日，2000 年 9 月 21 日来诊。我见其舌质偏红，舌苔黄厚而腻，脉象濡数，询知大便稀薄却黏腻不爽，脘腹胀闷不饥，口渴喜冷饮，断定病人湿热内蕴影响气机，以致脾不运化、胃不受纳。处方：薏苡仁 30 克，白蔻仁 10 克，炒杏仁 10 克，半夏 10 克，厚朴 12 克，滑石（布包）30 克，通草 3 克，竹叶 10 克，焦三仙各 10 克，石菖蒲 10 克，甘草 6 克。水煎服，日 1 剂，5 剂。病人服用后，食欲好转，诸症减轻，即照原方又服了 5 剂，药后食欲正常，诸症豁然。

精彩点评：湿热内蕴，中焦气机不利，影响脾胃，以致脾不运化，胃不受纳而食欲不振。病人脘腹胀闷不饥、大便黏腻不爽、舌红苔黄腻而厚、脉象濡数，是湿热内蕴的外在表现；湿遏热伏、津液不能上承，所以口渴喜冷饮。用三仁汤（薏苡仁、白蔻仁、炒杏仁、半夏、滑石、厚朴、通草、竹叶）清热利湿、宣畅气机，使气化湿化；加焦三仙健胃消食；石菖蒲化湿醒脾开胃；甘草调和诸药，则使湿热去、气机顺、食欲复。

十六、叹气

叹气又叫"太息""叹息"，俗称"长出气"，最常见于肝气不疏。一般医生一见病人善太息，往往不假思索地加几味疏肝理气的药物以求对症处理。殊不知太息和其他症状一样，既可见于实证，也可见于虚证。临床常见有用疏肝理气的药物治疗太息无效的病例。我通过四十多年的临床实践，将太息归纳为肝郁气滞（肝气郁结）、肺气不宣、中气下陷、心气不足四个证型。

疏肝理气法治疗肝气郁结型叹气

乡邻田某，因心中烦闷、胸胁胀满、时时叹息，于 1987 年 10 月来找我诊治。我耐心听取了他的发病原因和主要症状：原来，今年夏季农活儿不忙，他和几位好友相邀聚集在一起玩扑克，玩了一会儿，大家觉着没意思，就商量着一轮一角钱，谁输了谁出钱，赢了的人最后拿这些钱买雪糕，本来玩得挺好，可玩着玩着就有一个人为了一角钱耍起了无赖，田某生性耿直，不由分说就和他争执了起来，大家伙不欢而散。第二天他就感到耳鸣口苦，胸胁胀满，时时叹气。村卫生室的医生给了点龙胆泻肝片，田某吃了两天耳鸣口苦倒是好了，可胸闷长出气却一天比一天严重，而且心烦失眠，没精神，头晕，不愿意和别人说话，不想吃东西……听完了他的讲述，我开始为他把脉验舌，其舌质淡、舌苔薄白、脉弦数。根据以上症状特点，我判断系郁怒伤肝、肝火上炎、肝气郁结所致，治宜疏肝解郁，兼清肝火。以丹栀逍遥散加味治之。处方：柴胡6克，白芍12克，当归10克，白术10克，茯苓10克，薄荷（后下）10克，牡丹皮10克，山栀子10克，郁金10克，香附10克，甘草6克。生姜为引，水煎服，5剂。药未服完，胸闷太息消除。

精彩点评：肝气郁结引起太息的机制，一般是情志不遂，肝气不疏，郁结胸中不得疏泄，以致胸胁疼痛，胸闷不舒，刺激病人深呼吸以求气消胁舒。深呼吸必然要加大肺的排气量，肝郁气滞的病人肺泡内并无多余的气体积聚，故深呼吸之前必须先做深吸气以做呼气的准备，而深呼吸根本不能疏理胸中郁结之肝气，仅是一种本能反射，故病人常频频叹息以求暂安。病人常见心烦失眠、沉默、不欲饮食、苔白脉弦等症，治宜疏肝理气，以逍遥散加香附、青皮、川楝子等品调治。本例病人除具有肝气郁结的症状外，尚有耳鸣口苦、脉弦数等肝火上炎之象，故采用丹栀逍遥散加郁金、香附治疗。

宣降肺气法治疗肺气不宣型叹气

68岁的盛某系退休干部，1988年5月的一天来找我，说他这几天胸胁憋闷、时时长出气，问是不是得了心脏病。病人不断咳嗽，说话气短，太息以深呼气为主，咳吐稀白痰涎，脑门发烫。问其是否头痛？他说有点儿。听诊心脏各瓣膜未闻及杂音，双肺呼吸音粗糙，舌淡苔薄白，脉浮紧。我就告诉他说："老盛，你的心脏没问题，只是感冒后支气管有点炎症。胸胁憋闷是由肺泡内气体郁聚造成的。"我随即开了一张解表散寒、宣通肺气的处方：麻黄（蜜炙）10克，炒杏仁10克，羌活10克，桂枝10克，苏子10克，厚朴10克，半夏10克，白前10克，陈皮10克，桔梗10克，甘草6克。姜枣为引，水煎服，日1剂。服药3剂，病人即太息停止，咳嗽消除，体温复常。

精彩点评：肺气不宣引起太息的机制，一般是风寒束表，或痰热内阻，肺失宣降之职，肺气不利，壅滞胸中，以致胸中满闷，咳逆喘息，呼吸窒塞，刺激病人深呼气以图暂畅，而深呼气后，胸中气体大量减少，需深吸气以补充。深呼吸后，胸中郁滞之气暂时减少，故有一个较长时间的间歇期。其证常伴发热、咳喘、痰多、声高气粗等。治宜根据临床辨证以宣肺散寒、降气平喘或清热化痰、降逆平喘，并酌加苏子、厚朴、枳壳等品。

本例病人头痛发热、胸胁满闷、善太息，伴有咳嗽，咳吐清稀痰涎，稍有气喘，舌淡苔薄白，脉浮紧，显然是风寒束肺、肺气不宣，故用麻黄、白前、杏仁、桔梗宣肺散寒、止咳平喘，羌活、桂枝发散风寒、解肌止痛，苏子、厚朴降气，半夏、陈皮理气化痰，甘草调和诸药。因系新发之病，故3剂而愈。

补中益气法治疗中气下陷型叹气

43岁的吴某系县城某工厂工人，患太息三年余，常无故唉声叹气，搞得同事对她很反感，她也感到很痛苦，也曾多方求治，中西药品服用无数，效果不佳，1990年3月12日来找我诊治。刻诊：面色萎黄，语声低怯，时有叹息，叹息后即发出"哼、哼"声，在场的人无不反感。病人自述食欲不振，少腹坠胀，体倦乏力，精神不振，劳累后太息更甚，平时睡眠欠佳，睡后噩梦纷纭，舌淡苔薄白，脉细无力。辨证：脾胃虚弱、中气下陷。治宜健脾益气、升阳举陷。以补中益气汤加减治之。处方：黄芪30克，党参15克，白术12克，当归10克，柴胡3克，升麻3克，炒枣仁30克，夜交藤30克，枳壳10克，炙甘草10克。姜枣为引，水煎服，日1剂。服药10剂，病人太息减轻，尤其是"哼、哼"声没有了，体力、精神都有好转。照原方再服20剂，诸症悉平。

精彩点评：中气下陷所致太息的机制，系病人大病久病之后，气血虚弱；或后天不足，气血亏虚；或劳倦过度，中气损伤，以致中气下陷，胸中气微，须深吸自然界清气以补充。深吸气后，肺泡、胸廓过度膨胀，胸中大气暂时得以补充，故有一个较长的间歇期，复原时相应要有一个大幅度的呼气运动以维持平衡。其征常伴体弱、神疲乏力、食欲不振、大便溏薄、腹部坠胀、面色㿠白、脉细无力等。治宜升阳举陷，以补中益气汤加减治之。本例病人既有脾胃虚弱、中气下陷的表现，又有心血不足、心神失养的证候。用补中益气汤（黄芪、党参、白术、当归、柴胡、升麻、陈皮、炙甘草）去陈皮加枳壳和养心安神药取得了理想的效果。方中枳壳可调理气机升降，个人体会其对治疗中气下陷型太息有举足轻重的作用。

益气养血、安神补心法治疗心气不足型叹气

本乡王某，女，38岁，患太息多年，因不影响吃喝劳动，起初不以为是病了，没把它当回事儿。后来乡亲们都说她这是毛病，她才找我治疗。病人过10分钟即叹气1次，且每次叹气前必深吸一口气，面色、眼睑苍白无华。病人自述素常体倦乏力，说话气短，自汗，胆小怕事，稍有刺激即心悸不安，经常心烦失眠。舌淡苔薄白，脉细无力。脉证合参，我认为系心气不足、心血亏虚、神失所养之故，即开了一张补心气、养心血、安心神的方剂：黄芪15克，党参10克，茯苓12克，炒枣仁30克，柏子仁15克，龙骨（先煎）30克，牡蛎（先煎）30克，当归10克，桂枝10克，炙甘草10克。姜枣为引，水煎服，日1剂，5剂。病人二次来诊，自述服药后睡眠好转，心悸心烦消除，太息频率减少。继服10余剂，多年的太息宣告消除。

精彩点评：心气不足、心血亏虚、心神失养所致太息的机制，或为某种原因致失血过多，心失所养；或思虑过度，心脾两虚；或大病久病之后，气血双亏，以致心气不足，膻中空虚，须深吸自然界清气以填充。《黄帝内经》曾云："思忧则心系急，心系急则气道约，约则不利，故太息以伸之。"此型病人太息间歇时间长，且伴心悸、怔忡、易惊、失眠、健忘、舌淡、苔白、脉弱或缓等症。治宜益气养血、安神补心。临床应酌选归脾汤、补心丹随症化裁治之。本例病人心悸、体倦乏力、自汗、气短，心气不足可知；心悸、心烦、失眠、眼睑苍白，心血亏虚可测。故用黄芪、党参、茯苓、炙甘草补心气；炒枣仁、柏子仁、当归养心血、安心神；龙骨、牡蛎镇惊安神；桂枝温心阳，通心脉，促进心脏气血的恢复。

总之，叹气是机体对病痛刺激的本能反应，既可见于实证，也常见于虚证。实者以深呼气为主，欲吐出胸中郁结壅滞之邪气；虚者以深吸气为主，欲迅速补充自然界清气以合成宗气。临床应根据呼、吸双方的程度对比，结合临床兼症，顺其所欲而辨证论治。

十七、衄血

衄血，指非外伤所致的某些部位的外部出血症，包括眼衄、耳衄、鼻衄、齿衄、舌衄、肌衄等，其中以鼻衄（鼻出血）、齿衄（牙龈出血）为多见。其病因

病机不外火与虚：肝火、胃火、风热犯肺，热毒内蕴，肾精亏虚，气血两亏等皆可导致衄血。一般因感受外邪所致的衄血起病急，病程短，多有外感表证，内伤所致者反之。治疗当根据火之虚实及所病脏腑的不同而采用清热泻火、滋阴降火、凉血止血、益气摄血等治法。治疗不宜火灸，不宜发汗，用药应避免辛、燥、香、窜。衄血不止者，嘱其安卧，勿情志过激，鼻衄者予局部冷敷，有助于缩短止血时间。

清肺泻火、凉血止血法治疗肺火炽盛型鼻衄

15岁的李某突发鼻衄，经静脉滴注双黄连、酚磺乙胺（止血敏）、支链氨基酸、维生素C，鼻腔填塞纱布效果不佳，已淋漓不断出血近30个小时，于1991年7月11日来找我治疗。当时病人面色已经苍白，将鼻腔填塞物取出后仍有少许血液滴出，血色鲜红，呼吸气味腥臭。舌尖发红，舌苔薄黄，脉洪大无力。肺火炽盛、迫血妄行之象昭然，拟以清肺泻火、凉血止血法调治。处方：黄芩12克，栀子12克，地骨皮15克，生地黄15克，生地榆12克，小蓟12克，槐花10克，棕皮炭12克，生甘草6克。水煎1剂顿服。同时嘱咐家属去田间挖鲜地黄半斤，回来后捣烂榨汁，予病人一半口服，一半滴鼻。不到3个小时，病人鼻衄停止。嘱家属再取3剂药回家以巩固疗效。

精彩点评：肺火炽盛、迫血妄行是造成鼻衄的最主要、最常见原因。因鼻为肺窍，火性炎上，肺经之火最易循经上炎鼻腔，灼伤血络而出血。本例病人出血鲜红、呼吸气味腥臭、舌尖红、脉洪大，显然是肺热迫血妄行之故。用黄芩、栀子、地骨皮清肺热，生地黄、生地榆、小蓟、槐花、棕皮炭凉血止血，生甘草清热解毒，再加鲜地黄汁凉血，药证相符，效如桴鼓。

益气摄血法治疗气不摄血型鼻衄

邻乡张某，是个年过六旬的老太太，经常鼻子出血，也不太严重，每次出个三五点就自止了，有时就是鼻孔口带点血痕，自己也不以为然，后经老伴儿一再催促，才于1988年夏季找我治疗。病人形体肥胖，面色㿠白，经常自汗，说话气短，自述患鼻出血两年多了，也曾找过几位医生治疗，效果不怎么样，因出血不严重，自觉无什么大碍，也就不费劲治疗了。查其眼睑色红正常，舌质淡胖，

苔薄白，脉虚。四诊合参，此证当属气不摄血之鼻衄，拟以补气摄血法调治。处方：黄芪60克，党参15克，白术10克，茯苓12克，棕皮炭12克，地榆炭12克，柴胡3克，升麻3克，陈皮10克，血见愁10克，炙甘草6克。大枣为引，水煎服，5剂。大约10天后病人二次来诊，自述自己惧怕服中药，因此2天服药1剂，服药5天后鼻出血次数有些减少，以前平均2天1次，最后3剂药吃了6天，只出了2次血，最后1次出血鼻孔口刚显一点血痕。舌脉同前。我想效不更方，就按一诊处方又开了7剂药，病人服完后鼻衄就再也没有复发过。

精彩点评：本例病人形体肥胖、面色㿠白、自汗、气短、舌体淡胖、脉虚，一派脾肺气虚之象，气虚不能摄血，即发生鼻衄。用黄芪、党参、白术、茯苓、炙甘草补脾肺之气；柴胡、升麻升举阳气；棕皮炭、地榆炭、血见愁止血，棕皮、地榆炒炭，一为祛其寒性，二为增强其止血之性；加入陈皮，一是防止方剂过补壅滞，二可增强方剂的健脾祛湿之性。

气血双补法治疗气血双虚型鼻衄

霍某患鼻衄半年，服过西药、看过中医，疗效欠佳，2012年3月17日来找我治疗。望其形体肥胖、面色萎黄、眼睑苍白、舌质淡胖、舌苔薄白；听其说话气短、语声低怯；问知患鼻出血半年多，出血色淡，量也不多，间歇期5~10天，去医院化验血小板减少，凝血时间延长，也做过骨髓穿刺，没有发现异常；切其脉细而无力。从脉诊分析，病机为气血双亏，治疗当气血双补。处方：黄芪30克，党参15克，白术10克，当归15克，茯苓12克，龙眼肉15克，木香10克，棕皮炭12克，血见愁10克，仙鹤草12克，炙甘草6克。姜枣为引，水煎服，7剂。病人服药后，鼻出血量明显减少，面色略显红润，食欲也有增强，就是前几天吃了点凉饭，胃里有点不舒服，大便稀薄，舌脉同前。原方加炮姜15克，继续服用5剂。2014年病人因头痛来院诊疗，问及其鼻衄一事，知其经过我两次治疗，鼻衄一直未发。

精彩点评：本例病人形体肥胖、说话气短、语怯声低、舌质淡胖，是气虚的表现；面色萎黄、眼睑苍白、出血色淡量少、脉细而无力，是血虚的症状，气血双补是其正治之法。然而病人鼻衄半年多，不加止血药恐怕一时难以奏效。故以归脾汤为基础，用黄芪、党参、白术、茯苓、炙甘草健脾益气；当归、龙眼肉补血；棕皮炭、血见愁、仙鹤草止血；再加木香，防止应用补药过多，壅滞胃肠；病人二诊时因饮食生冷而腹痛腹泻，加入炮姜既可温中散寒，又能温经止血，因药证相符，所以能取得理想的效果。

清胃泻火、凉血止血法治疗胃火亢盛型齿衄

口头镇赵某，近一段时间牙龈肿痛，不敢刷牙，一刷牙即满嘴是血，有时早晨起床后嘴里也能吐出血来。2001年6月15日赵某来找我治疗。我见其牙龈红肿，舌质发红，舌苔薄黄而干，脉洪大有力，断定病人是胃火亢盛、迫血妄行，遂问二便是否有异常，病人答道大便干结，两三天一次，小便也黄赤而少。我随即开了一张清胃泻火、凉血止血的方剂：黄连10克，生石膏（布包，先煎）30克，大黄（后下）6克，生地黄12克，升麻10克，大蓟10克，槐花12克，生地榆12克，甘草6克。水煎服，日1剂。服药3剂，牙龈出血即停止。又服2剂，牙龈即不肿痛。

精彩点评：病人牙龈肿痛、大便干结、小便黄赤、舌红苔薄黄而干、脉洪大有力，一派胃火亢盛的表现，其治当清胃泻火；牙龈出血，其治当凉血止血。故取黄连、生石膏、大黄、生地黄、升麻清胃泻火，大蓟、槐花、生地榆凉血止血，生甘草清热解毒、调和诸药。区区九味药，起到了理想的效果。

滋阴补肾、凉血止血法治疗肾精亏虚型齿衄

56岁的刘某系退休职工，患血小板减少性紫癜5年，牙龈经常出血，多方求治，症状时好时坏，一直未能治愈，2012年9月14日来诊。刻诊：身体消瘦、面色晦暗无华、眼睑苍白、说话有气无力、精神萎靡不振、表情淡漠，自述食欲不振、夜晚低热、有时盗汗、大便干结、不能操持家务，舌质偏红无苔而少津、脉细数而无力。辨证：肾精亏虚、血热妄行。治则：滋阴补肾、凉血止血。处方：熟地黄12克，生地黄12克，枸杞子12克，龟甲（醋制）10克，鳖甲（醋制）10克，女贞子10克，旱莲草15克，白茅根30克，水牛角丝10克，阿胶（烊）10克，太子参12克，大蓟10克，生何首乌15克，炙甘草6克。水煎服，日1剂。服药15剂，牙龈出血减少，精神好转，病人自述食欲明显增强，有时情绪好了还帮助老伴儿做饭、打扫卫生。舌质仍然偏红无苔，但不像以前那样干

瘰，舌体表面湿润，脉虽细数但比以前明显有力。效不更方，嘱其照原方取药30剂，根据病情隔日或每日服用1剂。服药近2个月，病人再次来诊，情况又有显著好转，舌面已显一层薄白苔，脉细。仍以初诊方剂为基础，随症加减，先后治疗近1年，牙龈出血停止，化验血小板正常。

精彩点评：病人牙龈出血年久月深，久病必虚。当时的情况是：身体消瘦、面色晦暗无华、气息微弱、精神不振、表情淡漠、舌红无苔，可知肾精不足；阴损及阳，病人有气无力，不能操持家务，脉细而无力，必定气阴双虚；阴不涵阳则虚阳亢奋，病人夜晚低热、时有盗汗、脉象细数无力，应是阴虚火旺；虚火旺盛、迫血妄行，所以发生齿衄。至于食欲不振、大便干结，乃是肾阴不足，津液难于输布，累及胃肠，胃腑通降失职、肠道失于濡润之故。故取熟地黄、枸杞子、女贞子滋阴补肾；生地黄滋阴润燥、凉血滑肠；龟甲、鳖甲、旱莲草滋阴补肾，兼以凉血止血；水牛角凉血，大蓟、白茅根凉血止血；生何首乌补血、凉血、解毒；太子参补气养阴；炙甘草益气、调和诸药。药证相符，故而取得了较好的疗效。

十八、呃逆

呃逆，俗称打嗝，是膈肌痉挛一类的疾病。一般人在饱食、冷空气刺激后偶有发作，不属病态。若呃逆频繁发作，对病人的生活、工作都会带来影响，应予治疗。大病久病之中，尤其是心脑血管病急性期频繁发生呃逆，是胃气衰败、病情危急的表现，更要及时救治。

旋覆代赭加赭汤治疗胃气虚弱、痰浊内阻型呃逆

本乡习某，患脑梗死多年，2015年7月病情发作，语言謇涩，右侧肢体肌力下降。在治疗过程中，病人频发呃逆，食欲明显下降，遂中西药并用予以治疗，一周后呃逆不见好转，无奈于7月24日来找我。病人为71岁的老年男性，形体消瘦，面色黄而无华，说话声音微弱，频发呃逆，自述胃脘胀满，有时呕恶，但吐不出东西，呕半天只吐出一口涎沫，食欲不佳，大便四五日一行，量少而干，排出困难。我对其进行了简单的体格检查：肝脾未触及，腹部隆起，按之

柔软，无压痛及反跳痛，叩诊呈鼓音，舌淡苔白滑，脉弦，重按无力。此胃气虚弱、痰浊内阻之呃逆，治宜益气化痰、和胃降逆。以旋覆代赭加赭汤治疗：代赭石（另包，一半先煎 30 分钟，然后与他药同煎；一半研细末吞服）120 克，旋覆花（包煎）10 克，党参 15 克，半夏 10 克，生姜 6 片，大枣（擘）5 枚，炙甘草 6 克。水煎服，日 1 剂。服药 3 剂，病人呃逆减轻，呕恶感消除，食欲好转，舌脉同前。再服 3 剂，呃逆消除，诸症豁然。

精彩点评：病人面色黄而无华、形体消瘦、食欲不振、说话声音微弱、肌力下降，是脾虚气弱的表现；频发呃逆、脘腹胀满、恶心呕吐是胃失和降的特征；呕吐痰涎、语言謇涩，是痰饮内阻的症状；大便量少而干、数日一行乃肠胃失于和降，食物残渣在大肠存留时间长，水分被吸收之故。胃虚当补、痰浊当化、气逆当降。治疗应该益气和胃、降逆化痰。旋覆代赭汤由旋覆花、代赭石、人参、半夏、甘草、生姜、大枣组成。方中代赭石质重而沉降，善镇冲逆，故生、熟各半并用，重用为君药，但味苦气寒，故重加生姜，一能和胃降逆以增止呕之效，二能宣散水气以助祛痰之功，三能制约代赭石的寒凉之性，使其镇降气逆而不伐胃；旋覆花性温而能下气消痰，降逆止呃；半夏辛温，祛痰散结，降逆和胃，并为臣药；人参、炙甘草、大枣益脾胃，补气虚，扶助已伤之中气，为佐使之用。本方与《伤寒论》旋覆代赭汤重用旋覆花而佐以代赭石的用意截然不同，本方意在重镇降逆而佐以益气和胃、降逆化痰，诸药配合，使痰涎得消，逆气得平，中虚得复，则心下之痞硬除而嗳气、呕呃可止。

橘皮竹茹汤加味治疗胃虚有热、气逆不降型呃逆

宋某素患冠心病，2014 年冬天感冒后因吃解热镇痛药刺激到胃，发生呃逆，曾多方治疗，效果平平，迁延一个多月，呃逆难平，于同年 12 月 24 日来找我，请求中药治疗。病人频繁呃逆、呃声低怯，心烦意乱，口中干苦，腹中饥饿而不想吃饭、强吃则恶心呕吐，大便干结，舌红少苔，脉虚数。此胃中虚热弥漫、失于和降之故。治宜养胃气、清虚热、止呃逆。以橘皮竹茹汤为主方治之。处方：陈皮 15 克，竹茹 15 克，党参 12 克，麦冬 10 克，芦根 15 克，炙甘草 6 克，大枣 5 枚，生姜 5 片。水煎服，日 1 剂。服药 3 剂，病人呃逆明显减轻，口干口苦基本消除，舌脉同前。原方继进 5 剂，诸症悉平。

精彩点评：呃逆之证，皆因胃气不能和降而起，但有寒热虚实之分。本方证由胃虚有热，气逆不降所致。胃虚宜补，有热宜清，气逆宜降，故立清补降逆之法。方中陈皮辛温，行气和胃以止呃；竹茹甘寒，清热安胃以止呕。此二药皆重用为君药。党参甘温，益气补虚，与陈皮合用，行中有补；生姜辛温，和胃止呕，与竹茹合用，清中有温；麦冬养胃阴、清虚热；芦根清胃热、生津止烦渴、协助竹茹清热安胃止呕。上四药共为臣药。甘草、大枣助人参益气补中以治胃虚，并调药性，是为佐使药。

丁香柿蒂散去人参治疗胃寒凝滞型呃逆

胡某呃逆3天，服西药无效，1999年3月17日特来找我诊治。经询问得知，病人3天前天还未亮即起床下地干活儿，临行前觉着口渴，喝了几口凉水就急忙往地里赶，那天天气阴冷，三四级的西北风夹着零星雪花吹得人瑟瑟发抖，病人走到半路即呃逆不止，开始不以为然，可是到了第二天呃逆更加严重，影响饮食和休息。病人到本村医生那里拿了点药（具体药名不详），服用后没起多大作用，这才跑来医院找我。我为其把脉验舌，其舌淡苔薄白，脉沉迟有力。四诊合参，病机当为胃寒凝滞，影响气机，致胃气上逆。乃以丁香柿蒂散化裁治之。处方：丁香3克，柿蒂6克，甘草6克，生姜3片为引。服药3剂，呃逆停止。

精彩点评：本例病人空腹饮冷，胃寒凝滞，复感寒邪，致中焦气机不利，胃气上逆，发为呃逆。故取丁香柿蒂散温胃散寒、降逆止呕。因系新感寒凝，胃气不衰，所以去人参以防补益恋邪。方中丁香辛温，温胃散寒、降逆止呕，是治疗胃寒呃逆的要药；柿蒂苦平，专治呃逆；生姜辛温，温胃散寒止呕，为呕家圣药。三药相配温胃散寒、降逆止呕，使胃寒散、逆气平、呃逆止。

清胃散加代赭石治疗胃中积热型呃逆

家住县城的宋某，患呃逆半个多月，曾服用西药（具体药物不详）四五天无效，又请某坐堂医诊治，服了5剂中药也不见效果，2014年6月11日来找我治疗。我边把脉验舌，边询问病人的得病缘由。原来病人嗜食辛辣，每餐都离不了辣椒，冬夏不止。半个月前吃油泼辣椒过量，胃受不了刺激而发生呃逆，一直到现在都不能平息，而且口苦口臭，大便干结，食欲不振。舌质偏红，舌苔黄腻而厚，脉洪大。此胃中积热、气机紊乱、胃气上逆之故也。宜清胃热、调气机、止呃逆。处方：代赭石（布包，先煎）30 克，黄连 10 克，生地黄 12 克，知母 10 克，柿蒂 6 个，竹茹 10 克，生石膏（布包，先煎）30 克，大黄（后下）6 克，甘草 6 克。水煎服，日 1 剂。服药 5 剂，病人解了两次稀便，呃逆停止，仍口苦口臭，舌脉同前。原方去大黄再服 3 剂，呃逆未发。

精彩点评：寒热虚实皆可影响中焦气机而致呃逆。本例病人过食辛辣，胃中积热，影响气机，以致胃气上逆。治疗宜清胃泻热、降逆止呃。代赭石性寒质重、善镇冲逆，柿蒂苦平、是止呃要药，二者相配，清热降逆、镇冲止呃；黄连、生地黄、知母、生石膏、大黄清胃热，泻胃火；竹茹清胃安胃以治呕恶，一助代赭石、柿蒂清胃降逆止呃，一助黄连、生石膏等清胃泻火；甘草清热解毒并调和诸药；不用升麻者，是畏其上升走窜之性也。

十九、神经症及无器质性病变的顽症

神经症是西医病名，在历代中医典籍中鲜有记载，它是一种非精神性的功能障碍，以病人主观感觉某个或某些部位非常不适，或痛，或痒，或麻，或胀，或坠，或走窜，难以名状，症状变幻莫测而各种理化检验都查不出确切原因为特点。随着社会的发展，生活节奏的加快，人们的心理压力不断加大，这种疾病的发病率呈不断上升趋势。我在基层经常接受这类病人求助，认为有必要将自己几十年来所遇病人的诊疗过程笔录下来，与同道切磋。一些病人症状反应强烈，各种理化检查查不出器质性病变的顽症，治疗起来也非常棘手。本节也把这些疾病与神经症放在一起讨论。

疏肝解郁安神、活血利湿法治疗神经症

本村 40 岁的张某 1979 年 12 月 4 日来找我，自述心烦失眠，食欲不振，动则气短，心悸，丧失劳动能力，整天在家不敢外出，连饭都不能做，怀疑自己得了心脏病，到县医院、地区医院、省医院做了几次检查，几家医院都诊断为神经症，让她回家自我调养。病人回来后还是不能干活儿，几次强打精神下地劳动，可工夫不大就气喘吁吁，心悸不安，甚至有濒临死亡的感觉。舌淡胖偏暗，苔薄

白，脉弦细。我和她是同乡，知道她这几年因房边地沿的琐事和邻居正闹矛盾，官司到现在也没结果，想其心情肯定郁闷，即为她开了一张疏肝解郁安神、活血利湿的方剂：柴胡 6 克，赤芍、白芍各 12 克，当归 10 克，白术 10 克，茯苓 12 克，合欢皮 30 克，丹参 30 克，琥珀（研，冲服）3 克，石菖蒲 10 克，红花 10 克，炒枣仁 30 克，炙甘草 6 克。姜枣为引，日 1 剂。服药 7 剂，病人自觉心悸、心烦、失眠减轻，食欲好转，就是不能干活儿，稍微出点力气还是心慌气短，舌脉同前。效不更方，就让她按原方又服了 10 剂药。服完药后病人能干一些轻微家务活儿了，但因经济原因，未做进一步治疗，而是坚持每天体育锻炼，逐渐增强劳动强度，半年后就恢复了正常的体力劳动。

精彩点评：本例病人因邻里矛盾、官司缠身，肝郁气滞、木郁克土，造成脾虚湿滞，气血瘀滞；脾虚气血生化乏源、心血亏虚。气、郁、瘀、湿、虚诸病因缠身，病人必定心悸气短、心烦失眠、食欲不振、丧失劳动能力；而舌暗淡胖、脉弦细都是肝郁气滞、脾虚血亏、湿壅血滞的外在表现。所以用逍遥散（柴胡、白芍、当归、白术、茯苓、生姜、薄荷、甘草）去薄荷，疏肝健脾祛湿；赤芍、丹参、红花活血化瘀；石菖蒲祛湿开窍；合欢皮解郁安神；炒枣仁养血安神；琥珀清心化痰、逐瘀安神。全方妙在在疏肝健脾祛湿的基础上重用活血化瘀、开窍豁痰、安神的药物，体现了中医学"医家无法想，请教王清任""痰生怪症"等学术观点和西医治疗神经症多用镇静药治疗方法。

降逆镇冲法治疗冲脉之气上逆

年过五旬的农妇张某患了一种怪病，不定时发作，发作时病人自觉有一股气从大趾、二趾之间发起，经内踝上冲至小腹，随即嗳气连连，呵欠频作，心悸怔忡，一连几天失眠多梦。患病肢体或左或右，也不确定。三年多来，求医无数，找不出确切病因，中西药品迭进，效果甚微。1993 年 7 月的一天，我应邀去病人家中出诊。当时病人卧病在床，天气虽然炎热她却捂着棉被，自述昨天疾病刚刚发作，一夜未曾合眼，稍有响动即心悸怔忡，一点食欲也没有，已有两顿没吃。我为病人测量体温，36.5℃；听诊心脏各瓣膜无器质性杂音，律整，心率每分钟 96 次；望其眼睑苍白，舌质淡而偏暗，苔薄白，脉弦细而数。四诊合参，此应该是肝血不足，血海空虚，冲脉之气上逆，扰动心神之故。治宜养血镇冲安神。处方：当归 12 克，白芍 12 克，熟地黄 10 克，何首乌 15 克，代赭石（先煎）30 克，怀牛膝 30 克，龙骨（先煎）30 克，牡蛎（先煎）30 克，柴胡 10 克，甘草 6 克。姜枣为引，水煎服，日 1 剂。服药 5 剂，病人心悸怔忡、嗳气呵欠减轻，晚上能睡 4~5 个小时，病人非常高兴，对治疗信心十足。考虑到病人舌质偏暗，即以原方加丹参 30 克，夜交藤 30 克活血补血。再服 10 剂，病人心悸怔忡、嗳气呵欠痊愈，随访 1 年病情未发。

精彩点评：我们知道，冲脉的下行支是出会阴下行，沿股内侧下行到大趾间。为什么会出现逆行的现象呢？按照传统中医理论，"冲为血海"，是总领诸经气血的要冲，它的主要功能之一就是调节气机升降。冲脉在循行中并于足少阴，隶属于阳明，又通于厥阴，及于太阳。冲脉有调节某些脏腑（主要是肝、肾和胃）气机升降的功能，在生理、病理上与肝肾特别是肝脏有直接关系。肝血正常，冲脉就能发挥正常的生理功能，循行有度；反之就不能发挥正常的生理功能，并有可能逆行。病人眼睑苍白、舌淡苔薄白、脉弦细，可知肝血不足；气从大趾、二趾之间发起，经内踝上冲至小腹，可知冲脉之气上逆；其上行支（冲脉循行的主干部分）沿腹前壁挟脐（脐旁五分）上行，与足少阴经相并，散布于胸中，再向上行，经咽喉，环绕口唇，所以发病后嗳气连连、呵欠频作、心悸怔忡、失眠多梦；冲脉隶属阳明，发病后食欲不振也在情理之中。用当归、白芍、熟地黄、何首乌补肝血；代赭石降逆镇冲、怀牛膝引气下行；龙骨、牡蛎重镇安神；柴胡引药入肝；甘草调和诸药。诸药使肝血充盈，冲脉循行正常，诸症消除。

奔豚汤加减治疗奔豚气

赵某每天夜晚 2 点左右感觉有一股气从小肚子向上攻窜，随即腹痛干呕，等这股气穿过腹部、胸部一直到咽喉部后，腹痛减轻，但开始呃逆嗳气、双眼流泪，持续 1 个小时左右自行缓解。有时不到半个小时，胸腹部攻气又起，接着又是腹痛干呕，这时持续时间会更长一些。曾多方求治，甚至住过医院，做过各种理化检验，均查不出病因，治疗无效。1992 年 5 月 22 日经人介绍她来找我治疗，此时病情已持续半年多。病人为中年女性，面容憔悴，讲述病情时唉声叹气，腹部柔软，按之不痛，自述口干口苦、食欲尚可、二便正常，但被病情折磨得心力交瘁，精神萎靡不振，已有四五个月不能下地劳动。舌质偏红，苔薄黄，脉弦数。从舌苔脉象分析，病人属于肝火旺，发病时间多在半夜 2 点左右，此时属丑时，肝经当令，也与舌苔脉象相吻合。但肝火为什么会引起气逆腹痛、呃逆嗳气、双眼流泪呢？我忽然忆起年轻时读《金匮要略》有"奔豚气"一说，治疗用奔豚汤。但其症状为"气从少腹上冲至胸"，兼有"腹痛""往来寒热""皆从惊恐得之"。我反复询问病人，是否受过什么惊吓？病人明确回答没有受过惊吓。以脉测证，病人应该是肝郁化火。再问其最近是否有不顺心之事？病人亦说没有。经反复引导，她才说了一件自认为难以启齿之事。原来她与一位要好的街坊因为一句闲话发生口角，搞得很不愉快，至今不相往来。她至今耿耿于怀，非常后悔，心情郁闷。此时，我已对她的病情有了初步认识，当下就想开奔豚方予以治疗，但原方中的李根白皮现在已经不用，难以买到。就调整处方如下：代赭石（先煎）50 克，黄芩 12 克，葛根 15 克，半夏 10 克，白芍 15 克，川芎 10 克，栀子 10 克，菊花 10 克，甘草 6 克。生姜为引，水煎服，日 1 剂。服药 3 剂，病人自感症状减轻，继服 5 剂，诸症未再复发。

精彩点评：前面已经说过，方证对应是运用经方最简单、最直接的方法。从表面看，本证与《金匮要略》奔豚气原方证并不十分吻合，它既无"从惊恐得之"的病因，更无"脐下悸""恶闻人声""往来寒热"的症状，但其症状要点和原文"气从少腹上冲至胸"何其相似！分析其病因病机：病人肝气郁结、郁久化火，加之忧思伤脾、土不制水、肾水泛滥，肝肾既伤，结甚之气冲逆而上，发为奔豚气。此气经过胃肠，中焦气机紊乱，故腹痛干呕；肝气横逆，影响膈肌，气机不利，故呃逆嗳气；肝开窍于目，肝热上冲，故双目流泪。方中代赭石甘寒质重，降逆镇冲；黄芩、葛根、栀子凉肝清热；半夏、生姜降逆平冲；白芍、甘草缓急止痛；菊花清肝明目，治双目流泪。诸药相合，使肝火降、逆气平、奔豚止。

二十、内科罕见病、疑难病

罕见病、疑难病症状纷杂，变幻莫测，病机趋向杂乱，又无前人和同行的治疗经验可以借鉴，治疗往往无从着手。临证时就要根据病人的症状体征、舌苔脉象、发病原因、生活喜恶等方面详细分析，去伪存真，抽丝剥茧，找出藏奸之独处，或舍证从脉，或舍脉从证，或从因论治。

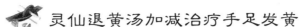

灵仙退黄汤加减治疗手足发黄

病人李某，女，48岁，农民，两年前与人闲聊时被人发现双手黄染，回家后脱下鞋袜发现双脚也显黄染，脱下衣服后让家人仔细端详身上其他部位皮肤颜色，均无异常。起初她以为自己在某个时间段不小心染上了黄色或接触其他物质后发生了化学反应，即反复清洗，结果手足发黄依旧，从此踏上了漫漫求医之路。当地诊所、卫生室、县、市、省各级医院都看了个遍，除血胆红素升高外别无异常。中西药品服用很多，但疗效甚微。2015年春天她经人介绍来找我。我详细检查了她的病情，除手足发黄外无任何特异之处，舌苔脉象也在正常范围，根本无证可辨，治疗无从着手。考虑再三，即以自己创制的"灵仙退黄汤"为基础，开了一张温通利湿、活血退黄的方剂：威灵仙15克，秦艽12克，丹参30克，车前子（布包）30克，大黄（酒制）6克，王不留行（炒）12克，莪术（炒）10克，赤芍12克，姜黄10克，甘草6克。姜枣为引，水煎服，日1剂。服药15剂，病人双手发黄明显减轻，但双足发黄变化不大。以原方为基础加川牛膝15克，再服15剂，手足发黄均有减轻。以后我均以二诊方剂为基础，略施加减。病人共服药60余剂而手足皮色正常，随访至今，未见复发。

精彩点评：病人单纯手足发黄，除血胆红素升高外无任何病理表现，西医根本无法解释，治疗更是无从着手。中医的特点之一就是能根据某一症状做出诊断，这个病人完全可以按"黄疸"论治。按传统中医理论，黄疸的发生机制主要是"湿"，《金匮要略·黄疸病脉证并治》指出："黄家所得，从湿得之。"自元代罗天益《卫生宝鉴》问世以来，历代医家多将黄疸分为阴黄和阳黄论治。阴黄当温阳化湿，阳黄当清热利湿。可这个病人除手足发黄外无任何阳性体征，根本无证可辨，无所谓阴黄、阳黄，怎么治？这时我想到了自拟的治疗肝细胞性黄疸、阻塞性黄疸的"灵仙退黄汤"，它由威灵仙30克，车前子30克，丹参30克，黄芪20克，炒王不留行20克，秦艽15克，白芍10克，柴胡10克，大黄10克，炒莪术10克，白术10克，甘草6克组成，具有温通利湿、活血祛风退黄的效果。考虑到病人的黄疸与肝胆的关系不大，可能与"瘀"有关，故去了疏肝健脾的柴胡、白芍、白术，加入了具有凉血活血作用的赤芍，破血通经作用的姜黄。由于姜黄善走手臂，所以服药后双手发黄明显减轻而双足无明显改善，故二诊时加入了善走足膝的川牛膝而取得了理想的疗效。

疏肝健脾、利湿退黄、活血化瘀、益气温阳法治疗乙肝伴轻度肝硬化

左某系医院护士，年龄刚过 40 岁，患乙肝近 20 年，多方治疗，迁延不愈，7 年前被迫病休。2015 年 6 月份她来找我，称近一年来食欲不振，气短乏力，腹胀嗳气，全身浮肿，在某医院检查，诊断为肝硬化，自知时日不多，但总不能坐以待毙，想服一段时间的中药试试疗效。当时病人面色、皮肤萎黄发暗，天气虽然炎热却身穿秋衣秋裤，巩膜黄染，眼睑苍白，下肢浮肿严重，按之没指，肝脾触诊不满意，腹部叩诊呈移动性浊音，舌质暗淡有齿痕，舌苔白，脉弦细无力。肝郁血瘀、脾虚湿滞、阳气不足之象昭然。拟以疏肝健脾、利湿退黄、活血化瘀、益气温阳之法调治。处方：柴胡 6 克，白芍 12 克，当归 10 克，丹参 30 克，王不留行（炒）15 克，黄芪 30 克，党参 12 克，白术 12 克，威灵仙 15 克，茵陈 15 克，黑附子 6 克，干姜 10 克，茯苓 15 克，大腹皮 30 克，三棱（炒）10 克，车前子（布包）15 克，甘草 6 克。姜枣为引，水煎服，日 1 剂，10 剂。方子开好后，病人手拿处方，反复端详，久久不去取药，过了 20 多分钟，终于憋不住了，开口问道："杨院长，我不是不相信你，我的肝病这么厉害，你让我吃附子、干姜不伤害肝脏吗？我体格这么弱，你让我吃三棱、丹参不伤正气吗？"我解释说："小左，我这是辨证论治。你的肝病确实厉害，一般情况下是应禁用附子、干姜这些辛热伤肝的药物的，但你阳气虚衰，用这些药物是为了配合黄芪、白术、党参益气扶阳，否则阳气很难恢复，你的水肿怕冷怎能消除？且方中有酸寒敛阴柔肝的白芍兼制其辛热燥烈伤肝之性。你的体格也确实很弱，按理儿说只可补益，不宜攻伐，但你的肝脏已经硬化，不活血化瘀又怎能消除？不加利尿药，你的腹水、水肿怎么消除？况且方剂中还有黄芪、党参、白术、当归等补益气血的药物，完全能够顾护正气，你尽管放心服用。"病人听了，不住地点头，高高兴兴地取了药。10 剂药服完，病人感觉非常舒服，要求继续服用。我就以这个方子为基础，根据服药后的症状略事加减。至今已过两年，病人腹水、下肢浮肿

已经消除，面色基本复常，仍坚持每日或隔日服用1剂中药。

精彩点评：病人患乙肝20多年，已经发展为肝硬化，轻度腹水，且有气短乏力、食欲不振、腹胀嗳气、全身浮肿等症状及阳气虚衰、贫血、阴黄等征象。治宜疏肝健脾、利湿退黄、活血化瘀、益气温阳。方中柴胡、白芍疏肝柔肝；当归、丹参补血活血；王不留行、三棱活血化瘀，消除肝硬化，且三棱合威灵仙消积；黄芪、党参、白术、茯苓健脾益气；茵陈利湿退黄；黑附子、干姜温阳；大腹皮、车前子消积除胀，利水消肿；甘草调和诸药。药虽繁杂，却都能切中病机，无一赘药。

脾肾双补、益气养阴、凉血止血法治疗血小板减少性紫癜

病人刘某患血小板减少性紫癜十余年，身上多处瘀斑，稍微磕碰则青紫一大片，不敢刷牙，刷牙后即牙龈出血不止，多方求治，疗效甚微。2013年春季化验血小板不足20×10^9/L、血红蛋白不满40g/L，请我开点中药试试疗效。就诊时病人面色萎黄，气短懒言，精神不振，眼睑苍白，自述腰膝酸软，既不耐冷，又很怕热，口干舌燥，食欲不振，小便清长，大便干结，失眠多梦，舌色偏红少苔，脉细数而无力。此脾肾双虚、气血不足、虚火内扰、血不归经之故也。拟以脾肾双补、益气养阴、凉血止血之法治疗。处方：西洋参10克，鹿角胶10克，水牛角丝6克，女贞子10克，旱莲草10克，生地黄10克，白术10克，当归10克，白芍10克，党参15克，阿胶（烊）10克，白茅根30克，何首乌12克，茜草10克，炙甘草6克。姜枣为引，水煎服，日1剂。服药10剂后，病人试着轻轻刷了刷牙，牙龈竟没出血，非常高兴，就照原方吃了两个多月，后来身上轻微磕碰也不显青紫斑点了。再后来我就以此方为基础，根据就诊时的临床症状随症加减，一直坚持治疗一年半，病人身上的紫癜奇迹般地消失了，血液分析各项指标也都在正常范围。

精彩点评：本例病人面色萎黄，气短懒言，精神不振，眼睑苍白，自述口干舌燥，食欲不振，小便清长，大便干结，失眠多梦，舌色偏红少苔，脉细数而无力。既有阳虚、气虚的症状，又有阴虚、血虚的症状，还有津液不足的症状。既有脾虚的征象，也有肾虚的征象，还有心肝血虚的征象。既有气不摄血的证候，也有血热妄行的证候。脾不统血、肝不藏血、虚瘀兼见、寒热杂存、心肝脾肾皆

可涉及，治疗无从着手。但只要抓住了病人气阴两虚、脾肾不足、血不归经这个主证，所有症状都可迎刃而解。方以西洋参补气养阴为主，配鹿角胶、女贞子双补肾阴、肾阳；白术、党参益气健脾；水牛角、生地黄清热凉血；旱莲草、白茅根凉血止血；当归、阿胶、何首乌养血；白芍敛阴养血；茜草活血止血，兼可补虚，使止血不留瘀，活血不伤血；炙甘草益气、调和诸药。诸药相合，益气养阴、补肾健脾、补血虚、清血热、退虚热、益气摄血、清热凉血，最终使血归经脉而诸症复常。

清热凉血、活血止血、散风法治疗过敏性紫癜

10 岁的病儿马某，1998 年突发高热、头痛、脐周疼痛、恶心呕吐，经治疗高热、头痛、呕吐好转，但脐周疼痛不减，皮肤出现几处瘀斑，在县医院诊断为过敏性紫癜，经住院治疗痊愈。从此之后，孩子时常感冒，感冒后身上就显紫癜，一年住院 3~4 次，2001 年秋天紫癜又发，家长非常着急，带孩子来找我治疗。刻诊：病儿面色通红，额头发热，双侧大腿内侧各有四五处大小不等的粉红色斑点，压之不褪色，无咽痛、腹痛等症状，查扁桃体不肿大，体温 38.5℃，舌质偏红，苔薄白，脉浮数。为求迅速控制病情，防止进一步发展，我当下为病儿肌内注射了安痛定、地塞米松、利巴韦林（病毒唑）、马来酸氯苯那敏（扑尔敏）等药，按风热犯肺、血络受损开了 5 剂清热凉血、活血止血、散风的中药。处方：防风 6 克，薄荷 6 克，葛根 8 克，板蓝根 12 克，牡丹皮 6 克，白茅根 15 克，丹参 10 克，甘草 3 克。水煎服，日 1 剂。服药 5 剂，病儿体温复常，斑疹明显减少，舌脉同前。原方去防风、薄荷，加赤芍 6 克，继服 6 剂，斑疹消退，舌脉复常。家长高兴异常，未经我同意自取了 5 剂药巩固疗效。家长唯恐孩子日后复发，央求我再想一个万全之策。我就以玉屏风散为基础，开了一张益气固表、凉血活血止血的方剂交给家长。处方：黄芪 15 克，党参 6 克，白术 6 克，防风 5 克，白茅根 15 克，生地黄 6 克，赤芍 5 克，甘草 3 克。病儿服用半年有余，紫癜未发。现已参加工作。

精彩点评：几十年来我从十几例病人的诊疗过程中体会到：过敏性紫癜发病年龄多为儿童期，且初期多有高热、头痛、恶热等风热症状，舌质偏红。小儿有实无虚，病机多为风热之邪侵袭肌表，灼伤血络，血热妄行，发为皮衄，治疗应以凉血止血为主，初期应参以疏风清热、解毒消斑之品。但临床实践证明，单纯

凉血止血效果并不理想，而在凉血活血的基础上稍微加些凉血止血药，则效果比较显著。也就是说以凉血活血为主、止血为辅是治疗过敏性紫癜的基本大法。凉血止血药繁多，其中白茅根的作用最为确切，且它的药味甘甜纯正，病儿乐于接受。至于缓解期，过敏性紫癜病儿免疫功能低下，应该以益气固表、凉血活血止血为预防大法。

健脾益肾法治疗虚劳

河南商丘张某，男，45岁，长期在苏州打工，由于长期超负荷劳动和无规律饮食，身体逐渐消瘦，大便稀薄，腰痛，咳嗽少痰，有时痰中带血丝，遂前往苏州大小医院检查诊治，各种理化检验均未查出阳性结果。他看过不少名医、专家，中西药品服用无数，一直未能痊愈，迁延近十年，逐渐丧失劳动能力，2015年8月千里迢迢来到河北行唐找我诊治。当时的情况是：身体消瘦，面色晦暗，食欲不振，大便稀薄、日2次，精神萎靡不振，气短懒言，咳嗽少痰，痰中偶带血丝，咳声低怯，腰痛，腰膝酸软，阳痿早泄，睡眠欠佳，偶有梦遗，舌质偏红，舌体胖大，舌苔白腻，脉沉细无力，尺脉微。考虑再三，病人当属"虚劳"，乃脾虚湿滞，肾中真阴、真阳俱亏之故。拟以健脾益气、和中化湿、填肾精、补肾阳之法调治。处方：黄芪30克，党参15克，白术15克，山药12克，薏苡仁（炒）30克，白扁豆（炒）10克，莲子12克，茯苓15克，巴戟天15克，锁阳10克，山萸肉10克，阿胶（烊）10克，枸杞子12克，炙甘草6克。姜枣为引，水煎服，日1剂。病人坚持服药近1个月，精神好转，食欲复常，大便一日一次，仍不成形，四肢较以前明显有力，已能从事轻微体力劳动。恰巧病人欲回河南商丘探亲，特意绕道行唐县找我复诊。刻诊：咳嗽已痊愈，形体仍然消瘦，面色好转，仍有腰痛，但腰膝酸软减轻，失眠多梦，阳痿早泄，偶有梦遗，大便仍不成形，四肢不温，舌质嫩红，舌苔薄白，脉沉细。病人脾气渐复，湿气渐去，肾中精气仍然亏虚。调整处方如下：党参15克，白术12克，莲子12克，山药12克，杜仲（盐炒）15克，巴戟天15克，鹿茸6克，枸杞子12克，山萸肉10克，阿胶（烊）10克，旱莲草15克，锁阳10克，淫羊藿15克，炒枣仁30克，炙甘草6克。病人服药20剂后，自觉身体基本复原，恢复了正常体力劳动，至今仍在苏州建筑工地打工，并与我保持微信联系。

精彩点评：病人劳倦伤脾，饮食无规律伤胃，脾胃既伤，运化无权，不能运化水谷精微，机体失于濡养，湿邪停滞，所以食欲不振、大便溏稀次数多、精神萎靡、气短懒言、形体消瘦；母病及子，肺气不足，所以病人咳嗽少痰，气不摄血则痰带血丝；先天之精需得后天脾胃运化水谷精微才能生生不息，今后天不足，先天失养则肾中真阴、真阳俱亏，出现腰痛、腰膝酸软、阳痿早泄、梦遗；脾虚生化之源不足，心血亏虚，心神失养则睡眠欠佳。舌质偏红、舌体胖大、舌苔白腻、脉沉细无力、尺脉微，皆脾虚湿滞，肾中真阴、真阳不足之象。故用黄芪、党参、白术、山药、炙甘草健脾益气以助运化；炒薏苡仁、炒扁豆、莲子、茯苓健脾祛湿止泻；山药、枸杞子补肾填精；莲子、山萸肉益肾涩精；巴戟天、锁阳温补肾阳；加入阿胶，滋阴补血，一则补血养心治失眠，二则润肺止血治虚咳、痰带血丝，三则助枸杞子、山药填补肾精。二诊时病人脾气渐复，湿气渐去，故仍用党参、白术、山药、炙甘草健脾益气，莲子健脾止泻，山药、枸杞子、旱莲草、阿胶滋补肾阴，杜仲、巴戟天、鹿茸、锁阳、淫羊藿温补肾阳，炒枣仁、阿胶养血安神。药品虽繁多，药力却统一，所以能使多年虚劳在短期内得以康复。

温化寒湿、调理气机法治疗练功"走火入魔"

湖南衡阳的 50 岁病人邹某，自幼体质不好，经常腹胀、腹泻、感冒；成年后还是经常食欲不振、腹胀腹泻、精神萎靡不振，经常胡思乱想，体格瘦弱；参加工作后注意力不集中，工作经常出错。为增强体质，他 28 岁时开始练"真气运行功"，不慎出现偏差，"走火入魔"，自觉浑身有气乱窜，胸闷，失眠多梦，头昏脑涨、头上似有棉布缠裹、痛不欲生，去过全国不少知名医院，也看过不少专家名医，一直未能治愈，身体状况日下，2016 年 8 月 11 日经人介绍不远千里来河北找我诊治。刻诊：头重如裹，四肢沉重，食欲不振，偶有恶心呕吐，腹胀腹泻，失眠多梦，表情淡漠，胸闷胸痛，精神涣散，腰部发凉，阳痿早泄，性欲冷淡，舌质淡，舌苔白腻，脉弦缓。病人症状繁杂，病机复杂，治疗无从着手，真是一筹莫展。忽然一个念头在脑海中一闪而过，这一切复杂的症状不都是寒湿弥漫三焦，气机不利演变出来的吗？即以三仁汤为基础，开了一张温阳化湿、调理气机的方剂：薏苡仁（炒）30 克，杏仁（炒）10 克，白蔻仁 12 克，厚朴 12 克，半夏 12 克，白通草 3 克，滑石（布包）18 克，竹叶 10 克，杜仲（盐炒）15 克，巴戟天 15 克，淫羊藿 15 克，肉桂（后下）6 克，合欢花 15 克，薤白 10 克，生姜 3 片。服药 10 剂，病人头重如裹、四肢沉重、失眠多梦明显减轻，食欲增强，呕恶消除，又照原方取了 10 剂药回家。过了 10 天，他给我发来微信，说回家后一直照常服药，病情一日好过一日，精神好转，腹胀腹泻停止，头部轻松，胸部顺畅，心里非常高兴；但这两天得了感冒，鼻塞头痛，多汗，自觉身体很虚弱，以前的症状有些复发，以前也经常感冒，感冒后头重如裹、四肢沉重等症状也会加重。我又让他发来舌象图片，其舌淡苔白。嘱其停用原先的药物，重新开了一张益气解表化湿、调和营卫的方剂：党参 15 克，白术 12 克，苏叶 12 克，藿香 15 克，佩兰 12 克，桂枝 10 克，白芍 10 克，甘草 6 克，生姜 3 片，大枣 5 枚。病人服药 5 剂，感冒症状消除，仍感头昏，头重如裹，动则多汗，腰部、阴囊部发凉，去医院拍了张 X 线片，发现颈椎有骨质增生。调整处方如下：黄芪 30 克，党参 15 克，白术 12 克，白芍 12 克，桂枝 12 克，薏苡仁（炒）30 克，葛根 15 克，苍术 12 克，附子 10 克，淫羊藿 15 克，肉桂（后下）6 克，菟丝子 12 克。病人服药 10 剂，自觉一切症状皆消，唯性欲冷淡，有时睡眠不好，即以桂附地黄丸、刺五加片以善其后。

精彩点评："走火入魔"是练功之人在练功过程中出现的感觉、心理和行为异常，是一种不妥的气功效应，一般经过适当调整会很快消失，但也有极少数人未得到及时调整或功法自身错谬，症状持续存在，严重影响学习、工作和生活。有的病人甚至会出现气血逆流，致微细神经和经络受损造成死亡。"走火入魔"临床极为罕见，书刊鲜有记载，治疗起来无章可循。初次接诊这个病人，茫然不知所措，经过反复揣摩，我根据病人头重如裹、四肢沉重、恶心呕吐、腹胀腹泻、胸闷胸痛、腰部发凉、阳痿早泄、性欲冷淡、舌淡苔白腻、脉弦缓等症状特点，紧紧抓住寒湿弥漫三焦、气机不利这一病机，采用温化寒湿、调理气机的治疗思路，在疾病的不同阶段，又根据病人所出现的不同症状，适当参以温肾壮阳、健脾祛湿、益气解表的药物，取得了理想的效果。应当特别提出的是，三仁汤是清热利湿、宣畅气机的代表方剂，用于治疗寒湿弥漫三焦、气机不利确实药证不符，但三仁汤的主药薏苡仁炒用之后，其寒凉之性会大大降低，再配以附子、杜仲、巴戟天、淫羊藿等温肾助阳药物就会起到温化寒湿的作用。此病的治疗过程说明因症施治不失为一种很好的临床思维方法。

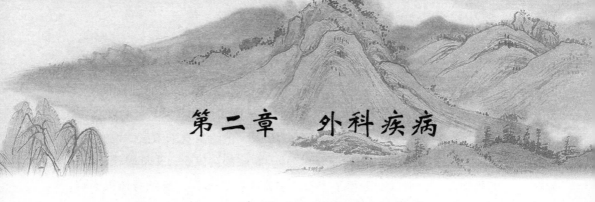

第二章　外科疾病

一、皮肤与血管外科疾病

中医外科疾病是指肉眼可见、有形可征的一些疾病。中医外科与西医外科有很多不同，产生的年代要比西医外科久远得多，限于当时的医疗技术水平，它的界定范围至今尚不十分明确。皮肤、血管外科疾病主要是指皮肤本身或由于血管疾病造成的皮肤损伤，主要包括痈肿疮疡、风疹、湿疹、荨麻疹、酒渣鼻、皮肤色素斑及血管闭塞性脉管炎等疾病。其中有些疾病运用西医西药要比中医中药简单快捷。口疮及部分皮肤病已在有关章节做了记录，本节主要记录几则西医久治不愈的特殊病例。

皮肤附着肌肉，"肺主皮毛""脾主肌肉"，皮肤科疾病多与肺、脾关系密切。所以在临床治疗皮肤病时，常常加入清肺祛痰、除风散结、理脾除湿、健脾生血的药物。临证宜结合实际情况，酌情选用。

清热解毒法治疗局部痈肿（多发性毛囊炎）

孙某后背部长了一个巴掌大小的痈肿，在某医院诊断为多发性毛囊炎，口服罗红霉素胶囊、复方磺胺甲噁唑片（复方新诺明）、梅花点舌丹3天，无效；又静脉注滴注头孢曲松钠（菌必治）、维生素C、双黄连注射液7天，疗效还是不满意。1999年7月15日来诊。病人痈肿部位红肿热痛，大便干结，口干口渴，小便黄赤，舌红苔黄而干，脉洪数。此证乃毒热蕴结之故，我就以五味消毒饮为基础，开了一张清热解毒的处方：金银花30克，连翘10克，蒲公英30克，野菊花15克，紫花地丁12克，紫背天葵子10克，大黄（后下）10克，甘草6克。水煎服，日1剂。嘱其加水煎药，开锅后28分钟加入白酒50毫升，待再开锅2分钟后将药液倒出，趁热温服，服后盖被微发汗。病人服药3剂，痈肿消除。

精彩点评：病人痈肿部位红肿热痛，便干口渴、溲赤、舌红苔黄而干、脉洪数，显然是毒热蕴结所致。方用金银花、连翘清热解毒，消散痈肿；紫花地丁、蒲公英、野菊花、紫背天葵子清热解毒，凉血消肿散结；大黄清热通便；少加酒以通血脉，有利于痈肿疗毒之消散；甘草清热解毒，调和诸药。

清热祛湿解毒法治疗多发性疖肿

赵某臀部及肛周长了近10个大小不一的疖肿，吃了几天复方磺胺甲噁唑（复方新诺明）不见消退，2013年3月11日来诊。病人疖肿处红肿坚硬，按之疼痛，个别疖肿顶部已经发白，口苦口干，食欲不振，恶心呕吐，小便黄赤，舌红苔黄腻，脉滑数。我认为这是湿热毒邪蕴结皮肤所致，就开了一张清热解毒祛湿的方剂：黄连10克，黄柏10克，黄芩10克，金银花30克，野菊花15克，薏苡仁30克，炒杏仁10克，半夏10克，厚朴10克，滑石（布包）30克。水煎服，日1剂。服药5剂，疖肿疼痛减轻，个别较小的疖肿已经消散，继服5剂，疖肿完全消退。

精彩点评：病人疖肿红肿坚硬、按之疼痛、舌质红、口干口苦，可知毒热之邪蕴结皮肤；小便黄赤、舌苔黄腻、脉滑数，乃湿热蕴结皮肤之故；湿热毒邪侵犯中焦，气机不利则食欲不振、恶心呕吐。方以黄连、黄柏、黄芩清热燥湿解毒；金银花、野菊花清热解毒；薏苡仁、半夏、厚朴、滑石清热利湿；杏仁开宣肺气，有利于清宣皮肤湿毒。诸药相合，清热、祛湿、解毒，使皮肤清利而疖肿消退。

温阳解毒活血法治疗臁疮

赵某患有下肢静脉曲张，多方求治未果，2003年冬天左下肢出现溃疡，脓血杂见，久治不愈，2005年6月17日来诊治。当时病人左下肢小腿有一处10cm×6cm的溃疡，用纱布包裹，纱布上面浸透黄褐色分泌液，白天疼痛不明显，夜间疼痛。揭开纱布，整个溃疡面覆盖一层黄褐色湿疹样脓痂。舌暗淡，苔薄白，脉沉细而缓。此乃臁疮，系阳气素虚、瘀血阻络、寒毒结聚之故，宜温阳活血、散寒解毒。熟地黄10克，鹿角胶（烊化）10克，干姜（炒黑）10克，肉桂（后下）6克，麻黄6克，白芥子10克，赤芍12克，玄参12克，金银花15克，连翘10克，生甘草6克。水煎服，日1剂。服药7剂，溃疡面上分泌物减少，疼痛减轻，舌脉同前。原方加黑附子10克，病人继续服用20剂，溃疡消除。

精彩点评："臁疮"就是久治不愈的下肢溃疡，属"阴疽"范畴。古代医家有"外为臁疮、内为阴疮"的说法。病人溃疡面正好在静脉曲张最为明显之处、舌暗，可知瘀血阻络；夜间疼痛、舌淡、局部不显红肿，知是寒毒结聚；脉沉细而缓，说明病人阳气素虚。治疗以温阳解毒，散寒通滞为主。方中用熟地黄滋补阴血，填精益髓；配以血肉有情之鹿角胶，补肾助阳、益精养血。两者合用，温阳填精以治其本。少佐麻黄，宣通经络，与诸温和药配合，可以开腠理，散寒结，引阳气由里达表，通行周身；白芥子化痰通络，与赤芍活血通络相配合；干姜、肉桂温阳散寒；金银花、连翘、玄参清血分之毒；甘草生用为使，解毒而调诸药。综观全方，填精与温阳并用，解毒化痰与通络相伍，益精气，扶阳气，化寒凝，祛毒邪，通经络，温阳填精活血以治本，化痰通络解毒以治标，用于阴疽，犹如离照当空，阴霾自散。

温阳解毒养血法治疗血栓闭塞性脉管炎

河南省驻马店市 35 岁的祈某患血栓闭塞性脉管炎，多方求治，未见疗效，2016 年 7 月 19 日经人介绍来找我治疗。病人左侧小趾发黑，左下肢及左足发凉，跌阳脉消失，自述左小趾疼痛，夜晚及腿下垂时疼痛加重，一年四季皆怕冷，现在虽天气炎热却身穿秋衣秋裤，舌淡苔薄白，脉沉细。四诊合参，病人系阳虚血弱、寒毒凝聚，拟以阳和汤合顾步汤加减治之。处方：熟地黄 15 克，鹿角胶（烊化）10 克，干姜（炒黑）15 克，桂枝 12 克，川牛膝 30 克，当归 12 克，麻黄 6 克，金银花 30 克，紫花地丁 12 克，金石斛 10 克，白芥子 6 克，甘草 6 克。水煎服，日 1 剂。1 个月后病人发来短信，称患趾疼痛明显减轻，皮色也不像以前那样黑了。我告诉他继续服用 2 个月。2 个月后他又打来电话，告知患趾已基本不疼了，皮色还是发紫，身体怕冷也好多了。我告诉他将原方干姜减至 10 克，加黄芪 30 克，党参 15 克，取药 5 剂后打粉，装胶囊再服 1 个月。服完后他又打来电话，告知左小趾已完全不疼了，皮色也正常了。随访至今未发。

精彩点评：血栓闭塞性脉管炎属"阴疽"范畴，发生在足趾部位，古人称"脚疽"。多由素体阳虚，营血不足，寒凝湿滞，毒邪结聚所致。治疗以温阳补血、散寒解毒为主，佐以祛湿化痰通滞。方中重用熟地黄滋补阴血，填精益髓；再以鹿角胶补肾助阳，益精养血；当归养血和血；干姜炒炭破阴和阳；桂枝温经通脉；少佐麻黄宣通经络，白芥子化痰散结通络，与诸温和药配合，可以开腠理，散寒结，引阳气由里达表，通行周身；金银花、紫花地丁解毒，非用牛膝、石斛不能直达于足趾，非用党参、当归、黄芪亦不能流通气血而散毒也；甘草解毒，调和诸药。故用此方治脚疽疗效显著。

清肺祛风、化痰散结法治疗面部痤疮

家住县城的 25 岁女青年杨某，3 年前脸上开始长痤疮（青春痘），起初并未在意，以为痘一成熟，用手挤出芝麻粒大小的白色半透明块状物就痊愈了，虽也遗留小坑儿，但瘢痕很小，几乎看不出来，无伤大雅。但自去年春天起，她脸上的痘越长越多，非常难看，眼看到了结婚年龄，谈对象都受影响，这才引起她的注意，看了不少医生，服了不少药品，用了不少护肤品，结果都没效果，2016 年 6 月 12 日来找我诊治。病人面部痤疮成片，基底色红，顶部发白，自述面部微痒不适、口苦便干，舌尖红，舌苔薄黄，脉数，右寸脉较大。此肺经郁热、面部风痰结聚之故，拟以清肺祛风、化痰散结法调治。处方：桑叶 12 克，薄荷（后下）10 克，桑白皮 12 克，黄芩 10 克，生石膏（先煎）30 克，夏枯草 12 克，大黄（后下）3 克，僵蚕 10 克，生甘草 6 克。水煎服，日 1 剂。服药 5 剂，痤疮未见减少，病人对治疗失去信心，要求更换处方。我再次为她把脉验舌，发现其舌尖已不甚红，右寸脉也不洪大，询知口苦便干也有好转，思忖再三，认为其肺热之象已显好转，劝其不要心急，再服 5 剂看看效果。她遵嘱而行，再次来诊时面部痤疮明显减少，遂照原方再取药 10 剂，服完后面部痤疮消失，随访至今未发。

精彩点评："肺主皮毛"，脸上痤疮多与肺有关。病人痤疮基底色红、口苦便干、舌尖红、脉数，应是肺热；顶部发白、手挤出芝麻粒大小半透明白色颗粒物，当是痰聚；自感微痒不适，定有风邪。用桑叶、薄荷辛凉宣肺祛风；桑白皮、黄芩、生石膏清肺热；大黄泻热通便去肺热；夏枯草、僵蚕化痰散结；生甘草清热解毒、调和诸药。和而用之，使肺热清、风邪去、痰结散、痤疮除。

疏肝解郁、活血调经法治疗黄褐斑

2016 年国庆节，在秦皇岛工作的 32 岁女青年左某回家探亲，由其姐姐领来找我治疗黄褐斑。病人眼圈发暗，面颊部有多处黄褐色色素沉着，呈蝶状。询问病史，知病人心情郁闷，常无故和家人吵闹，月经量少，有血块，经前腹痛，经期不准，或前或后。舌质暗淡苔薄白，脉弦。考虑再三，我认为此黄褐斑是肝气郁结、气滞血瘀所致的月经紊乱引起的。治当疏肝解郁、活血调经。处方：柴胡6克，白芍12克，赤芍10克，当归10克，川芎10克，郁金10克，延胡索12克，桃仁10克，红花10克，益母草15克，甘草6克。水煎服，7剂。一周后病人打来电话，说这几天有来月经的迹象，小腹、乳房都有点胀痛，但胀痛的程度比以前轻多了，问月经期间能否继续服药，是否需要换方？我嘱其照原方再服半个月，以后每次月经前照这个方子服药5剂，连续服用3个周期。春节期间病人回家探亲，特意来找我道谢，此时她脸上的黄褐斑已消失，靓丽如初。

精彩点评：黄褐斑为面部的黄褐色色素沉着，多呈蝶形对称分布于颊部，多见于女性。其病因与妊娠、长期口服避孕药、月经紊乱有关。该病人心情郁闷、脾气暴躁，月经周期紊乱、月经量少、有血块、经前腹痛，舌暗淡苔薄白，脉弦，其黄褐斑显然是由肝郁血瘀、月经不调所引起，故用柴胡、白芍、郁金疏肝解郁，赤芍、当归、川芎、延胡索、桃仁、红花、益母草活血调经，甘草调和诸药。药证相符，疗效满意。

清热利湿法治疗酒渣鼻

吴某患有酒渣鼻，因此病不痛不痒，就是难看点，治疗了几次没明显疗效，也就不把它当回事了。不巧的是吴某40多岁时爱人病逝了，中年力壮的他很想找一个伴儿，经人介绍了两个人家，可这两个人家都嫌他患有酒渣鼻而告吹，这才激起了他的治疗念头，于2015年4月17日找我诊治。我见他鼻头、鼻翼发红，上起丘疹，舌苔黄腻，脉滑而数，就对他说："你这个病是年轻时过食辛辣，嗜好烟酒造成的，时间太长了，治疗起来比较困难，你要有信心，做好长期服药的准备，同时要戒掉烟酒，少吃辛辣油腻食物。"病人点头称是。我就开了一张清热利湿的处方：炒杏仁10克，薏苡仁30克，黄芩10克，滑石（布包）30克，厚朴12克，半夏10克，竹叶10克，桔梗10克，赤茯苓15克。水煎服，日1剂。服药10剂后，病人黄腻的舌苔开始消退，滑数的脉象也转成了平和之脉，但酒渣鼻没有明显改变，病人求效心切，要求更换处方。我解释说："开始治疗时，我就告诉你这个病疗程长，药物起效慢，你现在想让我一夜之间治好你十几年的病，我实在没那个本事。你的病虽然表面没有好转，但你舌苔、脉象都基本正常了，我想它就要恢复了。"病人不再说什么了，我就在原方的基础上加桑白皮15克，又让他服用了1个月，酒糟鼻才逐渐恢复正常。

精彩点评：病人年轻时嗜爱烟酒，过食辛辣，湿热内生，熏蒸鼻窍，造成酒渣鼻，他的舌苔脉象证明了我的判断。方中薏苡仁、黄芩、滑石、厚朴、半夏、竹叶、赤茯苓清热利湿；杏仁开肺气；桑白皮清肺热；桔梗引诸药入肺经。诸药合而使湿热去，鼻窍利，疾病除。

祛风透疹解毒法治疗风疹

5岁的患儿王某出现发热、咳嗽、打喷嚏、头痛、咽痛、腹泻症状，按感冒治疗了3天病势不减，第4天前胸后背出了一片片粉红色斑丘疹，家长以为孩子是出麻疹，急忙抱来找我诊治。当时患儿前胸后背、臀部四肢及面部都有了斑丘疹，体温38.5℃，听诊心肺未见异常，简单化验了一个血常规，发现白细胞较低，指纹鲜红。我就对患儿家长说："您的孩子不是出麻疹，而是出风疹，这个病比较轻，危险性不大，但也需要用几天抗病毒药以缩短病程和预防并发症。您看是输几天液还是让孩子喝点中药？喝不了煎好了灌肠也行。"家长愿意用中药灌肠，我就开了一张清热解毒、祛风透疹的处方：防风3克，荆芥3克，葛根4克，蝉蜕2克，板蓝根10克，甘草2克。每天1剂煎好后保留灌肠。连用3天，患儿疹退热消，诸症皆除。

精彩点评：风疹是由风疹病毒引起的急性呼吸道传染病，包括先天性感染和后天获得性感染。临床上以病程较短，低热，皮疹和耳后、枕部淋巴结肿大为特征。一般病情较轻，病程短，预后良好。但风疹极易引起暴发传染，一年四季均可发生，以冬春季发病为多，易感年龄以1~5岁为主，故流行于学龄前儿童。该患儿发热、咳嗽、打喷嚏、头痛、咽痛、腹泻，按感冒治疗无效，第4天开始出斑丘疹。其热势为中等度发热、心肺正常、化验白细胞降低，符合风疹的诊断标准。故用防风、荆芥、葛根、蝉蜕祛风透疹，板蓝根清热解毒抗病毒，甘草解毒调和诸药。这是在中西医结合的思维指导下组成的纯中药处方。

四物消风汤加减治疗鹅掌风

15 岁少女盛某手上长了一片癣，看了不少医生，也找过省城大医院的专家，先后折腾了 3 年，就是不见效果，2015 年 8 月 11 日来找我治疗。病人右手大鱼际、虎口部布满针头大小丘疱疹，连接成鸡蛋大小的椭圆形，表面伴有白色鳞屑，瘙痒，舌质偏淡，舌苔薄白，脉象无特异表现。此血虚风燥、肌肤失于濡养之故。拟以四物消风散加减治之。处方：当归 10 克，生地黄 12 克，川芎 10 克，白芍 10 克，白鲜皮 10 克，防风 10 克，荆芥 10 克，蛇床子 10 克，白蒺藜 10 克，甘草 6 克。水煎服，日 1 剂。服药 7 剂，没有明显疗效。我就于原方内加乌梢蛇 10 克，病人继续服用 10 剂，患处丘疱疹及鳞屑明显减少，再服 7 剂，手掌皮肤基本复常。因病人惧怕服中药，未能继续服药巩固。一年后随访，未见复发。

精彩点评：病人右手长癣，舌质淡白，无其他特异表现，辨证当属血虚风燥，肌肤失于濡养。用四物汤（当归、生地黄、川芎、白芍）养血，防风、荆芥祛风，白鲜皮、蛇床子、白蒺藜祛风止痒、解毒杀虫，甘草清热解毒、调和诸药。病人服药后没有疗效，我想可能是病重药轻、病程长久之故，故二诊时加了乌梢蛇这味血肉有情之品，以搜风解毒止痒，后取得了理想的效果。

凉血化瘀、祛湿解毒法治疗皮肤黑斑

龙州镇 12 岁少年刘某，一年前右上肢肘关节下长了鸡蛋大小的黑斑，擦之不下，洗之不去，随着时间的推移逐渐长大，2016 年 2 月 2 日找我治疗。病人右上肢内侧肘关节下有一块比鸡蛋大的黑色斑块，似胎记，不疼微痒，触觉正常，病人及其母亲都否认是胎记，舌质偏红，苔黄腻，脉数。说句老实话，我行医一生，还没见过这样的病例，更别说治疗了。本欲把病人打发走，但看到孩子及其母亲期盼的目光，就决定治疗一段时间看看效果。我向病人母亲说明自己治疗这种病也没把握，只能开个方子试试，于是开了一张凉血化瘀、祛湿解毒的方剂：牡丹皮 10 克，丹参 15 克，紫草 10 克，白鲜皮 10 克，川槿皮 6 克，苍耳子 6 克，地骨皮 10 克，薏苡仁 15 克，白蔹 10 克，白蒺藜 10 克，蛇皮 1 克，甘草 6 克。水煎服，日 1 剂。10 剂药后，黑斑明显变浅。继服 25 剂，斑块消失。

精彩点评：皮肤长黑斑，临床罕见，治愈的病案更是闻所未闻。我根据黑斑不疼微痒、舌红苔黄腻、脉数这三点，判断黑斑是由瘀热湿毒结聚皮肤所致。用牡丹皮、丹参、紫草凉血化瘀，白鲜皮、川槿皮、白蒺藜、苍耳子祛湿解毒止痒，地骨皮清热凉血，薏苡仁清热利湿，蛇皮祛风湿而解毒，甘草解毒、调和诸药。值得一提的是，《本草正义》说白蔹苦泄，能清湿热而通壅滞，亦泄导湿热之浊垢，今酌情用之，果获良效。

息风透疹法治疗荨麻疹

孙某患荨麻疹，遇风即发，瘙痒难忍，每天躲在屋里不敢出门，曾在某诊所服用抗过敏药、激素 3 天，仅能取效一时，药劲儿一过去荨麻疹又发，1978 年 4 月 15 日来诊。刻诊：病人上肢、臀部皆有成片的荨麻疹，大者如枣，小者如黄豆，不时搔抓，舌淡苔薄白，脉浮。此风邪郁闭肌肤之故，拟以息风透疹法调治。处方：防风 12 克，荆芥 12 克，葛根 10 克，浮萍 10 克，苍耳子 10 克，白蒺藜 10 克，蝉蜕 10 克，甘草 6 克。水煎服，日 1 剂，3 剂。服药 1 剂，病人的荨麻疹出得更厉害了，前胸后背都出了很多，他非常着急，急忙来问是怎么回事儿，我回答说："出多了是好事儿，等荨麻疹出透了自然就没事儿了。"他回去继续服药，服完第 2 剂荨麻疹就明显少了，等服完第 3 剂，荨麻疹就不出了。他被荨麻疹折磨怕了，自己照原方又取了 2 剂药服用。

精彩点评：荨麻疹遇风即发，显然与风有关；舌淡苔薄白脉浮，必是风邪郁闭肌肤所致。故用防风、荆芥息风，葛根、浮萍、苍耳子、白蒺藜、蝉蜕祛风透疹止痒，甘草调和诸药。药证相符，效果满意。

调和营卫、透疹止痒法治疗荨麻疹

习某患荨麻疹，每天夜间发作，瘙痒难忍，影响睡眠，1987 年 10 月 11 日来找我，要求服几剂中药试试疗效，因他已服用多种西药，包括抗过敏药、激素、维生素，均无疗效。因是白天来诊，病人身上光洁无瑕，体温 36.5℃，饮食二便无异常，舌淡苔薄白，脉缓。根据脉象和症状，考虑病人是营卫不和、肌肤不利，拟以调和营卫、透疹止痒法调治。处方：桂枝 12 克，白芍 12 克，苍耳子 10 克，白蒺藜 10 克，葛根 12 克，生姜 3 片，大枣 5 枚。水煎服，日 1 剂。服药 5 剂，病人夜晚荨麻疹不再发作。

精彩点评：荨麻疹是临床常见症状，中医学称为"瘾疹""赤白游风"或"风疹块"，现代医学治疗本病常选用抗组胺药物和激素类药物，但效果多不理想，对人体会产生毒副作用，且停药易复发，而中医药治疗本病具有明显的优势。病人荨麻疹夜间发作，舌象正常，脉缓，考虑是由营卫不和、肌肤不利所致。方以桂枝、白芍、生姜、大枣调和营卫，苍耳子、白蒺藜祛风除湿止痒，葛根透疹止痒。诸药相合，使营卫调和、疹清痒止。

活血化瘀、透疹止痒法治疗慢性荨麻疹

李某患荨麻疹3年，中西药品服用无数，一直没有理想效果，2014年11月11日来找我治疗。舌暗淡苔薄白，脉弦涩。因他的荨麻疹一般在夜间发作，所以没有看到荨麻疹的颜色和形态。我就按治疗血络瘀阻、肌肤不利开了一张处方：当归10克，川芎10克，桃仁10克，红花10克，路路通15克，苍耳子10克，白蒺藜12克，地肤子12克，甘草6克。水煎服，日1剂。服药7剂，困扰病人3年多的荨麻疹彻底痊愈。

精彩点评：病人患荨麻疹多年，迁延不愈，久病入络，络脉瘀阻，脏腑功能必然受到影响，肌肤不利。用当归、川芎、桃仁、红花、路路通活血通络，调整脏腑功能；苍耳子、白蒺藜、地肤子祛风除湿，透疹止痒；甘草调和诸药。诸药和而用之，使络脉通、脏腑和、荨麻疹去而瘙痒止。

调补冲任、透疹止痒法治疗荨麻疹

高某每逢月经期间就出荨麻疹，看了不少医生，医生都说这病罕见，解释不了这种现象，只能在每次荨麻疹发作时给点抗过敏药、激素对症治疗，所以该病一直未能得到有效治疗。2005年春天我在公园散步，她听别人说我是个老中医，就央求我给瞧瞧。我询问了她的月经情况，她说月经提前、量多、色淡、无血块；问她出荨麻疹的具体时间，她说一般是月经来潮后的第二天，有时是月经来潮当天。病人舌淡苔薄白，脉弱。稍作考虑后，我就按治疗冲任不固、贼风袭表开了一张处方：黄芪30克，党参15克，白术12克，白芍10克，川续断12克，龙骨（先煎）30克，牡蛎（先煎）30克，海螵蛸15克，地榆炭12克，茜草10克，浮萍10克，苍耳子10克，防风10克，炙甘草6克。姜枣为引，水煎服。嘱咐

病人每次月经来潮前服用5剂，连续服用3个月经周期。病人服用了3个周期后，月经量比以前少多了，颜色也正常了，荨麻疹也不出了，她很高兴，第4个月经周期前又服了5剂。

精彩点评：病人冲任不固，月经量大，耗血伤气。月经期间抵抗力下降，贼风乘虚袭表，营卫不和，必然诱发荨麻疹。用黄芪、党参、白术补气摄血，川续断安肾固冲，白芍敛阴，龙骨、牡蛎、海螵蛸、地榆炭、茜草收敛止血（以上配伍实际为张锡纯的安冲汤加党参），浮萍、苍耳子、防风祛风止痒，炙甘草益气、调和诸药，生姜、大枣调和营卫。诸药相合，补气强身、固冲摄血、祛风止痒。

内服外洗法治疗牛皮癣（神经性皮炎）

赵某患神经性皮炎20多年，一直未能治愈，2007年10月10日找我治疗。我见其后颈部有绿豆大小的扁平丘疹，呈圆形，也有少许呈多角形，坚硬而有光泽，呈淡红色，上面布有白色鳞屑，连结成片有馒头大小。病人自述病处夜间剧痒，影响睡眠。其舌苔、脉象没有特异表现。我考虑此证系血热湿毒浸淫所致，即开了两张处方。一张内服方：白鲜皮10克，川楝皮10克，紫草10克，玄参15克，乌梢蛇10克，葛根10克，生甘草10克。水煎服，日1剂。一张外洗方：生川乌30克，生草乌30克，芒硝（兑）30克，土槿皮30克，硼砂（兑）15克。水煎洗患处，每日1次，可重复使用3天。通过以上方法治疗1周，病人牛皮癣基本脱落。病人又自作主张用上法治疗1周，颈部洁净如常。

精彩点评：中医所说的牛皮癣实际是神经性皮炎，是以阵发性瘙痒和皮肤苔藓化为特征的慢性皮肤炎症。病因尚不明确，一般认为与长期搔抓、摩擦和神经精神因素及某些外在刺激因素有关。我从几十年的临床实践中体会到，该病是自体血热，湿毒浸淫皮肤所致，故常用白鲜皮、川楝皮祛湿止痒，紫草、玄参凉血解毒，乌梢蛇祛风除湿止痒，葛根引诸药上达颈部，生甘草清热解毒、调和诸药、凉血祛湿解毒，治其本；再以生川乌、生草乌、硼砂、芒硝、土槿皮以毒攻毒、祛湿止痒，治其标。内服外洗，标本兼治，往往能起到理想的效果。

二、骨关节疾病

骨关节疾病临床常见，病种繁多，包括退行性关节炎、滑囊炎、滑膜炎、颈椎病、腰椎病、肩周炎、骨质增生、风湿性关节炎、类风湿关节炎、股骨头坏死等。限于我行医范围和诊疗水平，仅对个别比较常见的骨关节疾病的诊疗过程做一简要记录。

补肾祛风止痛法治疗骨质增生

54 岁的丁某双膝盖疼痛，尤其是上台阶时疼痛更重，活动过量则膝关节红肿，1998 年 10 月 11 日来找我治疗。我先让其去放射科拍摄了双膝关节正侧位 X 线片，显示双膝关节骨质增生；接着为她验舌把脉，舌淡苔薄白，脉沉细，尺脉微。随即我开了一张补肾祛风止痛的方剂：熟地黄 15 克，山药 15 克，杜仲（盐炒，去丝）15 克，桑寄生 15 克，川续断 15 克，威灵仙 15 克，秦艽 10 克，独活 30 克，细辛 6 克，松节 30 克，甘草 6 克。水煎服，日 1 剂。服药 10 剂，病人双膝盖疼痛减轻，活动多了也不显红肿。继服 1 个月，双膝关节复常，上台阶也不疼痛。

精彩点评：骨质增生属退行性骨关节病变，多见于 45 岁以上的中老年人。"肾主骨"，中年以后，肾中精气渐亏，骨关节因长期磨损，复加风、寒、湿邪侵袭，骨质极易遭到破坏而增生。该病人舌淡苔薄白，脉沉细，尺脉微，正是肾中精气不足的表现。方子重用熟地黄、山药补肾填精；重用威灵仙、松节、独活祛风除湿、通络止痛，其中威灵仙味咸软化骨赘，松节善走关节，独活善治腰以下风湿疼痛；杜仲、桑寄生、川续断补肝肾、强筋骨、祛风湿；秦艽、细辛祛风除湿止痛；甘草调和诸药。药证相符，疗效满意。

防风汤合三仁汤化裁治疗风湿性关节炎

习某全身关节疼痛，此轻彼重，下肢关节疼痛时间较长，疼痛性质为酸胀疼痛，风雨天加重，关节无红肿，患肢关节疼痛，严重时伴有沉重感。整天头昏脑涨，无精神，食欲尚可，大便溏薄，舌淡苔白腻，脉沉细。四诊合参，我认为此为痹证，风湿俱盛，就开了一张祛风除湿的方剂：防风 12 克，羌活 12 克，独活 12 克，桂枝 12 克，薏苡仁（炒）30 克，白蔻仁 10 克，炒杏仁 10 克，滑石（布包）30克，半夏10克，细辛6克，威灵仙15克，甘草6克。水煎服，日1剂，同时嘱咐病人去医院化验风湿因子。第三天病人拿来了县医院的化验单，风湿因子阳性。服药10剂，病人关节疼痛有所减轻；原方加蜈蚣2条，继服20剂，关节疼痛消除。

精彩点评：风湿性关节炎属"痹证"范畴，"风寒湿杂至，和而为痹也。其风气盛者为行痹，寒气盛者为痛痹，湿气盛者为着痹"。此例病人关节疼痛此轻彼重，带有行痹性质，可知风气较盛；同时病人关节酸痛、肢体沉重、大便溏薄、舌苔白腻，可知湿气也盛。方以防风、羌活、独活祛风止痛；桂枝温通经脉（防风、羌活、桂枝是防风汤的主要成分）；薏苡仁、白蔻仁、杏仁、滑石、半夏（五药为三仁汤主要成分）祛三焦湿热，薏苡仁炒用是为减缓其寒凉之性，既能顾护胃气，又可温化湿邪，增强祛湿止痛功能；细辛、威灵仙祛风除湿、通络止痛；甘草缓急止痛、调和诸药。二诊时加入的蜈蚣为治顽痹圣药，可搜风活络止痛，从而使风湿去、脉络通、痹痛止。

肝脾肾同调、祛风湿活血止痛法治疗类风湿关节炎

32岁的尤某患有类风湿关节炎5年，百治不效，1987年7月15日由朋友介绍来找我治疗。病人十指关节都已变形，活动受限，四肢无力，疼痛风雨天加重，已丧失劳动能力，食欲不振，二便尚可，口唇青紫，舌质暗淡少苔，脉沉细无力，心肺听诊未见异常。从脉证看，此乃肝脾肾俱虚、风湿痹阻、络脉瘀阻。治宜补肝肾、健脾胃、祛风湿、通经络。处方：淫羊藿15克，杜仲（盐炒，去丝）15克，川续断15克，巴戟天15克，党参12克，白术12克，雷公藤10克，乌梢蛇10克，鸡血藤30克，威灵仙15克，桂枝10克，菝葜12克，炙甘草6克。水煎服，日1剂。服药10剂，病人自觉四肢较前有力，食欲好转，但关节疼痛没有明显好转。原方加草乌（先煎30分钟）3克，病人又服5剂，关节疼痛还是无显著好转。病人三次来诊，我就把前方草乌（先煎30分钟）加至10克，同时加防风10克。病人继服5剂，关节疼痛有所减轻。此后，我即以上方为基础，根据就诊时脉症稍事加减。治疗半年，病人关节疼痛基本消除，活动自如，恢复正常生产劳动。

精彩点评：类风湿关节炎属中医"痹证"范畴，有人称它为"不死的癌症"，足以说明其治疗难度。我认为该病系正气亏虚，感染"痹毒"（风寒湿搏结而成

的致病因子），肝脾肾三脏受累之故。在临床治疗时常以调理肝脾肾为主，活血解毒通络为辅，佐以祛风、除湿、止痛等方法，往往取得理想效果。此例病人已经被多家医院确诊为类风湿关节炎，且双手十指关节变形、活动受限，口唇青紫，说明痹证日久，"痹毒"已深入骨髓、血络；四肢无力、食欲不振、丧失劳动能力、脉沉细无力，说明病人肝脾肾俱虚。方以淫羊藿、杜仲、川续断、巴戟天补肝肾，强筋骨；党参、白术健脾祛湿；雷公藤、乌梢蛇、威灵仙祛风除湿止痛；鸡血藤、菝葜祛风活络止痛；桂枝温通经脉；炙甘草健脾益气，调和诸药。其中，雷公藤为类风湿关节炎专用药，乌梢蛇为风湿圣药，菝葜祛风除湿、活血解毒止痛，这三种药对类风湿关节炎有很好的治疗作用。

补肾健脾法治疗骨质疏松症

53 岁的赵某经常骨折，稍有不慎跌倒了或闪一下都有可能骨折，在省里某医院诊断为骨质疏松症，服用了一段时间的钙片、鱼肝油、硫酸软骨素也没什么效果，于 1999 年 6 月 11 日找我治疗。病人面色暗黄，说话气短，精神萎靡，自述腰膝酸软，食欲不振，经常感冒，大便稀不成形，冬天怕冷，夏天怕热，舌质偏红少苔，脉沉细无力。根据以上脉症，我认为病人真阴真阳俱虚、脾虚不运、骨骼失养。拟以补肾健脾之法调治。处方：熟地黄 12 克，山药 12 克，山萸肉 10 克，淫羊藿 15 克，巴戟天 15 克，党参 12 克，白术 10 克，黄芪 30 克，骨碎补 12 克，当归 10 克，白扁豆（炒）10 克，炙甘草 6 克。水煎服，日 1 剂，10 剂。6 月 22 日病人复诊，称服药后食欲明显增强，腰膝也比以前有力，舌脉同前。我认为药已切中病情，不宜更方，仍照原方开了 10 剂药，2 日 1 剂，慢病缓图。7 月 15 日病人再次来诊，面色已有很大改观，精神矍铄，自述不仅食欲正常了，大便也成形了，自觉腰膝硬朗，下地干活儿不成问题。观其舌苔，舌淡红，苔薄白；切其脉，脉象也比以前明显有力。我就让她照原方再取 10 剂，磨成药粉，一日 3 次，一次 3 克，病人服完药后，未再来诊。2002 年秋天与病人不期而遇，知其自服完药粉后，未进行任何治疗，两年多来一直精神饱满、体格健壮，没有发生过骨折。

精彩点评："肾主骨"，骨骼强健与否与肾有直接关系。肾为先天之本，脾为后天之本。先天之本需赖后天之本的奉养才能生生不息。人到中年，肾气渐亏，若脾虚不运，肾中精气得不到奉养，其气愈虚，肾气一虚，骨质必定疏松。该病人面色发暗，腰膝酸软，冬天怕冷，夏天怕热，脉沉细无力，一派肾中精气不足的症状；面色发黄，说话气短，精神萎靡，经常感冒，大便稀不成形，脾虚气弱可知。用熟地黄、山药、山萸肉补肾中真阴；淫羊藿、巴戟天补肾中真阳；党参、白术、黄芪、白扁豆、炙甘草健脾益气，补后天以养先天；加入骨碎补补肝肾、强筋骨，当归补肝血以养筋骨，二者配合对骨质疏松症有不可替代的疗效。

补肾理筋骨法治疗腰椎间盘突出症

41岁的女性病人张某腰腿疼痛，行走困难，每走三四十米就要蹲下或稍微站立休息一会儿再继续行走。村医按坐骨神经痛治疗了近一个月不见好转。2004年4月11日她来找我治疗。我让其紧贴墙面做抬腿实验，结果他左下肢挺直了抬高不足30°就因疼痛难忍而被迫垂了下来；我又让其做腰椎CT检查，结果诊断为腰椎间盘突出症。舌脉检查，舌淡苔白，脉沉细，双尺脉及右关脉微。病人自述除腰腿疼痛、左下肢无力外，还胃痛反酸，嘈杂难受。根据病人的症状、脉象和CT检查结果，我认为病人肝肾不足、腰部筋骨受损、脾胃虚弱、胃肠积滞，于是开了一张处方：独活30克，桑寄生15克，杜仲（炒，去丝）15克，怀牛膝30克，川续断15克，自然铜12克，细辛6克，徐长卿12克，鸡矢藤30克，白术10克，瓦楞子15克，薏苡仁30克。水煎服，日1剂。服药7剂，病人腰腿疼痛明显好转，左下肢较前有力，胃痛反酸消除，舌脉同前。原方去白术、瓦楞子，加延胡索10克，骨碎补15克，病人继续服用近30剂，腰腿疼痛消除，左下肢力量正常，恢复正常体力劳动，随访2年未发。

精彩点评：腰椎间盘突出症主要是因为腰椎间盘各部分（髓核、纤维环及软骨板），尤其是髓核，有不同程度的退行性改变后，在外力因素的作用下，椎间盘的纤维环破裂，髓核组织从破裂之处突出（或脱出）于后方或椎管内，导致相邻脊神经根遭受刺激或压迫，从而产生腰部疼痛，一侧下肢或双下肢麻木、疼痛等一系列临床症状。它实际是腰部关节的破坏，多因病人肾气不足，过度负重或长期姿势不当，损伤腰椎关节而产生的综合征。该例病人左下肢无力，腰腿疼痛，舌质淡，脉沉细，可知肾气不足；舌苔白，应知体内有湿气；CT检查为腰椎间盘突出，应视为腰部筋骨受损。方子重用独活、薏苡仁祛风除湿止痛；再用桑寄生、杜仲、怀牛膝补肝肾、强筋骨；川续断、自然铜接骨续筋；再加细辛助独活祛风止痛；因病人胃痛反酸、嘈杂难受，故加白术、鸡矢藤、瓦楞子健脾消食，制酸止痛；加入徐长卿，一是祛风除湿，二是治疗胃痛。二诊时胃痛反酸已止，故去白术、瓦楞子，加延胡索、骨碎补以接骨续筋，活血止痛。

温补肾阳、散寒除湿、通络止痛法治疗股骨头坏死

52 岁的男性病人刘某，髋关节疼痛，跛行，不敢负重久站，经多家医院诊断为股骨头坏死，中西药品服用无数，也做过理疗，疗效甚微，于 2012 年 4 月 4 日来诊。当时病人手扶双拐，行走吃力，自述髋关节疼痛、憋胀，夜晚加重，影响睡眠，双下肢发凉。舌淡苔白腻，脉沉细无力。四诊合参，病人肾阳衰微，寒湿痹阻，髋关节局部缺血、坏死。治宜温补肾阳、散寒除湿、通络止痛。处方：鹿角霜 10 克，杜仲（盐炒，去丝）15 克，川续断 15 克，骨碎补 15 克，蜈蚣 2 条，独活 30 克，薏苡仁（炒）30 克，丹参 30 克，细辛 6 克，草乌（先煎）3 克，防风 10 克，炙甘草 6 克。水煎服，日 1 剂。服药 10 剂，病人髋关节疼痛减轻，夜晚能睡着觉了。原方草乌（先煎）加至 5 克，防风加至 12 克，继服 1 个月，髋关节疼痛继续减轻，病人已甩掉拐杖，但跛行明显，舌淡苔白、脉沉细。因病人惧怕服中药，同时考虑到他的经济负担，我决定调整药方，改汤为胶囊。处方：鹿角霜 10 克，山药 12 克，杜仲（盐炒，去丝）15 克，川续断 15 克，骨碎补 15 克，怀牛膝 30 克，蜈蚣 2 条，蟾酥 0.03 克，草乌（炒）10 克，防风 15 克，红花 10 克，赤芍 12 克，延胡索（醋炒）10 克，炙甘草 6 克。5 剂。将以上药品磨成细粉，装入胶囊，服用时一次 6 粒，一日 3 次。病人服完这些胶囊后，双下肢已不感到发凉，跛行减轻，但行走多了及夜晚仍感疼痛。我就让病人照三诊处方取药 5 剂，继续服用。病人照这个方子一直服用了 4 年，双髋关节已不感疼痛，恢复正常生产劳动，经复查髋关节 X 线片并与治疗前照片对比，股骨头坏死的程度明显减轻。病人至今还在继续治疗中。

精彩点评：股骨头坏死是由股骨头不正确复位、慢性酒精中毒及滥用激素等原因引起的。从临床看，此类病人多具有脾肾阳虚、局部血运障碍、风寒湿痹阻等一系列复杂证候群。其治疗当以补肾活血为主，根据临床辨证再参以散寒祛湿、清热利湿、祛风活络等法则。本例病人不敢负重久站、靠双拐助行、双下肢

发凉、脉沉细无力，应为肾气不足；髋关节疼痛、憋胀，夜晚加重，严重影响睡眠，当知其疼痛与瘀和寒有一定关系；舌淡苔白腻，其症定与寒湿关系密切。故用鹿角霜、杜仲、川续断、骨碎补温补肾阳，其中鹿角霜咸温走肝肾，能温阳、健骨，杜仲可强筋壮骨，骨碎补补肾活血，与川续断同用可强筋续骨；蜈蚣走窜，祛风活络，为痹证要药；重用独活搜风止痛，祛腰以下疼痛；薏苡仁为湿痹要药，炒用减其寒性；丹参活血补血，改善股骨头局部血液循环；细辛、草乌散寒通络止痛；加入防风，一则祛风止痛，二则减低草乌毒性；炙甘草缓急止痛、调和诸药。三诊时白腻之苔已去，疼痛减轻，故去薏苡仁、细辛，加怀牛膝、赤芍补肾活血，蟾酥、延胡索活血止痛，并加大草乌、防风用量，改汤药为胶囊，是慢病缓图之意。治疗4年，虽未彻底治愈，却取得了可喜成效。

三、男性泌尿生殖系统疾病

男科最早是附属于泌尿科的，因为男性的泌尿系统与生殖系统息息相关。随着时代的发展，生活、工作等压力的加大，许多像前列腺疾病、性功能障碍等男性特有病症越来越多，一种专门研究男性生殖系统疾病的学科——男科应运而生。由于男人的前列腺紧紧包裹于泌尿系统，因此泌尿系统的炎症往往会影响到前列腺，所以本节将男科疾病与泌尿系统疾病放在一起讨论。

清热通淋法治疗尿路感染

32岁的田某因尿道涩痛、淋漓不畅、发热、尿赤浑浊，于1987年5月13日找我治疗。当时病人的情况是：尿痛，尿急，尿频，口苦，心烦，不到20分钟往厕所跑一趟，体温38.5℃，肢体无浮肿，肾区无叩痛，舌苔黄腻，脉数。西医诊断：尿路感染。中医诊断：淋证（湿热下注）。遂静脉滴注青霉素、庆大霉素、维生素C，口服诺氟沙星胶囊、呋喃妥因、乌洛托品等药物治疗5天，效果不怎么理想。改用清热通淋的中药治疗。处方：萹蓄15克，瞿麦12克，车前子（布包）30克，木通10克，滑石（布包）30克，栀子10克，大黄（后下）3克，竹叶10克，灯心草6克，生甘草6克。水煎服，日1剂。服药3剂，尿频、尿急、尿痛明显减轻，再服2剂，诸症悉除。

精彩点评：病人尿频、尿急、尿痛多日，无其他阳性体征，诊断为尿路感染无误，但应用抗生素、维生素等药物治疗5天，效果甚微。后来我根据病人发热、舌苔黄腻、脉数等体征，改用中医清热通淋法治疗，以中药萹蓄、瞿麦清热利湿通淋，车前子利水通淋，滑石渗湿清热通淋，木通、竹叶清心利小肠通淋，大黄燥湿清热、导火下行，栀子、灯心草清心除烦，生甘草缓急止痛、调和诸药。

清利湿热、补肾缩尿法治疗前列腺炎

某政府干部张某患尿路感染，尿频、尿急、尿痛，多方治疗，中西药品皆用过，尿痛基本消失，但小便频数量多，夜晚加重，每晚得起夜6~7次，排小便时尿道仍有烧灼感，淋漓不畅，会阴部疼痛不适，在某医院诊断为前列腺炎，2016年12月9日来找我治疗。病人腰膝酸软，怕冷畏寒，小便频数量多，淋漓不畅，排尿时尿道仍有灼热感，会阴部不适，坐久了有疼痛感，舌质淡白，舌苔黄腻，脉沉细无力。此系湿热未清、阳气已伤、肾气不足、膀胱失约之证，宜继续清热利湿通淋，还应补肾缩尿。处方：山药12克，桑螵蛸10克，覆盆子10克，杜仲（盐炒）12克，怀牛膝15克，巴戟天12克，瞿麦12克，萹蓄12克，石韦10克，桂枝10克，甘草6克。水煎服，日1剂。服药5剂，病人排尿时尿道灼热感减轻，排尿次数减少，其他诸症如故，舌脉同前。原方再进5剂，诸症皆除。嘱病人再服5剂以巩固疗效。

精彩点评：病人尿频、尿急、尿痛、舌苔黄腻，一派湿热下注征象，前医在治疗时肯定用了大量清利湿热药物，然病人素体肾气不足，单用清热利湿通淋之品，势必克伐本来就很微弱的肾中阳气，使膀胱失约；同时肾气衰微之人，单用苦寒之品还易冰敷湿热，所以经长期治疗，病人湿热未清，阳气已伤，膀胱失约，虚实夹杂，寒热并存。用山药、杜仲、怀牛膝、巴戟天温补肾阳，桑螵蛸、覆盆子温肾缩尿，桂枝温阳化气，瞿麦、萹蓄、石韦清热利湿，甘草调和诸药，从而使肾阳复、膀胱固、湿热除而前列腺复常。

温肾缩尿法治疗前列腺炎

50岁的吴某尿频、尿淋漓不尽，一晚上起夜5~6次，影响睡眠，看过多家医院、诊所，都说是前列腺炎，治疗一段时间效果都不明显，2013 年 6 月找我治疗。病人自述尿频，尿后淋漓不尽，腰膝酸软，手足怕冷，阳痿，早泄，舌淡苔薄白，脉沉细无力。此系肾阳不足、膀胱失约之故也。治宜温肾阳、缩小便。处方：熟地黄 10 克，枸杞子 10 克，山药 10 克，山萸肉 10 克，菟丝子 10 克，乌药 10 克，桑螵蛸 10 克，益智仁 10 克，杜仲（盐炒）15 克，仙茅 10 克，淫羊藿 15 克，炙甘草 6 克。水煎服，日 1 剂。服药 7 剂，尿频、尿淋漓不尽有所好转，但仍起夜 3~4 次，阳痿、腰酸腿软、手足怕冷如故，舌脉同前。原方加附子 10 克，继服 20 剂痊愈，随访至今，未见复发。

精彩点评：病人腰膝酸软、手足怕冷、阳痿早泄、舌淡苔薄白、脉沉细无力，肾阳衰微可知；尿频、尿淋漓不尽，膀胱气化不利、开合失度可测。以杜仲、仙茅、淫羊藿、菟丝子温补肾阳，熟地黄、枸杞子、山药滋阴补肾以阴中求阳，乌药温暖下焦助膀胱气化，山萸肉温肾涩精，桑螵蛸、益智仁固肾缩尿，炙甘草益气并调和诸药。诸药共奏温肾壮阳、固精缩尿之效。二诊时加入附子以增强方剂的温肾助阳之力。

温肾助阳法治疗阳痿

2015 年 12 月，38 岁的李某来找我治病，询问其症状，他闭口不答，似有难言之隐。我观其舌淡白有齿痕，舌苔薄白，切其脉沉细无力，右尺脉微，便猜想他是性功能方面有问题，经再三追问，病人才吞吞吐吐地诉说了他两年多来羞于开口的疾病和成因。原来两年前他给邻居帮工挖井，在井水里泡了半天，当天晚上在和爱人做爱时力不从心，此后性欲明显下降，虽处中年却一两个月过不了一次性生活，对此妻子多有微词，督促他找医生看看，可他却认为这不是要命的病，找医生也无法叙述病情，一直没当回事儿。可性功能越来越差，现在半年也过不了一次性生活，眼看夫妻关系已受到影响，这才想找医生看看。听了病人的介绍，我解释说："你这是在冷水里泡的时间长了，阳气受损导致的阳痿，我给你开个方子试试效果。"处方：熟地黄 10 克，山药 12 克，菟丝子 12 克，黑附子 10 克，肉桂（后下）6 克，巴戟天 15 克，淫羊藿 12 克，阳起石 10 克，怀牛膝 30 克，细辛 3 克，炙甘草 6 克。水煎服，日 1 剂。服药 10 剂，病人自觉性功能增强。原方加肉苁蓉 15 克，病人连服 20 余剂后性功能复常。

精彩点评：病人病起于冷水浸泡，寒湿外侵，损伤肾阳，致宗筋弛纵、阳痿不举。舌质淡白有齿痕、舌苔薄白、脉沉细无力也说明病人肾阳衰微。治当温肾阳、祛寒湿。用菟丝子、黑附子、肉桂、巴戟天、淫羊藿、阳起石温肾助阳，熟地黄、山药补肾填精，怀牛膝引药下行、补肝肾，细辛入肾、散寒除湿，炙甘草益气健脾、补后天奉养先天。诸药共奏温肾壮阳、散寒除湿之效。

疏肝健脾、补肾壮阳法治疗阳痿

雷某和爱人因家庭琐事发生纠纷，事后二人互不理睬，分床睡一个多月，和好后欲同床亲近，却力不从心，又近一个多月未能如愿，1999年春天来到医院找我诊治。病人阳事不举，勃起无能，心中烦闷，情绪低落，唉声叹气，食欲不振，腰酸腿软，舌淡苔薄白，脉弦细。此乃肝郁脾虚、肾阳不足、宗筋失养之故也。治宜疏肝健脾、补肾助阳。处方：柴胡6克，白芍12克，白术10克，当归10克，薄荷（后下）10克，茯苓12克，巴戟天15克，淫羊藿30克，肉苁蓉15克，甘草6克。姜枣为引，水煎服，日1剂。服药7剂，病人心烦嗳气、腰酸腿软、食欲不振、情绪低落诸症好转，仍阳事不举，舌脉同前。原方加仙茅10克，继进10剂，诸症悉除，随访至今未发。

精彩点评：病人阳痿发生于家庭矛盾之后，心中烦闷、情绪低落、食欲不振、唉声叹气、舌淡苔薄白、脉弦，一派肝郁脾虚之象；腰膝酸软、脉细，肾阳不足可知。用逍遥散（柴胡、白芍、当归、白术、薄荷、茯苓、甘草）疏肝健脾，巴戟天、淫羊藿、肉苁蓉温补肾阳，使肝气得疏、脾胃得健、肾气得充、宗筋得养。

健脾活血法治疗阳痿

46岁的林某阳事不举，半年多未能行房事，2008年10月找我诊治。诊见病人面色萎黄，形体消瘦，舌暗淡苔薄白；问知食欲不振，大便稀不成形，气短乏力，性欲淡漠，行房时阴茎举而不坚、不久；切其脉，脉弱而缓。四诊合参，我认为病人因脾虚气弱、宗筋失养，加之气虚无力推动血行，致宗筋失充。治宜健脾益气、活血通络、温肾壮阳。处方：人参15克，黄芪30克，白术12克，山药10克，茯苓10克，怀牛膝30克，当归尾12克，水蛭10克，淫羊藿15克，仙茅 10 克，炙甘草 6 克。水煎服，日 1 剂。服药 7 剂后，病人跑来高兴地说，服了不少补肾壮阳药，都不及这几剂药的效果好，现在不仅性功能增强了，食欲、体力、大便也都好多了。我解释说："你服的不仅是壮阳药，主要是健脾益气活血药，脾胃壮了，体格强了，气血循环好了，你的病也就彻底痊愈了；既然这个方子有效果，你就多吃几剂吧。"他遵嘱而行，又服了 15 剂，阳痿彻底治愈，至今未犯。

精彩点评：人到中年，肾精渐亏，全赖后天水谷精微以奉养真元之气。阴茎古称"宗筋"，且有阳明"主润宗筋"之说。脾虚日久，则祸及阳明、冲脉，使阳明失其"主润宗筋"之功，冲脉难为"血海"之用，阳痿的发生就在所难免。《景岳全书·阳痿》篇说："凡思虑焦劳忧郁太过者，多致阳痿。盖阳明宗总筋之会……若忧思太过，抑郁心脾，则病及阳明冲脉……气血亏而阳道斯不振矣。"《临证指南·阳痿》篇又云："又有阳明虚则宗筋纵，盖胃为水谷之海，纳食不旺，精气必虚。况男子外肾，其名为势，若谷气不充，欲求其势之雄壮坚举，不亦难乎？治唯通补阳明而已。"生理学认为，阴茎由三条长柱形的海绵体构成。海绵体体内有许多血窦，当感受器受到刺激引起阴茎背神经兴奋时，阴茎内血管扩张，血窦充血，引起勃起。可见阴茎勃起除受雄激素、神经系统控制外，血窦能及时充血也是引起勃起的关键。若脾虚气弱，无力推动血行，也就是"冲脉难为血海之用"，阴茎内动脉、静脉血流受阻，则阴茎不能勃起。该病人面色萎黄、形体消瘦、食欲不振、气短乏力、大便稀薄、舌暗淡苔薄白、脉弱而缓，正应脾虚气弱、血行无力的病机，用人参、黄芪、白术、山药、茯苓、炙甘草健脾益气，怀牛膝、当归尾、水蛭活血化瘀、下走宗筋，淫羊藿、仙茅补肾壮阳，使脾健气旺，血运正常，宗筋得养，阴茎得充，阳痿痊愈。

补肾涩精法治疗阳痿早泄

霍某家住县城，51 岁，因阳痿早泄于 2016 年 11 月 14 日来诊。病人面色晦暗，形体肥胖，自述腰膝酸软，精神萎靡不振，畏寒怕冷，性欲冷淡，阳痿早泄，舌质嫩红有齿痕，舌苔薄白，脉沉细无力。四诊合参，此证当属肾中精气不足、精关不固，病人阴阳皆虚，阳虚较甚。治当温肾阳、填肾精、涩精关。处方：熟地黄 10 克，枸杞子 10 克，山药 12 克，山萸肉 10 克，淫羊藿 15 克，肉苁蓉 15 克，锁阳 10 克，巴戟天 15 克，茯苓 10 克。水煎服，日 1 剂。服药 10 剂，病人腰膝酸软、精神萎靡、畏寒怕冷诸症好转，仍阳痿早泄，舌脉同前。原方加蛇床子 10 克，继服 15 剂痊愈。

精彩点评：病人面色晦暗、形体肥胖、腰膝酸软、精神萎靡，当属肾虚；畏寒怕冷、性欲冷淡、阳痿早泄、舌有齿痕、脉沉细无力，当属肾阳不足；舌质嫩红，说明肾精已亏。用熟地黄、枸杞子、山药补肾填精；山萸肉温肾涩精；淫羊藿、肉苁蓉、锁阳、巴戟天温肾壮阳；茯苓健脾除湿，补后天以养先天，兼制熟地黄、枸杞子等滋肾填精药的滋腻碍脾之性；二诊时加入蛇床子是为增强方剂的温肾壮阳之性。

清利肝胆湿热法治疗阴囊潮湿

45 岁的林某阴囊潮湿，2014 年 5 月找我诊治。我观其舌红苔黄腻；切其脉弦数；问其是否口苦，病人答是；再问其是否发痒，病人答曰不明显，似痒非痒，就是黏腻难受。我以龙胆泻肝汤为基础，开了一张处方：龙胆草 10 克，栀子 10 克，黄芩 10 克，柴胡 10 克，黄柏 10 克，车前子（布包）12 克，泽泻 15 克，木通 6 克，当归 10 克，生地黄 10 克，甘草 6 克。水煎服，日 1 剂。服药 5 剂，困扰他一年多的阴囊潮湿就痊愈了。

精彩点评：足厥阴肝经络阴器，肝胆湿热下注，逼迫津液外泄，势必造成阴囊潮湿。病人口苦、舌红苔黄腻、脉弦数，皆是肝胆湿热的临床表现。方中龙胆草大苦大寒，上泻肝胆实火，下清下焦湿热；黄柏最擅长清下焦湿热。二者相互协调，共为君药。黄芩、栀子具有苦寒泻火之功，在本方配伍龙胆草、黄柏清热泻火，为臣药。泽泻、木通、车前子清热利湿，使湿热从水道排除；肝主藏血，肝经有热，本易耗伤阴血，加用苦寒燥湿，再耗其阴，故用生地黄、当归滋阴养血，以使标本兼顾；方用柴胡，为引诸药入肝胆而设；甘草有调和诸药之效。综观全方，泻中有补，利中有滋，以使火降热清，湿浊分清，清热利湿不伤正，滋阴养血不碍湿，肝胆湿热循经所发阴囊潮湿诸症乃愈。

清热利湿法治疗阴囊潮湿

46岁的左某患阴囊潮湿，经治未愈，2008年5月13日来诊。病人自述阴囊潮湿，口苦而黏，性欲减退，脘腹胀闷，食欲不振，吃油腻食物即恶心呕吐，大便黏滞不爽，排便后肛门有灼热感，舌苔黄腻而厚，脉滑。此湿热下注之证也。拟以清热利湿法调治。处方：薏苡仁30克，黄柏10克，苦参12克，滑石（布包）30克，黄芩10克，黄连10克，半夏10克，厚朴10克，通草3克，葛根10克，白蔻仁10克。水煎服，日1剂。服药5剂，病人自觉口苦口黏、脘腹胀闷、食欲不振、排便后肛门灼热感减轻，继服10剂，阴囊潮湿消除，诸症悉平。

精彩点评：病人湿热下注，逼迫津液外泄则阴囊潮湿；湿热困阻中焦则脘腹胀闷、食欲不振、厌恶油腻、恶心呕吐；湿热困阻下焦，宗筋不利则性欲减退；湿热结于大肠则大便黏滞不爽、排便后肛门有灼热感；舌苔黄腻而厚、脉滑也是湿热内困之象。薏苡仁甘淡微寒，清热祛湿利尿，祛下焦湿热；白蔻仁芳香化湿，行气宽中，畅中焦之脾气；黄柏、苦参、黄连、黄芩等苦寒燥湿之品增强方剂的清热利湿之效；滑石、通草甘寒淡渗，加强君药利湿清热之功；半夏、厚朴行气化湿，散结除满；值得一提的是，方中的葛根辛甘而凉，既可清热，又能升阳布津，防止过用苦寒药损伤津液或冰敷湿热。

温补肾阳法治疗阴囊潮湿

河南商丘的吴某在石家庄工作，3年前患阴囊潮湿，黏腻难受，每天都要更换内裤，苦不堪言，也曾四处求医，成效不大，2014年4月经朋友介绍来找我治疗。病人年近四旬，形体肥胖，面色㿠白；自述阴囊部位汗出较甚，稍微活动后身体其他部位都还没出汗，阴囊就已经黏腻难受；病人才进中年，对房事早已没了兴趣；舌淡苔薄白，脉沉细无力，右尺尤甚。我对他解释说，你这是肾阳不足的缘故，随即开了一张温补肾阳的处方：熟地黄10克，山药10克，菟丝子10克，附子10克，肉桂（后下）6克，蛇床子10克，胡芦巴10克，白芍10克，炙甘草6克。水煎服，日1剂。服药7剂，病人打来电话，反馈治疗已经大见成效，现在在办公室工作半天基本上都很爽快，问还要不要继续服药。我回答他照原方再服10剂药后再来看看。4月23日病人再次来诊，阴囊潮湿已不复存在，仍对房事不感兴趣，舌淡苔薄白，脉沉细无力。原方加淫羊藿15克，继服15剂，诸症悉除。

精彩点评：中医学认为，阴囊睾丸部位的疾病多与足少阴肾经有关。病人肾阳不足，不能固摄津液，所以阴囊潮湿，活动尤甚；肾阳不足，宗筋失于温养，所以性欲冷淡；舌淡苔薄白、脉沉细无力皆是肾阳不足之象。方以熟地黄、山药、菟丝子补肾填精以图阴中求阳；附子、肉桂温补肾阳；蛇床子、胡芦巴壮阳除湿；白芍敛阴合营，收敛津液；炙甘草益气、调和诸药。诸药共奏温阳敛阴除湿之效。

清利湿热、凉血通淋法治疗肾盂肾炎

41 岁的中年妇女左某尿频、尿急、尿痛，服用了几天呋喃妥因、诺氟沙星不见效果，遂去某医院做尿检，发现有少许红细胞、蛋白和大量上皮细胞。她拿着化验单来找我治疗。我看了看化验单，结果显示为肾盂肾炎，嘱其要注意休息、多饮水，随即做了一个简单检查：眼睑及双下肢无浮肿，腰部叩击痛。问知尿色深黄，查知舌红苔黄腻、脉滑数。处方如下：萹蓄 15 克，瞿麦 12 克，车前子（布包）15 克，木通 10 克，滑石（布包）30 克，栀子 10 克，白茅根 30 克，小蓟 10 克，灯心草 3 克，甘草 6 克。水煎服，日 1 剂。服药 5 剂，病人尿频、尿急、尿痛减轻，尿色变浅，叩诊腰部已不显疼痛，舌脉同前。原方继进 10 剂，症状豁然。

精彩点评：病人湿热下注，故有尿频、尿急、尿痛等膀胱刺激征，尿色深黄；湿热内蕴，波及血液，故尿中显少量红细胞；湿热熏蒸，肾脏受损，小肠不能分清泌浊，故尿中可见少量蛋白；舌红苔黄腻、脉滑数，皆湿热内蕴、血热壅滞之象。用萹蓄、瞿麦、车前子、木通、滑石清热利湿；栀子苦寒泻热；白茅根、小蓟凉血止血；灯心草清热通淋，帮助小肠分清泌浊；甘草调和诸药、缓急止痛。诸药相合，使湿热去、热血宁、肾功复，而诸症除。

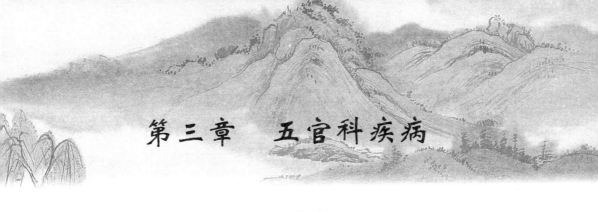

第三章　五官科疾病

一、牙痛

　　牙痛是五官科常见疾病，基层临床就诊率很高。俗话说"牙痛不算病，疼起来要人命"，足见其难受程度。治疗牙痛的关键是止痛，一般多用防风、荆芥、细辛等祛风止痛药。

清胃祛火法治疗牙痛

　　病人刘某牙龈肿痛，痛势剧烈，吃饭时影响咀嚼，已有3天水米未进，时时靠口含凉水减轻症状，曾服用甲硝唑、布洛芬、奈福泮（平痛新）、头孢氨苄胶囊、牛黄清胃丸，疗效不显著。就诊时右手托腮，右侧颊车穴红肿，张口受限，自述口干口苦，小便黄赤，大便干结，舌红苔薄黄而干，脉洪大有力。这是一个典型的胃火牙痛病例，我以清胃散为基础，开了一张清胃泻火止痛的处方：黄连10克，大黄（后下）10克，升麻10克，生地黄15克，生石膏（先煎）30克，牡丹皮10克，防风10克，荆芥10克，细辛6克，甘草6克。水煎服，日1剂，3剂。病人服药后，牙痛大为减轻，口干口苦已不明显，但大便溏稀，颊车穴处仍然红肿，舌脉同前。一诊原方去大黄，加蒲公英30克，继服3剂而愈。

　　精彩点评：病人牙龈肿痛、痛势剧烈、张口受限、颊车穴红肿、口干口苦、小便黄赤、大便干结、舌红苔薄黄而干、脉洪大有力，胃火亢盛、伤及阴分之象昭然，前医用牛黄清胃丸加消炎止痛药处理，也是药证相符之举，惜病重药轻，难以奏效。今用清胃散（黄连、升麻、当归、生地黄、牡丹皮）去当归加生石膏清胃泻火；防风、荆芥、细辛祛风止痛；甘草泻火解毒、缓急止痛、调和诸药。因病人没有血虚之象，而火热伤阴之象显著，故不用养血和血药而重用凉血养阴药，即清胃散去当归，重用生地黄。

清肝泻火法治疗牙痛

王某牙龈肿痛，张口受限，自服消炎止痛药无效，1981年3月21日来诊。我见其牙痛以左侧为重，口干口苦，小便黄赤，舌苔薄黄，脉弦数，断定其牙痛是由肝胆热盛引起的，即以龙胆泻肝汤为基础，开了一张清肝泻火、息风止痛的方剂：龙胆草12克，柴胡10克，栀子10克，黄芩10克，生地黄10克，防风10克，荆芥10克，细辛6克，甘草6克。水煎服，日1剂。服药3剂，牙痛消失。

精彩点评：我在几十年的临床工作中体会到，左侧牙痛属火者一般属肝胆热盛，应清肝泻火止痛。该病人口干口苦、小便黄赤、脉弦数，均是肝胆热盛的临床表现。故以龙胆草、柴胡、栀子、黄芩清肝泻火；生地黄清热凉血；防风、荆芥、细辛祛风止痛；甘草调和诸药，一助龙胆草、柴胡、栀子等清肝泻火，二助荆芥、细辛等缓急止痛。诸药相合，清肝泻火、祛风止痛。

清肺泻火法治疗牙痛

屈某牙痛多日，久治不愈，1995年9月11日来找我。病人牙痛以右侧下牙为甚，牙龈红肿，舌尖红苔薄黄，脉数，右寸脉明显粗大，呼吸鼻腔发热，口苦口干，大便干结。此是肺火亢盛造成的，拟以清肺泻火、祛风止痛法调治。处方：生石膏（先煎）30克，知母12克，黄芩10克，葛根12克，白芷10克，细辛6克，防风10克，荆芥10克，甘草6克。水煎服，日1剂。服药4剂，病人牙龈肿痛、口苦便干等症状就消除了。

精彩点评：病人牙龈肿痛、呼吸鼻腔发热、口干口苦、舌尖红苔薄黄脉数，右寸脉大，一派肺火亢盛之象；肺与大肠相表里，肺火亢盛、大肠传导失司，所以大便干结。用生石膏、黄芩、知母清肺泻热，葛根、白芷、防风、荆芥、细辛祛风止痛，甘草调和诸药，因药证相符，效如桴鼓。

滋阴补肾法治疗牙痛

杨某牙痛一个多月，遍服消炎止痛药和清热解毒止痛的中药，效果平平，1988年3月3日来诊。病人素常腰膝酸软，干活儿缺乏力气，牙龈不肿，牙齿松动，痛势不剧，舌红少苔，脉细。拟以滋阴补肾法治疗。处方：熟地黄 12 克，山药 12 克，山萸肉 10 克，牡丹皮 10 克，枸杞子 12 克，茯苓 10 克，泽泻 10 克，细辛 6 克，甘草 6 克。水煎服，日 1 剂。服药 7 剂，病人自觉牙痛消失，仍腰膝酸软，舌脉同前。嘱其服用六味地黄丸 1 个月以巩固疗效。病人遵嘱而行，1 个月后腰膝酸软减轻，脉象复常，牙痛一直未犯。

精彩点评：肾主骨，病人牙齿松动，说明肾精不足；牙龈不肿、痛势不剧，说明火热不甚；素常腰膝酸软、干活儿乏力，说明肾虚日久；舌红少苔、脉细乃肾精不足之象。故以六味地黄汤（熟地黄、山药、山萸肉、牡丹皮、茯苓、泽泻）加枸杞子滋阴补肾，细辛辛温入肾止牙痛，甘草调和诸药。诸药相合，标本同治，滋阴不助湿，辛温不伤阴，疗效肯定。

培元固本法治疗牙痛

杨某患脑干梗死，1 个月后牙齿松动而痛，不敢咀嚼食物，经某医给予补肾药、消炎止痛药治疗无效，2012 年 4 月 8 日来找我。病人满口牙齿皆松动欲坠，气短乏力，精神萎靡不振，行动困难，舌淡苔薄白，脉微细欲绝。我认为病人的牙痛是元气衰败所致，就开了一张培元固本止痛的处方：人参 10 克，鹿茸 10 克，紫河车粉 6 克，熟地黄 10 克，山药 10 克，山萸肉 10 克，牡丹皮 10 克，茯苓 10 克，当归 10 克，细辛 6 克，甘草 6 克。水煎服，日 1 剂。服药 5 剂后，病人家属告知牙痛、牙齿松动都有好转，能够咀嚼面条、馒头等松软食物。我就把原方的人参改作西洋参 10 克。病人继服 10 剂后牙齿就不痛了，精神、体力、活动都有明显好转，就是有几颗牙齿还略显松动。遂嘱咐家属让病人服用 1 个月的河车大造丸以巩固疗效。

精彩点评：病人气短乏力、精神萎靡不振、活动困难、舌淡苔薄白、脉微细欲绝，牙痛得之于大病之后，是元气不足的表现。元阴元阳不足，牙齿失于濡养，所以牙齿松动。今用人参大补元气，鹿茸、紫河车益阴助阳，熟地黄、山药、山萸肉填补肾精，当归养血和血，细辛止痛，甘草调和诸药，牡丹皮清相火，茯苓健脾除湿。诸药相合，能使元气足、牙齿固、牙痛止。

清泻相火法治疗牙痛

崔某牙痛一个多月，服中药、西药无数，或仅取效一时，或全然无效，甚为所苦，1980 年 11 月 23 日找我诊治。现症：上下牙疼痛，尤其感受凉、热等刺激后最为剧烈，自己也说不清哪颗牙最为疼痛，牙龈无红肿，口苦而咸，大便干结，小便黄赤，舌红少苔而薄黄，脉洪大，重按无力。四诊合参，此乃相火妄动，上扰牙齿之证。治宜清相火、止疼痛。处方：黄柏 30 克，焦槟榔 10 克，川乌（先煎）3 克，草乌（先煎）3 克，防风 10 克，甘草 6 克。水煎服，日 1 剂。服药 3 剂，病人反馈牙痛基本好了，要求再服几剂以除根。嘱其照原方再服 3 剂，后药尽病除。

精彩点评：病人上下牙疼痛，牙龈无红肿，口苦而咸，便干尿黄，舌红少苔而薄黄，脉洪大无力，这既不是实火，也不是虚火；既非肝火，又非肾火，更不是胃火；考虑是肝肾二脏内寄相火。相火是根源于命门，促进人体生长发育的生理之火。由于病人肝肾阴虚，不能涵养寄居肝肾的相火，导致其冲逆上炎，造成牙痛。今重用黄柏泻火坚阴；焦槟榔苦温质重下气，引导相火归位；川乌、草乌直入肝肾，麻醉止痛；加入防风，既可祛风止痛，又可缓和草乌、川乌的毒副作用；甘草调和诸药、缓和毒性。本方虽然加入了有毒的麻醉止痛药，却安全有效。

二、口疮

口疮在临床上非常常见，一般由火热上炎所致，但也有寒热错杂、阴虚火旺所引起的，治疗时应对症下药。其中，也有寒证加入少许寒凉药，热证加入少许温热药以激发药性、因势利导者。

清胃泻火法治疗口疮

赵某患口疮多日，服前医所给消炎药、制霉菌素、维生素 B_2、维生素 C 无效，1975 年 12 月求治于我。我望其面色通红，舌面有两个黄豆大小的溃疡面，边缘红肿高凸，舌质红苔薄黄；听其说话声音洪亮；问知溃疡面疼痛难忍，口苦便干，食欲不振，有时恶心呕吐；切其脉洪大有力。知是胃火上炎，腐蚀舌面之故。治宜清胃泻火。处方：黄连10克，大黄（后下）10克，生石膏（先煎）30克，知母10克，升麻10克，生地黄12克，牡丹皮10克，甘草6克。水煎服，日1剂，5剂。病人服完药后再次来诊，称服药后口疮疼痛明显减轻，口苦便干、恶心呕吐已除，食欲也有好转，检查舌脉如故。原方加当归10克，5剂。病人三次来诊，自述口疮已基本痊愈，就是有轻微腹泻，查其舌面溃疡面仍有米粒大小，舌苔脉象基本正常，即予维生素B₂、土霉素3天的剂量以巩固疗效。

精彩点评：病人口疮溃疡面边缘红肿高凸、疼痛剧烈、口苦便干、食欲不振、恶心呕吐、面色通红、舌红苔黄、脉洪大，显然是胃火上炎、腐蚀舌面之故。初诊时用清胃散（黄连、升麻、生石膏、当归、生地黄、牡丹皮）去当归加大黄、知母清胃泻火，甘草调和诸药。二诊时火热之势略退，加入当归养血和血，促进溃疡面愈合。可谓因症施治，疗效确切。

清胃泻火加温热药治疗口疮

邻乡常某患口疮十余日，疼痛异常，影响饮食，在村医处拿了3天的头孢氨苄胶囊、维生素B₂，服后毫无效果，他又去县中医院开了5剂中药，服后还是无明显效果，1999年4月12日拿着中医院的处方来找我。我先为病人做了详细检查：双侧牙齿咬合处有4~5个绿豆大小的溃疡面，边缘红肿凸起，口苦便干，渴喜冷饮，舌红苔薄黄，脉洪数，重按无力。我看了看中医院的处方，基本上也是清胃散的意思，暗想，病人胃火上炎之象昭然，为什么用清胃泻火的药物却没有疗效呢？可能关键就在脉象上，病人脉洪数而重按无力，看来其火并非实火，但从症状看，其火也不是虚火。在用药时既不能一味清胃泻火，也不能滋阴降火，而应当在清胃泻火的基础上加入少许温热药，热因热用，因势利导。于是我就开了一张处方：黄连10克，生石膏（先煎）30克，知母10克，升麻10克，生地黄12克，藿香10克，干姜6克，当归10克，甘草6克。水煎服，日1剂，5剂。病人二次来诊，高兴地说口疮基本好了，看要不要再吃几剂巩固疗效。我就让病人按原方再服3剂药。

精彩点评：病人的症状、舌苔、脉象都是胃火上炎之象，为什么应用清胃泻火药没有效果呢？关键是没有注意到脉搏重按无力这一点。脉象洪数，浮取中取都有力，唯重按无力，说明其胃火不一定是实火，但舌红苔黄、脉象不细、渴喜冷饮，断不会是虚火。治疗还是应清胃泻火。考虑到前医的教训和病人脉象的特殊性，就用黄连、生石膏、升麻清胃泻火；知母、生地黄滋阴降火；加入藿香辛温入胃、芳香辟秽、杀菌防腐；干姜辛热入胃、热因热用、因势利导；当归养血和血、促进溃疡愈合；甘草清热解毒、调和诸药。因思路正确，用药合理，疗效满意。

温中暖胃法治疗口疮

秦某患口疮一个多月，服用头孢氨苄胶囊、制霉菌素、维生素 B_2、酮康唑（里素劳）及外用紫药水均无效，后找到某坐堂医开了 10 剂清胃泻火的中药，但是口疮越来越重，2006 年 8 月经人介绍来找我治疗。病人舌体中部有一个比黄豆还大的溃疡面，边缘不肿，痛势剧烈，经常胃痛，怕冷喜暖，稍食生冷即腹痛腹泻，舌淡苔薄白，脉沉迟无力。知其口疮乃脾胃虚寒、舌面失于温养所致，我就以理中汤为基础，开了一张处方：白术 12 克，干姜 12 克，党参 10 克，黑附子 10 克，藿香 10 克，细辛 3 克，炙甘草 6 克。姜枣为引，水煎服，日 1 剂。病人服药 5 剂后，口疮基本不疼了。我查其舌脉无显著变化，嘱其照原方继服 6 剂。病人服完药后口疮痊愈，胃痛减轻。

精彩点评：病人经常腹痛腹泻、喜暖恶寒、怕吃生冷，可知中焦虚寒；口疮溃疡面边缘不肿，可知毒热不甚；舌淡苔薄白、脉沉迟无力皆脾胃虚寒之象。故用理中汤（白术、干姜、党参、炙甘草）加黑附子温胃散寒，细辛散寒止痛，藿香温胃散寒、芳香防腐。诸药共奏温胃散寒、止痛防腐之功效。

理脾和胃、芳香防腐法治疗口疮

宋某患口疮两年多，求医无数，找过乡村医生、坐堂医生、医院医生，甚至找过市中医院、省中医院的专家教授，中西药品都用过，或者没有效果，或者开始有效，以后越吃越无效，2006 年 6 月 17 日来找我诊治。当时的情况是，口唇里面有 5~6 个大小不等的溃疡面，大的如黄豆，小的比米大，痛得不怎么厉害却影响饮食，尤其不敢喝小米粥，经常腹胀嗳气、嗳腐吞酸、食欲不振、大便干稀不调，舌淡苔白腻，脉缓而无力。根据这些情况，我认定病人脾胃不和，运化失司，浊气上逆，腐蚀口唇，当下拟定了如下处方：党参 12 克，白术 10 克，茯苓

12克，苍术15克，木香10克，砂仁10克，半夏10克，陈皮10克，藿香12克，鸡矢藤30克，炙甘草6克。水煎服，日1剂。服药6剂后，病人腹胀嗳气、嗳腐吞酸基本消除，食欲基本接近正常，大便已成香蕉便，口疮的疼痛程度也明显减轻，舌脉同前。效不更方，嘱病人照原方再服10剂。服用完毕后病人未再来诊。一个月后病人来看胃痛，知其服了7剂药后口疮就消失了，坚持服完中药后口疮一直未发。

精彩点评：病人患口疮两年多，经常腹胀嗳气、嗳腐吞酸、食欲不振、大便干稀不调、舌淡苔白腻、脉缓而无力，说明病人脾胃不和。他的口疮是因脾胃不和、运化失司以致浊气上逆，上犯口唇。故用香砂六君子汤（党参、白术、茯苓、木香、砂仁、半夏、陈皮、炙甘草）健脾和胃，行气化痰；鸡矢藤消积化滞，清理肠胃；苍术燥湿健脾；藿香芳香理气；同时砂仁、苍术、藿香还可芳香化浊，杀菌防腐。该方剂对复发性口疮寒热之象不太明显而脾胃不和者疗效确切。

寒温并用治疗口疮

曲阳县的庞某患口疮近一年，服用过不少西药、中药，有时也能好一阵子，但不久就又犯了，1999年10月经人介绍来找我。我观其有5~6个大小不等的溃疡面，分布于舌边、口腔，大的如绿豆，小的似大米，边缘红肿高凸，痛势剧烈，舌红少苔；问知病人口苦心烦，胆怯易惊，睡眠不实，经常腹痛，痛起来喜温喜按，稍吃生冷即腹泻；切其脉，滑数无力。如此寒热错杂之顽症，只有寒温并用、调畅气机，方能使寒邪去、热毒清、口疮平。处方：乌梅15克，黄连10克，黄柏12克，肉桂（后下）6克，细辛6克，黑附子10克，川椒10克，当归10克，干姜10克，炙甘草6克。水煎服，日1剂。服药10剂后，病人的口疮就不痛了，边缘的红肿渐消，口苦心烦、腹痛腹泻等其他症状也随之而解。又服6剂，他的口疮彻底消失了，后来一直未复发。

精彩点评：病人既有口疮红肿、痛势剧烈等热毒壅盛的症状，又有腹痛喜暖、得冷腹泻等虚寒症状；既有舌红少苔的虚热征象，又有口苦心烦的实热征象，还有胆怯易惊、睡眠不实等肝胆失调、心血不足征象。可谓上热下寒、寒热错杂、虚实兼见、气机紊乱。治疗采用《伤寒论》治疗蛔厥的"乌梅丸"，寒温并用、虚实兼顾、调畅气机，体现了中医"同病异治""异病同治"的原则。

滋阴降火法治疗口疮

姜某患有口疮，多方治疗未果，2002年3月17日来诊。病人舌尖部有小米粒大小的红点3处，疼痛异常，舌嫩红无苔，耳聋耳鸣，口干，脉细数。治宜滋阴降火。处方：知母10克，黄柏10克，生地黄12克，熟地黄12克，山萸肉10克，山药10克，牡丹皮10克，细辛6克，旱莲草12克，女贞子12克，甘草6克。服药20剂，病人口疮消除。

精彩点评：病人耳聋耳鸣、口干、舌嫩红无苔、脉细数，阴虚火旺之象昭然。故以熟地黄、生地黄、山萸肉、山药、女贞子、旱莲草滋阴补肾，知母、黄柏滋阴降火，牡丹皮凉血祛火，细辛止痛，甘草调和诸药。药简力专，疗效可靠。

麻黄附子细辛汤加味治疗口疮

阜平县季某因口疮久治不愈来诊。其舌尖部有一个绿豆大小的溃疡面，舌质淡有齿痕，苔薄白，脉沉细。细询得知，病人半年来经常身热怕冷，因口疮导致食欲不好，精神不振，体力下降，经常力不从心，不得已从工作岗位跑出来眯瞪一会儿，为此没少挨领导的批评，希望在治疗口疮时对这一症状予以考虑。根据其脉症，我就想此证可能是心肾阳虚，舌体失于温煦所致，就以麻黄附子细辛汤为基础开了一张处方：黑附子（先煎）30克，麻黄10克，细辛6克，当归10克，炙甘草6克。水煎服，日1剂，5剂。病人拿着处方，仔细端详了半天，迟迟不去取药。我看透了他的心思，笑着对他说："老季，你肯定觉着这个方子的药味太少。你以前可能吃过不少大方，但药不在多而在精，药味繁杂，不一定能起到理想的效果，如果我的判断没错，吃完这5剂药你的病也就好得差不多了。再者你得病时间也不短了，也不差这5天，而且这5剂药也不贵，你就权当试试吧！"病人很不情愿地取走了药，不过10天，他去石家庄中途路过我这儿，专门来医院登门道谢，说服了那5剂药后口疮就好了。

精彩点评：心开窍于舌，舌为心之苗；足少阴肾经挟舌本，心肾经气不利，往往可以通过舌体的变化反映出来。病人心肾阳虚，舌体失于温养，不耐外界刺激，同样可发生口疮。《伤寒论》指出："少阴之为病，脉微细，但欲寐也。"今重用附子温心肾之阳；细辛芳香走窜，通彻表里，助阳达邪；麻黄温散寒邪；当归养血和血；炙甘草益气，促进溃疡面愈合。此证的治疗效果说明了经方方证对应的可靠性。

三、眼病

一般说来，眼病与肝肾关系比较密切。中医认为肝藏血，开窍于目，肾藏精，肾精肝血充盈则目视功能正常，肝肾阴虚则视物不明。《灵枢·大惑论》说"五脏六腑之精气皆上注于目而为精"。这里的"精"是指精明，也就是眼的视觉功能。因此眼病不是孤立存在的，五脏六腑功能失调皆可影响眼睛的正常功能而发生眼病。

益气养阴、滋补肝肾法治疗视物昏花

胡某胃癌手术后做了两个疗程的化疗，以致食欲不振、恶心呕吐、气短乏力、动则心悸、头发脱落，尤其要命的是视物模糊，看久了就什么也看不见了。2000 年 6 月 17 日胡某来找我治疗。当时病人面色晦暗，毛发稀疏，精神萎靡不振，说话气短，舌红无苔，脉细而无力。此因气阴双亏、肝肾不足、肾精肝血不能上注于目，影响眼睛视物功能也。治当益气护阴、补肝肾、养精血。处方：太子参 10 克，熟地黄 10 克，枸杞子 10 克，山药 10 克，山萸肉 10 克，当归 10 克，竹茹 10 克，陈皮 10 克，菊花 10 克，决明子 15 克，炙甘草 6 克。水煎服，日 1 剂。服药 15 剂，病人呕吐停止，食欲好转，心悸气短诸症减轻，视力基本复常，即以杞菊地黄丸善其后。

精彩点评：中医认为"肝受血而能视"。这位病人化疗之后，耗气伤血，碍脾败胃，损伤肝肾，以致气阴不足，后天无力奉养先天，肾精肝血不能上注于目，视力受到严重损伤，几乎"暴盲"。今用太子参、炙甘草气阴双补，恢复各个脏腑的气化功能；熟地黄、枸杞子、山药、山萸肉滋补肝肾；当归养血和血；竹茹、陈皮健脾和胃止呕，兼制熟地黄、枸杞子、山萸肉等药滋腻碍脾的副作用；菊花、决明子清肝明目。诸药相合，益气养阴，滋补肝肾，健脾和胃，清肝明目，从而使气阴复，肾精足，肝血旺，眼睛明。

滋补肝肾法治疗视物昏花

年近八旬的郭某体弱多病，近一个月来视物昏花，离人五尺即看不清面目，全凭声音辨别。她很着急，多次去医院眼科检查，却得不到明确诊断，医生给了鱼肝油、维生素、三磷酸腺苷、明目地黄丸之类的药品，他服用后也不起多大作用。2004年12月12日郭某来找我。我见其面色晦暗，舌红少苔；问知腰膝酸软，夜间手足心热，口干，头晕耳鸣；切其脉细。知是肝肾阴虚，目睛失养。拟以滋补肝肾为治。处方：熟地黄12克，枸杞子12克，山药12克，女贞子12克，旱莲草12克，菊花10克，密蒙花10克，决明子12克，炙甘草6克。水煎服，日1剂。病人照此方一连服用1个多月，视力复常，腰膝酸软、头晕耳鸣诸症好转。

精彩点评：病人体弱多病、视物昏花、腰膝酸软、头晕耳鸣、夜间手足心热、口干、舌红少苔、脉细，肝肾阴虚之象昭然，前医予以明目地黄丸治疗，也可谓药证相符，只不过病重药轻，难以一时起效。今改丸为汤，以熟地黄、枸杞子、山药、女贞子、旱莲草滋补肝肾；菊花、密蒙花、决明子清头明目；炙甘草调和诸药，益气养目。药力专一，相辅相成，取效甚捷。

益气聪明汤加减治疗视物昏花

河南省安阳市周某，因视物昏花于2003年6月15日来诊。我望其面色萎黄，瞳仁白浊，舌淡苔薄黄；闻听语声低怯；问知病人自2001年下半年起视物模糊，逐渐加重，在安阳市医院诊断为早期白内障，多方治疗未果，至今视物愈加不清，口中干苦，有时憋得头脑发涨；切其脉，虚大无力。据此我辨证为中气不足、虚火上扰，即以益气聪明汤加减治之。处方：黄芪30克，党参15克，蔓荆子12克，葛根12克，升麻10克，黄柏12克，黄芩10克，白芍15克，密蒙花10克，菊花10克，决明子15克，炙甘草10克。姜枣为引，水煎服，日1剂。服药15剂后，病人发来短信，称服药后视物较前明显清晰，头脑已不发涨，口苦已除但仍发干，讨要下一步治疗处方。我就以原方去黄芩继服15剂作答。后病人来短信说照二诊方子服了一个多月后看东西基本清楚，未再行其他治疗。

精彩点评：五脏皆禀气于脾胃而行九窍。病人因饮食劳倦，损伤脾胃，中气不足，阴火内生，清阳之气不能上行头面奉养精明，所以视物昏花、头昏脑涨、口中干苦。故用黄芪、党参、炙甘草补气健脾；蔓荆子、葛根、升麻轻扬生发，鼓舞胃气上行头目使之清利；黄柏清热泻阴火；白芍平肝敛阴和血；再加黄芩清上焦之热；密蒙花、菊花、决明子清肝明目。服之则使中气得到补益，清阳上升，阴火下降，肝肾受益，目障头涨诸症皆除。

活血化瘀法治疗视物昏花

苏某因外伤而左眼红肿胀痛，视物不清，经用消炎药、降眼压药物治疗后红肿消退，视力好转，两个月后仍视物昏花，未达到正常视力，遂于1999年11月21日找我治疗。当时的情况是：左眼瞳仁有一高粱米大小的白浊区，中间色黑，视力0.7，右眼外观正常，视力1.5；病人表情郁闷，长吁短叹，自述两胁胀满，心绪烦乱，食欲不振，舌淡苔薄白，脉弦涩。四诊合参，此证当属气滞血瘀，络脉受阻，瞳仁失用。拟以疏肝解郁、活血通络法调治。处方：柴胡10克，赤芍10克，白芍10克，香附10克，川芎10克，桃仁10克，红花10克，茺蔚子10克，菊花10克，青葙子10克，谷精草10克，甘草6克。水煎服，日1剂。病人照此方服用一个月后来医院复查，左眼视力已恢复至1.0，瞳仁中间的白浊区消失。

精彩点评：病人眼睛外伤后本应抗炎消肿、利尿降眼压、活血化瘀同时应用，以求标本兼顾、恢复视力。前医忽略了这一点，只用消炎降眼压对症治疗，治标不治本，留下视力下降的后遗症，给病人的精神上造成了很大的创伤。反过来，病人心情郁闷，肝气郁结，气滞血瘀，愈发加重眼络的瘀滞，视力越发下降。今用柴胡、白芍、香附疏肝解郁，赤芍、川芎、桃仁、红花、茺蔚子活血化瘀，菊花、青葙子、谷精草清肝明目，甘草调和诸药。应当特别指出的是，本方加入川芎引诸药上行头目，茺蔚子祛瘀明目、渗湿利尿，这也是本方独到之处。上方集改善眼睛微循环、消炎降眼压、清肝明目于一方，靶向作用明确，疗效甚捷。

滋补肝肾、疏肝解郁法治疗飞蚊症

刘某患有飞蚊症，自觉眼前有3~4个黑点飞动，虽对视力无多大影响，却使人心烦，1998年春天来找我治疗。刻诊：病人自述3天前因家庭琐事与人吵架，第二天晨起醒来就感觉眼前有黑影晃动，搞得心绪烦乱，常无故发脾气。检查眼睛外观无明显改变，舌红少苔，脉弦细。辨证：肝肾阴虚、肝气郁结，影响肝窍，视觉异常。拟以滋补肝肾、疏肝解郁、清肝明目之法调治。处方：熟地黄10克，枸杞子12克，山药10克，女贞子10克，柴胡10克，白芍15克，菊花10克，谷精草10克，夜交藤30克，当归10克，甘草6克。水煎服，日1剂。病人照此方服药7剂后自觉眼前黑影变少变小，又自行去药店配了10剂药，服完后飞蚊症未再复发。

精彩点评：我们知道，肝开窍于目，眼科疾病大多由肝脏引起，而肝肾同源，肾脏功能的衰减往往亦能引起肝脏功能的变化。病人素常肝肾不足，视力必然会受影响，今因吵架后肝气郁结，影响到视觉而诱发飞蚊症。用熟地黄、枸杞子、山药、女贞子滋补肝肾；柴胡、白芍疏肝解郁；菊花、谷精草清肝明目；肝藏血，目受血而能视，故加当归补血和血，夜交藤养血安神；甘草调和诸药，从而使肝肾足、精血旺而视觉复常。

温肾养肝法治疗飞蚊症

李某患飞蚊症一年多，多方求治，未见成效，2004年秋季来诊。病人腰膝酸软、视力下降、耳聋耳鸣、舌淡苔薄白、脉沉细无力，我认为此乃肝肾不足、睛明失于濡养之故，即开了一张滋养肝肾的处方：熟地黄12克，枸杞子12克，女贞子10克，山药10克，菊花10克，青葙子10克，密蒙花10克，甘草6克。水煎服，日1剂。病人服药10剂，未见寸功，前来询问原因。我细摸其脉，发觉右尺脉似乎比左尺脉更加微弱，再次询问其症状，知其素常畏寒怕冷、四肢不温，此时方悟病人肾阳不足、肝脏亏虚，于是改用温肾养肝明目之法调治。处方：菟丝子10克，枸杞子10克，吴茱萸3克，山药10克，杜仲（盐炒）12克，熟地黄10克，当归10克，白芍10克，夜交藤30克，菊花10克，密蒙花10克，炙甘草6克。水煎服，日1剂。服药7剂，病人自觉眼前黑影减小减少，视力稍增。再服20剂，飞蚊症消失，视力明显增强，腰膝酸软、肢冷畏寒诸症消除。

精彩点评：一提到视力下降、耳聋耳鸣、腰膝酸软、脉沉细无力，多数医家都会想到病人是肝肾阴虚。但该病人右尺脉比左尺脉更加沉细无力、舌淡苔薄白、素常畏寒怕冷、四肢不温，提示肾阳不足、肝脏亏虚、睛明失于濡养。故用菟丝子、杜仲温肾助阳，枸杞子、山药、熟地黄滋补肝肾，吴茱萸温补肝肾，当归、白芍、夜交藤养血调肝，菊花、密蒙花养肝清肝明目，甘草调和诸药。本方配伍特点在于阴阳双补、肝肾同调、阴中求阳、养中兼清，助阳无辛热之弊，适合眼睛的生理特点。

清热利湿法治疗中心性浆液性脉络膜视网膜病变

曲阳县黄某视物模糊，单用左眼看书报则每行字上下弯曲似水纹波动，单用右眼看则字迹清晰正常，经曲阳县医院眼底检查诊断为中心性浆液性脉络膜视网膜病变，治疗半年多，效果不佳，2001年8月30日来诊。病人眼睛外观无异常，口苦，素常嗜爱烟酒，舌苔黄腻而厚，脉滑。我认为这是湿热内蕴、上熏睛明所致的视觉异常，就开了一张清热利湿的方剂：薏苡仁30克，白蔻仁10克，炒杏仁10克，厚朴12克，半夏10克，白通草3克，滑石（布包）30克，竹叶10克，栀子10克，茺蔚子10克。水煎服，日1剂，7剂。

9月7日复诊，病人服药后自觉视力较前稍显清晰，口苦已除，舌苔白厚而腻，脉滑。原方去栀子，加苍术12克，7剂。9月15日三诊，视力较前明显清晰，单用左眼看书字行仍然弯曲，但已无波动感，舌苔白，脉滑。予二诊原方15剂。病人服完后视力正常，随访至今未发。

精彩点评：中心性浆液性脉络膜视网膜病变，是以黄斑部及其附近局限性浆液性神经上皮脱离为特征的常见眼底病变。其发病原因与精神紧张、情绪异常、过敏、感冒、感染、高血压、糖尿病、过度疲劳和烟酒刺激等均有关，常见诱因有睡眠不足、紧张、劳累、情绪波动等。目前中西医均无特效特定治疗方法。本例病人素常嗜爱烟酒，使湿热内生，湿热之邪上熏睛明，即造成视觉异常。方中三仁汤（薏苡仁、白蔻仁、炒杏仁、厚朴、白通草、半夏、滑石、竹叶）清热利湿；加栀子清热泻火；茺蔚子活血利尿明目，可改善眼底微循环，促进视力恢复。二诊时火热之象稍减，苔黄口苦已除，故去栀子加苍术燥湿健脾，增强方剂的祛湿之力，同时苍术含有大量维生素A和维生素D，对眼睛视力恢复大有帮助。

清肝泻热法治疗目赤肿痛

孙某一觉醒来，两眼红肿疼痛，赶紧到村卫生室去找医生治疗，村医检查后说是得了急性结膜炎，给了点红霉素、醋酸泼尼松（强的松）、盐酸吗啉胍（病毒灵）、盐酸小檗碱（黄连素）、维生素 C，服用两天，没什么效果，眼睛越发肿得厉害，1989 年 7 月 15 日来卫生院找我治疗。病人白睛发红，肉轮红肿，眼泪直流，眼睛酸痛，视物模糊，舌质偏红，舌苔薄黄，脉弦数。我认为此证系肝胆热盛、熏蒸睛明之故，就以龙胆泻肝汤为基础，开了一张清肝泻热、消肿明目的处方：柴胡 10 克，龙胆草 12 克，栀子 10 克，黄芩 10 克，生地黄 10 克，菊花 10 克，草决明 15 克，蒲公英 30 克，当归 10 克，白芍 10 克，甘草 6 克。水煎服，日 1 剂。服药 3 剂，眼睛红肿明显减轻，酸痛消失，仍视物模糊，舌脉同前。继服 2 剂，诸症悉除。

精彩点评：肝开窍于目，肝胆热盛、熏蒸睛明，则目赤肿痛、视物模糊、眼睛流泪在所难免；舌红苔黄、脉弦数也正是肝胆热盛之征象。故以柴胡、龙胆草、栀子、黄芩清肝胆之热；蒲公英清肝经热毒；生地黄清热养阴，使热毒去而阴不伤；当归、白芍养血柔肝；菊花、草决明清肝明目；甘草清热解毒、调和诸药。诸药相合，祛肝胆之热，清肝经热毒，养血柔肝，清肝明目，清热不伤阴，养血而明目。

滋补肝肾、养血祛风法治疗迎风流泪

病人吴某患迎风流泪十几年，甚为所苦，2001 年春找我治疗。我查其眼睑、舌脉皆未发现明显改变，唯左侧寸关尺细而无力，就开了一张滋补肝肾、养血祛风的处方：熟地黄 10 克，枸杞子 10 克，女贞子 10 克，黑芝麻 10 克，柴胡 6 克，白芍 10 克，当归 12 克，菊花 10 克，防风 10 克，荆芥 10 克，甘草 6 克。并告知此病虽非大病，却缠绵难愈，先照这个方子吃 10 服左右，如果有效就继续吃，如果无效就算了。谁料一个月后病人告诉我，吃了不到 20 服药，多年的迎风流泪竟然好了。

精彩点评：左侧寸脉属心，心主血；关脉属肝，肝开窍于目；尺脉属肾，肝肾同源。寸关尺皆细而无力，说明病人心血、肝肾都不足，精血皆衰，眼睛的功能就会异常，迎风流泪则势在必然。故用熟地黄、枸杞子、女贞子、黑芝麻养肾精，当归、白芍补肝血，柴胡引精血入肝上达睛明，防风、荆芥祛风，菊花清肝祛风明目，甘草调和诸药。诸药相合，使肝肾足、精血旺、眼睛功能正常，何惧风邪外袭而泪流？

四、耳疾

肾开窍于耳，耳科疾病与肾关系极大，且耳聋耳鸣多与肾精亏虚有关；肝肾同源，肝血不足者往往累及肾精亏虚，所谓"子盗母气"是也。肝和胆互为表里，足少阳胆经绕耳而行，故肝胆湿热也常常诱发耳科疾病。

滋阴补肾法治疗耳聋

邻乡 50 岁的赵某耳聋近十年。有一次我出诊路过该村，他拦住我讨要治聋药方，我即停下车来为他做了一个简单的诊断。经询问得知，他在四十二三岁时还耳聪目明，后来家庭出了变故，上了"大火"，耳朵就整天响，治了几次也没治好，逐渐耳聋。这几年还感觉一年比一年聋得厉害，牙也掉完了，眼睛也花得厉害。望其舌质偏红少苔，切其脉沉细。我就说："从你的症状、舌苔、脉象分析，你的耳聋是肾精不足造成的，这种病治疗起来效果相当慢，你先吃一段六味地黄丸看看吧，要长时间坚持吃，最少也要吃半年。"他遵嘱而行，半年之后耳朵果然不怎么聋了，眼睛也不怎么花了。

精彩点评：病人因家庭变故，肝气郁结，郁久化火，肝胆热盛，导致耳鸣。因失治误治，火郁不解，耗烁真阴，耳朵失养，必发耳聋。六味地黄丸由宋代名医钱乙根据医圣张仲景《金匮要略》金匮肾气丸去附子、肉桂而成。方中熟地黄滋阴补肾、益髓填精，山萸肉补益肝肾、涩精，山药补脾益肾，谓之"三补"；泽泻利湿泻浊、防止熟地黄滋腻碍脾，牡丹皮清泻相火、兼制山萸肉之温涩，茯苓渗湿健脾、助山药健运，谓之"三泻"。该方以补为主，补药重于泻药；肝脾肾三阴同补，以滋补肾阴为主，从而使肾阴足，耳聪目明。

滋阴潜阳、镇心安神法治疗耳聋耳鸣

徐某患耳聋耳鸣四五个月，1993 年 11 月 21 日来诊。症见耳聋耳鸣，心悸失眠，腰痛腰酸，有时遗精，口干口苦，舌质偏红，苔薄白，脉细数。四诊合参，此证当属心肾阴虚、虚阳亢奋之神经性耳聋。治宜滋阴潜阳、镇心安神。予以六味地黄丸合磁朱丸口服。1 个月后，病人欣然来告，服药后耳聋耳鸣、心悸失眠、遗精口苦等症已除，腰痛腰酸好转。嘱其停用磁朱丸，继服六味地黄丸 1

个月以善其后。

精彩点评：肾开窍于耳，耳部疾患多与肾脏有关；心火亢奋，有时也可引起心神不宁而耳鸣。病人腰痛腰酸、遗精、心悸失眠、口干口苦、舌质偏红、脉象细数，当属阴虚阳亢，虚以肾阴虚为主，亢以心阳偏亢为主。故以六味地黄丸滋阴补肾治其本，磁朱丸镇心安神、镇潜虚阳治其标。

龙胆泻肝汤加味治疗耳聋耳鸣

郑某因邻里纠纷，与人争吵时气血上涌，发生耳鸣，第二天晨起后发觉耳内疼痛，还有点耳背，急来医院治疗。我见其面色通红，耳朵发赤，耳根压痛，口苦，小便黄赤，舌红苔黄，脉象弦数，认为是肝胆热盛、上冲于耳之故，即以龙胆泻肝汤为基本方，开了一张祛肝胆实火、泻肝胆热毒的处方：柴胡10克，龙胆草12克，栀子10克，黄芩10克，蒲公英30克，连翘10克，磁石（先煎）30克，生地黄15克，大黄（后下）10克，黄连10克，甘草6克。水煎服，日1剂。病人服药3剂，诸症悉除。

精彩点评：肝与胆互为表里，足少阳胆经绕耳而行。病人暴怒伤肝，肝火上炎殃及少阳，耳朵受累，发生耳鸣；火郁不解，腐蚀耳膜，导致耳痛耳聋。急用大苦大寒的龙胆草配苦寒泻火的栀子、黄芩、大黄、黄连泻肝胆实火；蒲公英、连翘泻火解毒，防止火溃成痈；配入生地黄清热凉血，防止苦寒伤阴；磁石重镇安神、潜阳聪耳；甘草清热解毒、调和诸药；柴胡引诸药入肝胆而使肝胆实火退、耳聋耳鸣除。

益气聪明汤加减治疗耳聋

顾某耳聋半年，多方治疗效果欠佳，2002年6月11日来诊。病人面色萎黄，近一年来食欲不振，精神不振，体倦乏力，有时眩晕头痛，舌淡苔薄白，脉弱。脾虚气弱之象昭然。以益气聪明汤为基础加减治疗。处方：党参15克，黄芪30克，白术10克，山药12克，蔓荆子10克，葛根10克，升麻3克，白芍10克，炙甘草6克。姜枣为引，水煎服，日1剂。服药7剂，病人食欲、精神、体力、头痛、眩晕皆有好转，耳聋减轻，再服14剂，诸症豁然。

精彩点评：肾开窍于耳，听力好坏与肾气盛衰关系极大。然肾为先天之本，脾胃为后天之本，先天之本需赖后天之本不断奉养，才能生生不息。病人脾胃虚弱，食欲不振，运化无力，以致精神不振、体倦乏力；中焦运化失司，清阳不升，浊阴不降，所以头痛眩晕；后天不足，先天失养，肾气衰败，则听力减退在所难免。益气聪明汤出自金元时期的《东垣试效方》，具有补中气、升清阳、散风热之功效，善治中气不足、清阳不升而致风热上扰、头痛眩晕、内障初起、视物不清、耳鸣耳聋或齿痛等症。今用其加白术、山药增强方剂的健脾益气之力；因病人脾胃虚弱，恐黄柏苦寒伤胃，故去之，并加姜枣顾护脾胃、调和营卫。

温补肾阳法治疗耳聋耳鸣

董某因耳聋耳鸣于 2014 年 3 月 11 日找我诊治，自述耳聋耳鸣快一年了，找了不少医生，服了不少药品，有中药也有西药，就是不见好转；现在不只是耳聋耳鸣，腰也酸痛，腿也没劲儿，头晕，四肢怕冷，整天没精神，老想睡觉。舌淡苔薄白，有齿痕，脉沉细无力。我对她说："你这病是肾气不足、命门火衰造成的，我给你开个方子看看效果吧。"处方：熟地黄 12 克，山药 12 克，山萸肉 10 克，菟丝子 12 克，黑附子 10 克，桂枝 12 克，茯苓 12 克，泽泻 10 克，吴茱萸 3 克，磁石（先煎）30 克，杜仲（盐炒）12 克，巴戟天 12 克，炙甘草 6 克。水煎服，日 1 剂。病人照方服了 10 剂药，耳聋耳鸣、腰酸腿软、头晕思睡都有好转，问我要不要更换处方？我答复不必更改，只把方中的吴茱萸去掉就行了。她照方一直坚持服用了 1 个月，症状基本消除。我又让她服了 1 个月的桂附地黄丸以巩固疗效。

精彩点评：提到耳聋耳鸣，人们首先会想到肾精亏虚或肝火上炎、肝阳上亢，但那只是一个片面理解，肾气不足、命门火衰、耳朵失于温养，同样导致耳聋耳鸣。今用熟地黄、山药、山萸肉填补肾精，黑附子、桂枝、菟丝子、杜仲、巴戟天温补肾阳，吴茱萸温补肝肾，茯苓、泽泻健脾渗湿并防止熟地黄等补肾填精药滋腻碍脾，磁石镇潜浮阳，炙甘草补中益气、调和诸药。诸药合而能使肾气充足、命火归原、耳朵听觉灵敏。

平肝潜阳法治疗耳鸣

林某耳鸣十多天，1998 年 7 月 12 日来诊。刻诊：耳鸣、头晕、心烦易怒、失眠多梦、头脑涨痛、舌红苔黄、脉弦数，血压 150/100mmHg。辨证：肝阳上亢。治宜平肝潜阳。处方：石决明（捣，先煎）30 克，罗布麻 10 克，白芍 12 克，枸杞子 12 克，生地黄 12 克，珍珠母（先煎）30 克，磁石（先煎）30 克，朱砂（研，冲）0.5 克，生龙骨（先煎）30 克，生牡蛎（先煎）30 克，天麻 10 克，甘草 6 克。水煎服，日 1 剂。服药 5 剂，病人耳鸣头晕诸症好转，在村卫生室测量血压 140/90mmHg，就自行在药店照原方又取了 7 剂药。病人 7 月 25 日复诊，耳鸣头晕、头脑涨痛、心烦易怒诸症已除，血压降至 120/80mmHg。

精彩点评：病人耳鸣、头晕、心烦、易怒、失眠、头涨痛、血压升高、舌红苔黄、脉弦数，应属肝阳上亢。故用石决明、珍珠母、磁石、生龙骨、生牡蛎平肝潜阳；罗布麻平肝降压；白芍柔肝；阳亢者阴必虚，病人虽未显现阴虚症状，也加入枸杞子、生地黄滋阴潜阳；再加朱砂重镇安神、甘草调和诸药，则肝阳上亢引起的耳鸣可以休矣。

清热利湿法治疗外耳道湿疹

顾某耳郭奇痒难忍，抓破后流出了不少黄水，结痂成疮，越长面积越大，最后脸上也长上了黄水疮，去了不少医院，都说是湿疹，但内服、外用药用了不少，效果就是不好，2000 年 6 月 3 日来找我。当时病人内耳道、耳郭、两侧脸颊部都长有黄水疮，瘙痒难忍，舌苔黄腻而厚，脉滑数，俨然一派湿热弥漫之象。我就以三仁汤为基础，开了一张清热利湿的方剂：薏苡仁 30 克，炒杏仁 10 克，白蔻仁 10 克，厚朴 15 克，滑石（布包，先煎）30 克，半夏 10 克，竹叶 10 克，柴胡 10 克，白芷 10 克，甘草 6 克。水煎服，日 1 剂，7 剂。6 月 11 日病人复诊，自述服药后瘙痒感明显减轻，但黄水疮的面积看不出减小，舌苔脉象也无显著改变，我就在原方基础上加苍术 15 克，大黄 3 克。继服 10 剂，病人外耳道湿疹痊愈。

精彩点评：病人耳郭奇痒，破溃后流黄水，黄水结痂成黄水疮，乃湿邪作祟，再加舌苔黄腻而厚，脉滑数，湿热之象已昭然若揭。用三仁汤（薏苡仁、杏仁、白蔻仁、厚朴、半夏、竹叶、通草）去通草加滑石清热利湿而使湿热分消；

加柴胡引诸药达于肝胆经脉；因黄水已经浸淫面部，故加阳明经引经药白芷祛风除湿；甘草清热解毒、调和诸药。湿热分消，黄水疮去。

清肝胆湿热法治疗外耳道湿疹

屈某患外耳道湿疹3个月，1988年3月19日来诊。刻诊：病人外耳道被一层厚厚的黄痂遮盖，奇痒难忍，抓破后流黄水，口苦，大便干结，小便黄赤，自述骚味很大，舌红苔黄腻，脉弦滑。辨证：肝胆湿热、浸淫成疮。应以清利肝胆湿热为治疗大法。处方：龙胆草12克，柴胡10克，栀子10克，黄芩10克，泽泻15克，车前子（布包）30克，茵陈30克，大黄6克，甘草6克。水煎服，日1剂，5剂。3月25日复诊，服药后自觉湿疹处瘙痒减轻，口苦便干、尿溲黄赤等症也有好转，原方继服5剂，湿疹消失，诸症皆除。

精彩点评：本案与上案的区别点在于口苦便干、尿溲黄赤、脉象弦滑。弦脉主肝胆，舌苔黄腻主湿热，再结合疾病的发病部位和症状，辨证为肝胆湿热确切属实。用龙胆泻肝汤加茵陈清利肝胆湿热，不用木通、当归、生地黄，是因当归、生地黄助阴生湿，木通的毒副作用太大。

清热解毒法治疗中耳炎

孙某耳内疼痛六七天，服用消炎止痛药5天效果不佳，1989年12月14日来诊。刻诊：耳内胀痛，耳郭发红发热，耳根部压痛，用手抻拽耳郭部疼痛加剧，舌红苔薄黄，脉象弦数。辨证：毒热内蕴。以清热解毒法治之。处方：金银花30克，连翘10克，蒲公英30克，紫背天葵子12克，柴胡10克，野菊花10克，紫花地丁10克，甘草10克。水煎服。上药煎好前加白酒50毫升，开锅后再煎煮5分钟将药液滤出，趁热喝下后盖被取微汗。连服3剂，病人耳内胀痛明显减轻，继服3剂，诸症消失。

精彩点评：病人耳内胀痛、耳郭发红发热，符合"红、肿、热、痛"的炎症条件，也就是中医所谓的"痈、疡、疖、肿"，用五味消毒饮（金银花、野菊花、蒲公英、紫背天葵子、紫花地丁）加连翘清热解毒，祛肿消痈散结；少加酒以通血脉，有利于痈肿疗毒之消散；再加柴胡引诸药达于肝胆。诸药配合成方，共奏清热解毒、散结消肿、去除中耳炎症之功。

五、鼻腔疾病

鼻为肺之窍，鼻腔疾病多与肺有关。本小节讨论的内容不包括感冒后肺气不宣所引起的鼻塞、打喷嚏、流鼻涕等，主要是鼻炎、鼻窦炎、额窦炎等鼻腔疾病的治疗方法。至于副鼻窦炎、蝶窦炎、筛窦炎等鼻腔疾病的治疗，多与鼻炎、鼻窦炎、额窦炎的治疗大同小异，不再单独讨论。肺窍不利，肺的功能必然会受到影响，免疫功能就会下降，病人极易感冒，所以治疗鼻腔疾病多用解表药。另外"鼻气通于天"，天为首，所以鼻腔疾病多能引起头痛、头涨、头闷、头晕等症状，提醒同行在临床注意。

桂枝汤加味治疗过敏性鼻炎

胡某经常鼻塞、流涕，每逢秋冬季节更加严重，有时候在室内好好的，出门被风一吹就鼻子发痒、打喷嚏，继而鼻塞不通、说话声重，不由自主地想揉按鼻翼，可越揉越不通气，很是难受。胡某曾多处求医，好几家医院诊断为过敏性鼻炎，他服用了不少中西药品，可那些药一开始服还管用，继续服下去就没有效果了。1999年11月17日胡某找我治疗。刻诊：鼻塞、鼻痒、不时打喷嚏、鼻涕清稀，自述鼻炎影响睡眠、白天头昏脑涨、口淡无味、食欲不振、有时干呕，舌淡苔薄白，脉缓。此时，我的脑海中浮现出一句方歌"鼻鸣干呕桂枝功"，随即开了一张桂枝汤加辛温通窍药的处方：桂枝10克，白芍10克，辛夷10克，苍耳子10克，甘草6克。姜枣为引，水煎服，日1剂。服药5剂，病人一出门见风就鼻塞、打喷嚏的症状明显减轻，睡眠、食欲也有好转。继服6剂，诸症消除。嘱其服用玉屏风口服液2盒以提高免疫力。

精彩点评：病人鼻塞、流涕，秋冬加重、遇风发作，舌淡苔薄白，脉缓，显然与风寒束肺有关；病情反复发作，必定免疫功能低下，表虚不固。"鼻气通于天"，鼻窍不利，清气通过困难，不足以奉养神明，所以白天头昏脑涨、夜晚影响睡眠；足阳明胃经循鼻外，鼻窍不利，势必影响胃的受纳、运化功能而食欲不振，恶心呕吐。其治宜辛温通窍、益气固表。然"急则治其标"，故用辛夷、苍耳子辛温通窍；桂枝汤（桂枝、白芍、生姜、大枣、甘草）解肌理肺、调和营卫，临床实践证明，调和营卫对一些过敏性疾病有较好的治疗作用。鼻窍通利后，再用玉屏风口服液（黄芪、白术、防风）益气固表、提高机体免疫力。

化痰祛湿通窍法治疗上额窦炎

赵某经常感冒，经过治疗后，仍鼻塞，流浊涕，头昏头痛，1998年4月经某医院CT检查诊断为上颌窦炎，未进行任何处理而来找我诊治。现症：鼻塞、流浊涕、气味腥臭，自述头痛、头昏、记忆力衰退、有时咯吐青绿色浓痰块、失眠多梦，舌淡苔白，脉滑。四诊合参，此证当属痰湿阻遏鼻窍，以致清阳不升、浊阴不降。治当化痰祛湿通窍。处方：桔梗10克，半夏10克，胆南星10克，苍耳子10克，辛夷10克，薏苡仁30克，炒杏仁10克，滑石（布包）30克，苍术10克，甘草6克。生姜为引，水煎服。服药7剂，病人鼻塞、流涕、头痛、头昏、睡眠好转，仍苔白脉滑。原方去滑石，加远志10克，病人继服10剂而诸症消除，随访至今，未见复发。

精彩点评：病人鼻塞、流浊涕、气味腥臭，乃痰浊阻于鼻窍之象；鼻窍不利，清阳通过受阻，难以奉养元神所以头痛、头昏、记忆力衰退、失眠多梦；舌淡苔白、脉滑是痰浊内阻之象。故用半夏、胆南星祛痰，薏苡仁、滑石祛湿，苍耳子、辛夷通窍，远志祛痰益智安神，苍术祛湿化浊，桔梗、杏仁引诸药达于肺经，甘草清热解毒、调和诸药。痰湿除，鼻窍通，元神得养，诸症消除。

六、咽喉疾病

咽喉疾病是五官科最常见病症，可表现为喉咙（咽喉部、扁桃体）疼痛、喑哑和不适，往往是由轻度感染或局部刺激引起的。

甘桔汤治疗少阴喉痹

徐某咽喉干痛、喉部发痒、时有咳嗽多日，自服红霉素、维生素C、银翘解毒丸无效，1979年5月31日来卫生院找我诊治。病人扁桃体不红不肿，双肺呼吸音粗糙，无干湿啰音，舌淡苔薄白，脉象细而略数。仔细询问，知病人咽部不适似有异物，偶尔也咳出一块痰液，其色白中透绿，不带泡沫。初步诊断为"梅核气"，欲用半夏厚朴汤进行治疗，刚要动笔，脑子突然灵光一现，不对，"梅核气"应该咽喉不显疼痛，也无发干发痒，更不该咳出浓痰。此病按肺经风热或肺经实热治疗也都不对症。最后考虑到病人脉细略数，决定按少阴喉痹治疗。处方：桔梗30克，甘草30克。嘱病人先取药3剂，回家试试疗效，谁知3天后病人复诊，高兴地说这3剂药药味不多，价格不贵，还不难喝，吃了以后还挺管用，要求照原方再服几剂。我就按原方又开了3剂药。病人服用完毕后就一切症状消除了。

精彩点评：甘桔汤，《金匮要略》原称桔梗汤，是治疗少阴喉痹、肺痈吐脓、火郁在肺、干咳无痰的名方。方中桔梗苦辛清肺而利膈，甘平除热，又能开提血气，是治疗咽痛喉痹的要药；甘草甘平解毒而泻火。区区两味药，兼顾手太阴肺经、足少阴肾经二经，以此可证经方之不谬也。

疏风散热、清热解毒法治疗咽喉肿痛

严某咽喉肿痛四五天，自服草珊瑚含片、头孢氨苄胶囊、安乃近无效，1988年4月27日来找我治疗。症见扁桃体红肿，头痛发热、无汗，面目通红，时有干咳，口干口渴，小便黄赤，体温38.8℃，舌尖红苔薄黄，脉浮数。诊断为外感风热、卫表郁闭、肺失清肃。以疏风散热、清热解毒法调治。处方：金银花15克，连翘10克，竹叶10克，荆芥10克，牛蒡子10克，薄荷10克，桔梗10克，板蓝根（先煎10分钟）15克，芦根15克，甘草6克。水煎20分钟即服，日1剂。服药3剂，病人热退身和，口干口渴基本消除，仍咽喉肿痛，但明显减轻，时有干咳，查扁桃体仍然发红，舌脉同前。效不更方，仍以原方继进3剂，病人一切复常。

精彩点评：外感风热，肺气郁闭，毛窍开合失司，故头痛发热、无汗；风热外袭上犯于肺，肺气失宣，则见咳嗽；风热搏结气血，蕴结成毒，热毒侵袭肺系门户，则见咽喉红肿疼痛；风热伤津，故口干口渴；舌尖红，苔薄黄，脉浮数均为外感风热之佐证。治宜疏风散热，清热解毒。方中金银花、连翘气味芳香，既能疏散风热，清热解毒，又可辟秽化浊，透散表邪；薄荷、牛蒡子辛凉，疏散风热，清利头目，且可解毒利咽；荆芥辛而微温，解表散邪，虽属辛温，但辛而不烈，温而不燥，配入辛凉解表方中，增强辛散透表之力，是为去性取用之法；芦根、竹叶清热生津；桔梗开宣肺气而止咳利咽；甘草既可调和药性，护胃安中，又合桔梗止咳利咽；加入板蓝根，清热解毒抗病毒；不用淡豆豉，是因为现今药房多不经营该品，不好购得。本方实际是银翘散去淡豆豉加板蓝根，所用药物绝大部分均系清轻之品，加之只煎 20 分钟，符合吴鞠通老先生"香气大出，即取服，勿过煎"及"治上焦如羽，非轻莫举"的用药原则。

清热解毒法治疗咽喉肿痛

郭某咽喉肿痛，声音嘶哑，口气较重，口干而苦，1989 年 11 月 15 日到卫生院找我治疗。病人扁桃体红肿，有化脓迹象，额头发烫，体温 38.8℃，自述小便黄赤，大便干结，舌红苔黄而干，脉数而有力。此肺经热盛，壅滞咽喉，毒热之邪侵及血液，有化腐成脓之虞。拟以清热解毒之法调治。处方：金银花 30 克，连翘 12 克，黄芩 10 克，板蓝根 30 克，山豆根 10 克，牡丹皮 12 克，玄参 15 克，牛蒡子 10 克，生甘草 10 克。水煎服，日 1 剂。服药 3 剂，病人咽喉疼痛、口干、口中臭味均减轻，仍声音嘶哑、口苦，体温 37℃，舌红苔薄黄，脉数而有力。以原方再服 5 剂而愈。

精彩点评：病人咽喉红肿疼痛，口臭、口干而苦，小便黄赤，大便干结，舌红苔黄而干，脉数而有力，一派火热壅盛之象；咽喉属肺系，乃呼吸之门户，声音嘶哑，知是肺经热盛；邪实正不衰，邪正相争，故而体温升高；扁桃体有化脓迹象，说明热毒已深入血分，欲化腐成脓。急用金银花、连翘、板蓝根、山豆根、牛蒡子、生甘草清热解毒，牡丹皮、玄参凉血解毒，黄芩清热泻火。且黄芩又是肺经专用药，山豆根、牛蒡子又是咽喉疾病常用药，生甘草既可清热解毒，又可缓急止痛，顾护脾胃，诸药合用，药简效专，取效甚捷。

滋阴解毒法治疗咽喉干疼

李某系小学教师，常年在教学一线工作，用嗓子较多，2000 年 4 月 11 日来医院找到我，自述近 1 年来经常咽喉疼痛，嗓子发干，声音嘶哑，服了不少消炎药、西瓜霜、六神丸、江中草珊瑚含片，也喝过几剂中药，都不管用。我详细为她做了检查：咽部充血，扁桃体肿大，手心发热，舌嫩红无苔，脉细数。询知口干舌燥，大便干结。此乃肺阴虚、肾阴虚，毒热蕴结咽喉之故也。以滋阴解毒法调治。处方：金银花 30 克，连翘 10 克，麦冬 12 克，玄参 15 克，桔梗 10 克，生地黄 12 克，牡丹皮 12 克，板蓝根 30 克，蝉蜕 10 克，生甘草 6 克。水煎服，日 1 剂。服药 5 剂，病人诸症都有明显好转，舌脉同前。原方加马勃 3 克继服 10 剂，咽痛咽干消失，声音复常，扁桃体、咽部检查正常，仍舌红脉细，手足心发热，以六味地黄丸善其后。

精彩点评：咽喉疼痛属阴虚毒壅者临床虽然不多，但并非罕见。病人为阴虚体质，用嗓子较多，伤及声带，所以经常咽喉干疼、声音嘶哑；外感风热或七情化火，火郁成毒，搏结咽喉，所以咽部充血、扁桃体肿大；手心发热、口干舌燥、大便干结、舌嫩红无苔、脉细数皆阴虚火旺之候。方以金银花、连翘、板蓝根清热解毒，其中金银花、连翘质轻芳香，能使热清毒解而不伤阴，板蓝根善于解毒利咽；麦冬、生地黄、玄参养阴生津，其中玄参又能凉血解毒；牡丹皮凉血散火郁；蝉蜕、马勃宣肺利咽开音；桔梗开宣肺气，引诸药上达咽喉；加入生甘草，既可清热解毒，又能调和诸药。

麻黄附子细辛汤加味治疗咽喉疼痛

邻乡尤某，咽喉疼痛两个多月，附近几个有名望的医生都看遍了，消炎药、激素、中药服了一大堆，就是没有疗效，服点激素就好几天，不服激素就返回原先的痛势，跑了几趟县医院、县中医院还是效果平平。2015 年 7 月 8 日尤某找我诊治。经检查，其扁桃体不大，咽部稍微充血，舌淡苔薄白，脉沉细无力。详细询问得知，病人自患病以来，精神一直萎靡不振，一无人陪伴就躺在床上，昏昏欲睡，但又睡不着，不愿下田劳动。我心想：咽喉疼痛的主要原因是炎症，一般炎症都有红肿热痛的表现，现在人们对于炎症的治疗都习惯于使用清热解毒的药物，没有疗效或疗效不显著就加大用量。这个病人仅有疼痛和微红，没有肿和热的表现，应用清热解毒药多半不会出现疗效；同时病人精神不振，昏昏欲睡，舌淡苔薄白，脉沉细无力，这不正合《伤寒论》"少阴之为病，脉微细，但欲寐也"？于是我提笔开了一张助阳利咽的方剂：麻黄 10 克，细辛 6 克，附子（先煎）12 克，桔梗 10 克，甘草 6 克。水煎服，日 1 剂。病人服了 3 剂药，咽喉疼痛大有减轻，高兴异常，又照原方取了 3 剂，服后咽喉疼痛消除，精力充沛，体格健壮如初。

精彩点评：咽喉乃肺系之门户，咽喉疾病多与肺经有关；足少阴肾经从肾上行，穿过肝和膈肌，进入肺，沿喉咙，到舌根两旁，该经有病也可能引起咽喉部疼痛；手少阴心经的支脉挟食管上行连于目系，其循行部位也在咽喉附近，咽喉疼痛还可能与该经有关。病人咽喉疼痛日久，显然已无表证；服消炎药、清热解毒药无效，则炎症、毒热性不大；自患病以来，一直精神萎靡不振，一无人陪伴就躺在床上，昏昏欲睡，但又睡不着，不愿下田劳动，舌淡苔薄白，脉沉细无力，一派心肾阳虚征象。故用附子温补心肾之阳，振奋阳气，驱邪外出；麻黄辛温发散，散阴疽，消癥结，还可引药入肺系。《本草正》说："若寒邪深入少阴、厥阴筋骨之间，非用麻黄、官桂不能逐也。"细辛芳香气浓，性善走窜，归肺肾二经，可温阳止痛；桔梗善治咽喉疼痛；甘草缓急止痛。诸药和而用之，温阳利咽，诸症消除。

辛凉解表法治疗声音嘶哑

胡某一觉醒来，感觉嗓子干痛，喝了几口凉白开，嗓子干痛不解，急忙唤醒爱人找消炎药，说话时发现声音嘶哑，语音含糊不清，天一亮即跑到卫生室，村医给了3天的头孢类抗生素、黄氏响声丸、江中草珊瑚含片，胡某吃完也不见好转，便到医院来找我。病人咽喉部充血，舌尖红，脉浮数，体温38℃。断为外感风热，风热之邪搏结咽喉，咽喉不利，治宜辛凉解表、利咽开音。处方：金银花15克，连翘10克，牛蒡子10克，荆芥10克，薄荷（后下）10克，蝉蜕10克，麦冬10克，甘草6克。水煎服，日1剂，5剂。病人服用后，咽干咽痛消除，声音嘶哑减轻，体温复常，但脉仍显浮数之象。遂以原方去荆芥、薄荷，加马勃5克，继服3剂而愈。

精彩点评：病人喑哑系风热之邪搏结咽喉所致，村医没有详细诊察，只是头痛医头，脚痛医脚，结果效与愿违。我抓住风热之邪搏结咽喉这一要点，用质轻芳香的金银花、连翘清热解毒，上达咽喉，使毒热去而不伤阴；牛蒡子、甘草解毒利咽；荆芥、薄荷解表透邪；蝉蜕、马勃利咽开音；麦冬养肺阴、利咽喉。所用药物切中病机，配伍精当，效果满意。

辛温解表法治疗声音嘶哑

邻村郭某，患感冒3天，头痛恶寒，咳嗽吐痰，鼻塞不通。自昨天早晨起床后声音嘶哑，说话急了沙哑得别人根本听不清他在说什么，他非常着急，于

1998 年 12 月 24 日来找我治疗。我用手触摸其额头，额头发烫；检查咽部无充血，体温 38.5℃；问其嗓子情况，答曰嗓子略微有点干痛；问其痰液情况，答曰吐痰清稀；观其舌，舌淡苔薄白；切其脉，脉浮而细。病人自述浑身发冷，全身关节酸痛，在家盖 3 层棉被都难以发汗。我随即说道："你这是风寒感冒引起的声音嘶哑，不必着急，喝几剂中药就没事儿了。"当下我开了一张辛温解表、利咽开音的方剂：麻黄 10 克，桂枝 10 克，炒杏仁 10 克，桔梗 10 克，白前 10 克，诃子 10 克，羌活 10 克，射干 10 克，白芍 10 克，炙甘草 6 克。姜枣为引，水煎服，日 1 剂。服药 3 剂后，病人复诊，高兴地说，吃了 3 剂药，头痛怕冷已经好了，咳嗽吐痰也轻了，嗓子还有点沙哑，让我再给开几剂药。我就按原方又开了 3 剂药，病人服完之后，诸症豁然。

精彩点评：病人先得风寒感冒，继而声音嘶哑，其声音嘶哑必定是风寒感冒引起的。咽喉是肺系之门户，风寒束表，肺气不宣则头痛恶寒，咳嗽吐痰；肺主皮毛，肺失宣降，毛窍开合失司则怕冷无汗；肺气郁闭，咽喉不利则声音嘶哑。或问：风寒犯肺，不化热伤津，何来咽喉干疼？殊不知肺失宣发不只是宣发肺气，还有宣发水液敷布全身的意思，所谓"肺主治节"就是这个道理。肺气失宣，不能敷布津液到咽喉，所以嗓子干痛。方中麻黄汤（麻黄、桂枝、杏仁、甘草）发汗解表、宣肺止咳，桂枝汤（桂枝、芍药、甘草、生姜、大枣）解肌退热，桔梗、射干宣肺化痰利咽，白前宣肺止咳，诃子利咽开音，羌活发散风寒、解表止痛。诸药相合，使肺气宣、咽喉利、毛窍通。

活血化瘀法治疗声音嘶哑

山西省阳泉市某机关干部王某，声音嘶哑一年多，在阳泉市医院确诊为声带息肉，欲手术切除。他惧怕手术，想保守治疗，从此踏上了漫漫求医路，历经数医，中西药品杂用，疗效甚微，1999 年 5 月 11 日经人介绍来找我治疗。当时医院没有喉镜，无条件进行声带检查，我就完全按照中医辨证论治。病人面色黧黑，虽系脑力劳动之人却皮肤粗糙，虽声音嘶哑却无咽痛、咽痒、咽喉阻塞等症状，说话多时嗓子发干，饮食正常，小便正常，大便干结如羊屎，舌质暗淡，苔薄白，脉弦涩。四诊合参，此证当属气滞血瘀，败血阻滞咽喉，声带失养。拟以会厌逐瘀汤加减治之。处方：柴胡 6 克，赤芍 10 克，桔梗 10 克，当归 10 克，生地黄 10

克，玄参15克，桃仁10克，红花10克，枳壳10克，川芎10克，诃子10克，甘草6克。水煎服，日1剂，15剂。半个月后病人来信，称中药服过10剂后，感觉声音嘶哑有所好转，说话多时嗓子也不觉干了，现在药品服完了，大便也成了香蕉便，就是声音还是不清晰，问今后还变不变药方。我就以原方去生地黄加蝉蜕3克、僵蚕10克作答，嘱咐病人隔日服药1剂。大约过去了2个月，病人又来信说现在说话基本正常，去医院做了个喉镜检查，声带息肉也不显了。

精彩点评：病人声音嘶哑一年多，多方求治，想必用过多种方法，但都疗效甚微，确实属于疑难杂症。"医家无法想，请教王清任"。病人有面色黧黑、肌肤粗糙、舌质暗淡、脉象弦涩等气滞血瘀之候，还有嗓子发干、大便干结如羊屎等津液亏虚之象，正与王清任"会厌逐瘀汤"证相吻合。会厌逐瘀汤由《伤寒论》四逆散以枳壳易枳实，合桃红四物汤去川芎加玄参、桔梗而成。四逆散能调气血，利升降；桃红四物汤为养血活血方；去川芎者，因其辛温性燥，恐伤阴津；增入玄参，意在助生地黄以滋养柔润；桔梗乃利咽圣药，能升降肺气，并佐柴胡、枳壳升降气机，引活血祛瘀药上达病所；再加诃子、蝉蜕利咽开音；僵蚕化痰散结。药证相符，效果可靠。

麻黄附子细辛汤加味治疗声音嘶哑

高某患感冒五六天后身体疲惫，精神不振。第7天晨起后说话声音沙哑，到村医处要了点速效感冒胶囊、头孢氨苄胶囊、西瓜霜润喉片，服用以后不但感冒症状没有减轻，声音沙哑反而越来越重，最后都发不出声音了。她非常着急，前来找我诊治。病人精神萎靡不振，怕冷恶寒，刚入秋就身穿棉袄，说话有气无力，舌淡苔薄白，脉沉细无力，体温36℃。辨证为阳虚外感，肺失宣降，咽喉不利，声带失养。我随即开了一张温阳宣肺、利咽开音的方剂：附子（先煎）30克，细辛3克，麻黄10克，诃子10克，桔梗10克，甘草6克。水煎服，日1剂。病人服药3剂，声音嘶哑、精神疲惫大为好转，也不像以前那样怕冷了，上身的棉袄已经去掉，体温恢复到36.5℃，但舌苔脉象没有多大改变。效不更方，仍以原方让病人服用5剂。药尽病除。

精彩点评：喉咙乃肺系之门户，足少阴肾经循喉咙，手少阴心经上挟咽，心肾阳虚，咽喉失于温养，复感风寒之邪，肺失宣肃之职，咽喉不利，声带失常，声音嘶哑，在所难免。此证为古书所说的暴哑，乃大寒直犯肺肾，上窒窍隧，下闭肾气所致。方中麻黄散寒宣肺；附子温壮心肾之阳；细辛协二药辛通上下，合用则具宣上温下、开窍启闭之功；更有桔梗宣肺利咽，诃子利咽开音，甘草调和诸药。此为以表里同治之方，易作上下同治之剂，乃灵活运用，异病同治之体现。

益气养阴、祛湿解毒法并用治疗声音嘶哑

曲阳县侯某，患声音嘶哑一年多，多方求治，疗效甚微，在省某医院确诊为咽喉白斑，2001 年秋季经人介绍来找我治疗。病人面色萎黄发暗，说话气短，舌质偏红，舌苔黄腻而厚，脉细数无力，自述口干口苦，小便发黄，睡觉醒来后嗓子舒适，说几句话尚能对付，但一会儿就嗓子发干，声音嘶哑，喝水也解决不了咽干声嘶的问题，等到下午就声音嘶哑得别人听不清楚他说什么了。我暗自思忖：病人舌质偏红，嗓子发干，脉象细数，应是阴虚火旺；但舌苔黄腻而厚，又是湿热内蕴；口苦苔黄，日久不解应是毒热壅滞；面色萎黄，说话气短，应该是气虚之象。气阴双虚、湿热内蕴、毒热壅滞集于一身，在临床实属罕见；养阴与祛湿、益气与解毒，本是两对矛盾，用在同一个人身上是否有效？是否违背辨证论治的原则？但病情如此，也只能硬着头皮试试了。于是我拟了一张益气养阴、祛湿解毒的处方：太子参 15 克，白花蛇舌草 30 克，金线重楼 10 克，薏苡仁 30 克，玄参 15 克，桔梗 10 克，蝉蜕 10 克，马勃 3 克，滑石（布包）30 克，僵蚕 10 克，甘草 6 克。水煎服，日 1 剂，10 剂。病人服药后反馈有点疗效，嗓子不像以前那么干了，口也不像以前那么苦了，话也能多说一会儿了，但舌脉没有明显改变。嘱其原方继服 10 剂。他服完后还说效果不错，舌苔也变成薄黄一层了。以后病人每隔十天半月都要来诊一次，我就按原方根据即时情况稍作加减，前后不到半年，病人嗓音恢复如初。

精彩点评：一般认为，咽喉白斑是喉癌的前期病变，治疗相当棘手。此例病人的诊治实践也说明了这一点。病人面色萎黄发暗、说话气短，说明病情不轻、病史不短，已伤及正气；舌质偏红、脉象细数无力、口干口苦、嗓子发干，说明阴虚火旺；舌苔黄腻而厚、小便发黄，说明湿热内蕴；口苦日久不解、苔黄脉数，说明毒热壅滞。治疗当益气养阴、祛湿解毒，但养阴必碍湿，祛湿必伤阴；

扶正常恋邪，攻毒伤正气。这个矛盾解决不好，疗效就不能得到保证。该方以太子参苦平益气养阴，玄参苦寒养阴解毒，扶正不恋邪；白花蛇舌草、金线重楼清热解毒；薏苡仁、滑石甘淡清热利湿不伤阴；桔梗宣肺利咽；蝉蜕、马勃利咽开音；僵蚕化痰散结；加入甘草调和诸药，一助太子参、玄参顾护正气，一助白花蛇舌草、金线重楼清热解毒。药味虽多、靶向虽广却互不抵触，疗效满意。

半夏厚朴汤加味治疗梅核气

郝某，女，65 岁，农民，2012 年 3 月 24 日来找我，说她两年多来老是觉着咽喉部有东西堵着，非常难受，咳也咳不出来，咽也咽不下去，但不影响吃饭、喝水。得病以来，胸脘满闷，食欲不振，偶有恶心呕吐。她怀疑自己得了食管癌，听说哪有好医生就非要找他瞧瞧不可，为此去过县城，走过省城，有说是慢性咽炎的，有说是咽神经症的，吃药无数，花费上万元，没什么疗效，想请我看看这是怎么了。我查其咽部有许多比米粒还小的红疙瘩，舌质正常，舌苔白腻而厚，脉弦滑。就对她说："你以前不知为什么事儿上了火，日子久了火也下不去，火把你身上的湿气熬炼成痰，痰气交阻于咽喉，你就成了现在这个样子。"病人听了，非常信服，频频点头，说："三年前确实因为家庭琐事和老伴儿闹了矛盾，事儿过去以后自己心中的疙瘩一直解不开，晚上睡不着觉，后来就有了这个病。你既然把我这个病看透了，就给我开个方子试试吧！"我就以半夏厚朴汤为基础，开了一张处方：半夏 10 克，厚朴 10 克，茯苓 10 克，苏梗 10 克，射干 10 克，桔梗 10 克，柴胡 10 克，甘草 6 克，生姜 7 片为引。水煎服，日 1 剂。病人服药 7 剂后，自觉咽喉部比以前舒适得多，胸脘满闷也不明显了。虽舌苔脉象没什么明显改善，但药已切中病情，效不更方，原方加僵蚕 10 克。病人继续服用 10 剂，两年多的痼疾，一扫而光。

精彩点评：此病得之于夫妻矛盾之后，肝郁气化火炼液成痰，痰气郁结于咽喉。病人情志不遂，肝气郁结，肺胃失于宣降，津液不布，聚而为痰，痰气相搏，结于咽喉，故见咽中如有物阻，咳吐不出、吞咽不下；肺胃失于宣降，还可致胸中气机不畅，而见胸胁满闷、恶心呕吐等。此与《伤寒论》所描述的"炙脔"极为相似。《金匮要略·妇人杂病脉证并治》指出："妇人咽中如有炙脔，半夏厚朴汤主之"。所谓"炙脔"，乃喜、怒、悲、思、忧、恐、惊之气结成痰涎，状如破絮，或如梅核，在咽喉之间，咳不出，咽不下。气不行则郁不解，痰不化则结难散，故宜用行气散结、化痰降逆之法治之。方中半夏辛温入肺胃，化痰散结，降逆和胃；厚朴苦辛性温，下气除满，助半夏散结降逆；茯苓甘淡渗湿健脾，以助半夏化痰；生姜辛温散结，和胃止呕，且制半夏之毒；苏梗芳香行气，理肺疏肝，助厚朴行气宽胸、宣通郁结之气；再加射干苦寒解毒利咽，清热散结化痰；桔梗苦辛宣肺化痰利咽；僵蚕辛散化痰散结；柴胡苦辛以疏肝解郁。全方辛苦合用，辛以行气散结，苦以燥湿降逆，使郁气得疏，痰涎得化，则痰气郁结之梅核气自除。

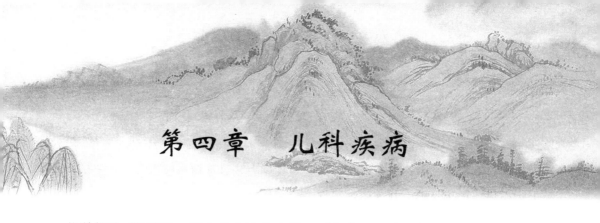

第四章　儿科疾病

儿科俗称"哑科"，因小儿表达能力差，不能全面正确地叙述病情，致使四诊资料难以搜集完整，对疾病诊断比较困难。这就要求医生必须勤于临床实践，具备丰富的临床经验，这样才能够在临证时不犯或少犯错误。同时，小儿形气未充，脏腑娇嫩，用药宜轻清谨慎。至于说"小儿有实无虚"，那得根据临床实际权衡决定。

安宫牛黄丸预防小儿高热惊风

高某6岁，患高热惊厥5年多。她6个月大时有一次发高热，体温达到了41℃，突然口吐白沫，角弓反张，四肢抽搐，经治疗高热退而抽搐止，但自此落下了病根，一发热就抽搐，起初是高热到了40℃才抽搐，但后来引发抽搐的体温越来越低，现在只要发热到38℃就抽搐。家长十分着急，找我讨要预防并根治的药方。我很为难，在家长的一再央求下，突发奇想，对他说："你回去买两粒安宫牛黄丸，让孩子一次吃四分之一，隔5天吃一次，连续吃完看看以后发热时还抽搐吗。"他遵嘱而行，自此以后孩子发热时再未抽搐。

刘某听说了这事儿，也找到我，说他的小孙子5岁了，也是一发热就抽搐，现在只要发热到38℃就得输液，解热止痛药、消炎药、抗病毒药、激素一起上，生怕孩子因抽搐有个好歹，问能不能也吃点安宫牛黄丸。我就说："你也买一粒试试吧，一次吃四分之一，隔3天吃一次。"该病儿吃了以后发热时没再抽搐，而且很少感冒。

精彩点评：安宫牛黄丸由牛黄、水牛角浓缩粉、麝香、珍珠、朱砂、雄黄、黄连、黄芩、栀子、郁金、冰片组成，具有清热解毒、镇惊开窍等功效，临床多用于热病之邪入心包，高热惊厥，神昏谵语，中风昏迷及西医之脑炎、脑膜炎、中毒性脑病、脑出血、败血症见上述证候者。十几年来我用此药预防小儿高热惊厥近十例，多有效验。但该药含有朱砂、雄黄等有毒成分，不宜久服。

小儿七珍丹治疗小儿厌食

3 岁病儿崔某食欲不振，对任何食物都不感兴趣，全靠少量母乳维持生命，身体日渐消瘦，家长抱来求我想办法。我见患儿目眵较多，指纹发红，认为系胃中积热，影响受纳，开 3 瓶七珍丹，嘱家长每次 9 丸、每日 3 次给病儿服用。药未服完，病儿食欲复常。

精彩点评：幼儿神明蒙昧，不知饥饱，遇有喜爱食物，胡吃海塞，超过了胃的消化能力，即胃肠积滞，日久生热，影响气机升降，胃腑难司受纳之职，故而食欲不振。该病儿目眵较多，指纹发红，提示内有积热；食欲不振，身体消瘦，说明热在胃肠。小儿七珍丹由多种消积化食、清热化痰药物组成，能消积导滞，通便泻火，镇惊退热，化痰息风，是治疗小儿胃肠积热厌食的理想药物。

消食化滞、养阴清热法治疗小儿疳积

1981 年 11 月，5 岁病儿尤某由家长领来卫生院找我。病儿面色萎黄，四肢消瘦，肚腹胀大，毛发稀疏而且打绺。家长说病儿对大多食物都无兴趣，但见到冷饮冷食就没命似地暴饮暴食，现在天冷了没卖冷饮冷食的了，病儿就喝凉水、吃凉饭，稍微加热，即拒绝饮食。我为病儿做了详细检查：心肺听诊正常，腹部叩诊呈实音，全身营养不良，手足心发热，舌质偏红，舌面呈地图状，指纹紫滞，体温 37℃。这是一个典型的小儿疳积病例，我开了肥儿丸、四味脾胃舒让家长照说明给病儿服用。病儿一直服用了一周，病情没什么起色，再次来诊。我又对病儿进行了详细检查，发现其症状、体征确没什么明显改变。考虑到 5~6 岁的病儿难以服用中药，我就为病儿开了如下中药煎好后灌肠：太子参 3 克，白术 3 克，鸡内金 3 克，焦麦芽 3 克，焦山楂 3 克，焦槟榔 3 克，鸡矢藤 12 克，知母 3 克，胡黄连 3 克，大黄（后下）1 克，炙甘草 2 克。每天 1 次。等到第 5 天，孩子有了食欲，我就嘱咐家长隔两三天灌肠 1 次，又灌了 5 剂，孩子逐渐复常。

精彩点评：病儿面色萎黄、四肢消瘦、食欲不振，脾虚可知；肚腹胀大、叩诊实音，内有积滞；喜冷饮冷食、手足心发热，是疳积发热的表现；毛发稀疏打绺、营养不良，是小儿疳积的特征性表现；舌质偏红、地图舌、指纹紫滞皆是气阴双虚、食积疳热之象。肥儿丸是治疗小儿疳积的良药，四味脾胃舒对脾虚食滞引起的食欲不振也有良效，但病儿服药后起色不大，可能是病重药轻之故。改用太子参益气养阴，白术健脾益气，鸡内金、焦山楂、焦麦芽、焦槟榔、大黄、鸡矢藤消积化滞，知母清胃热、养胃阴，胡黄连消疳热，炙甘草益气、调和诸药。煎药灌肠，解决了儿童难以服用中药的难题，取得了理想的效果。

扶正解毒法治疗手足口病

2岁患儿李某患手足口病，在县某院住院输液1周，病情无明显好转，家长自动抱孩子出院来找我。当时患儿体温高达39℃，表情淡漠，手足发凉，双手及臀部有少许疱疹，口角流涎，面色潮红，咳嗽，呕吐，身体消瘦，营养不良，指纹色淡。家长诉孩子拒绝哺乳，夜间哭闹。据此我认为病儿气阴双虚，邪犯脾肺，湿热毒盛，就开了一张处方：太子参4克，葛根3克，薄荷3克，蝉蜕3克，半夏2克，金银花6克，连翘3克，黄连2克，板蓝根6克，浮萍2克。让家长煎好后保留灌肠。连续治疗3天，病儿体温降至37℃，疱疹开始消退，口涎减少，呕吐停止，精神好转，开始吃奶。继续治疗2天，病儿复常。

精彩点评：手足口病是由肠道病毒引起的急性传染病，临床以发热，手、足、口腔及肛门等部位疱疹为特征。本病多发生于婴幼儿时期，以夏秋季节为发病高峰。中医学中没有这个病名，根据其发病特点和临床表现，应归属于中医学"湿温"范畴。发病原因为感受湿热疫毒，湿热疫毒由口鼻而入，侵袭肺脾，致肺卫失宣，脾失健运，故发病初期可见发热、咳嗽、流涕、纳呆、泄泻等。肺为水之上源，脾主运化水湿，主四肢，开窍于口。湿热疫毒入里化热，蕴于肺脾，肺失通调，脾失健运，水湿内停，湿热相搏，上熏口腔，外蒸肌肤，故口腔黏膜、手足肌肤发生疱疹。本病属"疫疠"，发病迅速，传变快，发现后应及时转医院输液进行抗病毒及对症治疗，这是目前最简捷有效且受病儿家长欢迎的治疗方法。但极个别体质差、免疫力低、病情特殊的病儿单纯输液效果就不怎么理想了。本例病儿身体消瘦、营养不良、表情淡漠、虽高热出疹却指纹色淡、手足发凉、夜晚烦躁哭闹，说明病儿气阴两虚，免疫力低下；高热、出疱疹、面色潮红说明病儿湿热毒盛；咳嗽、呕吐说明邪犯脾肺。方中太子参益气养阴，金银花、连翘、黄连、板蓝根清热解毒化湿，葛根、薄荷、蝉蜕、浮萍宣肺清热透疹，半夏化湿和胃止呕。治法符合病机、药证相符，故疗效满意，这也从侧面反映出中医辨证施治的优越性。

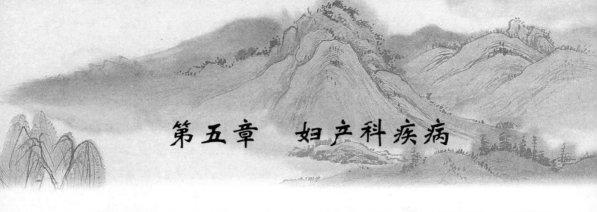

第五章　妇产科疾病

妇产科疾病以经、带、胎、产为主，涉及心、肝、脾、肾等脏腑，一般发生在经期、胎前、产后。中医认为"冲为血海、任主胞胎"，所以妇产科疾病与冲、任二脉关系最为密切。治疗妇产科疾病，宜根据临床症状和发生机制，采取调冲任、补气血、活血调经、疏肝解郁、健脾补肾、除湿止带、软坚散结、破血消癥等方法酌情治之。

一、痛经

痛经为妇产科最常见的疾病之一，系指行经前后或月经期出现下腹部疼痛，坠胀，伴有腰酸、腰痛或其他不适，症状严重而影响生活质量者。造成痛经的主要原因有气滞、血瘀、血亏、宫寒等。大抵经前腹痛、乳房作胀多为气滞；行经期间少腹刺痛、疼痛拒按多为血瘀；行经后期或经后腹痛绵绵、揉按痛减为血亏；腹痛喜暖、揉按痛减为宫寒。治疗应以疏肝理气、活血化瘀、养血止痛、温经散寒为大法。

温经散寒法治疗经期腹痛

18 岁的赵某患经期腹痛，每次月经来潮后即腹痛难忍，不敢活动，严重影响学习和劳动，1980 年 10 月 11 日由其母亲领来找我诊治。经询问得知：病人月经一来就腹痛绵绵，逐渐加重，至第 3、4 天达到高峰，腹痛最厉害时不敢活动，喜暖喜按，月经色黑，无血块，排出不畅，经期 5~7 天。舌淡苔薄白，脉沉迟。根据以上脉症，我认为病人的痛经是宫寒所致，即开了一张处方：小茴香 10 克，乌药 10 克，黑附子 10 克，干姜 15 克，当归 10 克，川芎 10 克，吴茱萸 6 克，牡丹皮 12 克，艾叶 10 克，炙甘草 6 克。姜枣为引，水煎服，日 1 剂，5 剂。服药当天是月经来潮后的第 2 天，当服到第 4 天时她的腹部就不痛了。我嘱咐病人每次月经来潮前 2 天开始照原方服药 5 剂，病人一直坚持了 4 个月经周期后，困扰三四年的痛经彻底消除了。

精彩点评：本例痛经有两个特点：一是腹痛绵绵，逐渐加重；二是月经色黑量少，无血块，排出不畅，这就排除了血瘀和气滞的可能。病人痛经喜暖喜按，舌淡苔薄白，脉沉迟，又系未婚少女，应当考虑是宫寒所致。寒性收引，所以月经来潮必发腹痛；血得寒则凝，所以月经排出不畅，颜色发黑。方中小茴香、乌药、艾叶、黑附子、干姜、吴茱萸温经散寒，理气止痛；当归、川芎、牡丹皮活血化瘀，调经止痛；炙甘草益气，缓急止痛，调和诸药。诸药和而用之，温经、散寒、理气、活血，调冲任、止痛。

 ## 活血化瘀法治疗痛经

病人胡某经期腹痛，剧烈时痛如刀割，头冒冷汗，腹部不敢揉按，缓解后也是腹部刺痛难受，1983 年 2 月 10 日经人介绍来找我诊治。病人系 24 岁的新婚女性，自述月经来潮后即少腹疼痛，疼如针刺，不敢揉按，第二天开始一阵阵腹痛如刀割，头冒冷汗，经色发黑，有血块，血块排出后疼势稍缓，经期无一日腹部舒坦，直到月经干净后疼痛方可消除。结婚前经期腹痛稍轻，尚且能够忍受，结婚后这几个月经期腹痛更加厉害了，舌暗淡苔薄白，脉涩。四诊合参，我认为病人的痛经是瘀血阻于胞宫所致，开了一张活血化瘀、调经止痛的方剂：当归 10 克，川芎 10 克，桃仁 10 克，红花 10 克，益母草 15 克，延胡索 15 克，五灵脂 10 克，蒲黄 10 克，赤芍 12 克，白芍 10 克，甘草 6 克。水煎服，日 1 剂，5 剂。服完第 4 剂，病人的腹部就不痛了。我嘱咐病人每个月经周期前服药 5 剂，她遵嘱而行，一连坚持服用了 5 个月经周期，多年的经期腹痛终于痊愈了。

精彩点评：本例经期腹痛有两个特点：一是腹痛如针刺，剧烈时痛如刀割；二是经色发黑有血块，血块排出后疼痛减轻。病人腹痛拒按，舌暗淡苔薄白，脉涩，故应考虑瘀血阻于胞宫所致。方中当归、川芎、桃仁、红花、赤芍活血化瘀；益母草、延胡索、五灵脂、蒲黄活血化瘀，调经止痛；白芍和血；甘草调和诸药，缓急止痛。诸药和而成方，活血化瘀，调经止痛。

温经养血化瘀法治疗痛经

33 岁的周某经期腹痛，曾在某医院诊断为子宫内膜异位症，多方求治，一直未能痊愈，2012 年 3 月 14 日找我诊治。当时病人正值经期，腹痛拒按，得温稍舒，月经量少色暗，有血块，面色苍白，口干，手心烦热，25岁结婚，至今未育，舌暗淡有齿痕，舌苔薄白，脉弦细而涩。此冲任虚寒、瘀血阻滞之故也，以温经汤加减化裁治之。处方：当归12克，川芎12克，白芍10克，赤芍10克，党参15克，桂枝10克，牡丹皮12克，阿胶（烊化）10克，麦冬10克，五灵脂10克，蒲黄10克，吴茱萸3克，炙甘草6克。姜枣为引，水煎服，日1剂，5剂。服药3剂，病人腹痛基本消除，仍坚持将剩下的2剂药服完。我嘱咐病人以后每次月经来潮前照原方加艾叶10克服药5剂。她一直坚持服用了6个月经周期，经期腹痛消除，一年后顺产一男婴。

精彩点评：冲为血海，任主胞胎，二脉皆起于胞宫，循行于少腹，与经、产关系密切。冲任虚寒，血凝气滞，不通则痛，故行经腹痛；冲任虚寒故得温痛减；瘀血阻络故月经量少有血块，腹痛拒按；冲任虚寒、瘀血内阻故久不受孕；至于病人口干、手心烦热为阴血耗损，虚热内生之象；舌暗淡有齿痕、脉弦细而涩乃血虚血瘀之症。本证属瘀、寒、虚、热错杂，然以冲任虚寒、瘀血阻滞为主，治当温经散寒，祛瘀养血，兼清虚热。方中吴茱萸、桂枝、艾叶温经散寒，通利血脉，其中吴茱萸功擅散寒止痛，桂枝长于温通血脉；当归、大枣养血；川芎、赤芍、五灵脂、蒲黄活血祛瘀，调经止痛；牡丹皮既助诸药活血散瘀，又能清血分虚热。阿胶甘平，滋阴养血润燥；白芍酸苦微寒，养血敛阴，柔肝止痛；麦冬甘苦微寒，养阴清热，三药合用，则养血调肝，滋阴润燥，且清虚热，并制吴茱萸、桂枝之温燥。党参、炙甘草益气健脾，以资生化之源，阳生阴长，气旺血充；生姜辛开散结以助祛瘀调经；炙甘草尚能调和诸药。诸药共奏温经散寒、养血祛瘀之功。

疏肝解郁法治疗痛经

35岁的李某经前腹痛，经治未愈，2014年5月17日来找我，要求中药治疗。病人经前腹痛，乳房发胀疼痛，晨起干呕，食欲不振，心烦易怒，经期前后不定，舌淡苔薄白，脉弦。辨证：肝气郁结，影响冲任。以逍遥散为主方治之。处方：柴胡6克，白芍12克，白术10克，当归10克，延胡索12克，益母草15克，茯苓10克，半夏10克，薄荷（后下）10克，甘草6克。生姜为引，水煎服，日1剂，5剂。6月3日复诊，服药后食欲好转，晨起干呕消除，心情较前平静，因为尚未到经期，故不知道经前腹痛、乳房胀痛是否减轻，舌脉同前。我嘱咐病人每次经前照原方去半夏服 5 剂，至少服用 3 个月经周期。病人遵嘱而行。半年后病人患失眠找我治疗，知其经前腹痛、乳房胀痛早已消除。

精彩点评：病人经前腹痛、乳房胀痛，兼见心烦易怒、舌淡苔薄白、脉弦，显然是肝郁气滞影响冲任之故。肝郁脾虚，所以晨起干呕、食欲不振。用逍遥散（柴胡、白芍、白术、当归、茯苓、薄荷、生姜、甘草）疏肝健脾，延胡索行气活血止痛，益母草调经止痛，半夏降逆止呕。诸药共奏疏肝健脾、调经止痛之功。

养血调经法治疗痛经

黄某经期腹痛，但很特别：月经的最后两天和月经干净后的两天腹痛绵绵，喜温喜按。十几年来，月月如此，因腹痛不甚严重，也没当回事儿。因近几个月来，月经量逐渐减少，腹痛的程度也逐渐加大，影响到了工作，这才引起她的重视，2004 年 6 月 11 日找到我，要求予以治疗。我望其面色萎黄，眼睑色淡，精神萎靡不振，舌淡苔薄白；闻声语怯声低；问知病人自 30 岁做了一次流产手术后月经量就逐渐减少了，颜色也变淡了，月经周期也不准了，一般都是错后 5~10 天，经期最长不超过 5 天，而且出现了腹痛，腹痛也多发生在经期后期或月经过去之后，痛得不甚严重，有时揉按一会儿或喝点红糖水也就过了，腹痛的时间也不过 3~4 天；切其脉，脉象沉细无力。根据以上脉症，我认为病人的痛经是气血不足引起的，就开了一张以益气养血为主、调经止痛为辅的方剂：黄芪 50 克，党参 15 克，当归 10 克，何首乌 15 克，阿胶（烊化）10 克，川芎 10 克，熟地黄 10 克，白芍 10 克，益母草 15 克，炙甘草 6 克。姜枣为引，水煎服，日 1 剂，7 剂。病人服完药后，自觉精神、体力都比以前大有好转。二诊时正值病人月经来潮，我就让病人继续服用原方 7 剂。结果本次月经后期病人腹痛也明显减轻，我就又嘱咐病人每次月经来前照这个方子服用 7 剂。病人一连用了 3 个月经周期，经期腹痛再也没有复发过。

精彩点评：病人月经量少色淡、经期错后、腹痛绵绵，必是胞宫血虚所致；其精神萎靡不振、语怯声低，当是气虚使然；面色萎黄，又知脾不健运；舌淡苔薄白、眼睑色淡、脉沉细无力，都是气血不足之佐证。用黄芪、党参、炙甘草健脾益气，使气旺血旺；当归、何首乌、阿胶、熟地黄、白芍养血调经；其中黄芪配当归为当归补血汤，用量之比为 5:1，乃前贤总结的益气生血的最佳配比。此外，方中白芍还可缓急止痛，炙甘草还可调和诸药；益母草调经止痛。区区十味药，补气又养血，调经又止痛，经济实惠，效果显著。

二、经量异常

经量异常主要有月经过多、月经过少、月经淋漓不爽、月经时多时少等症状，其致病机制包括：气不摄血，血热妄行或瘀血内阻、血不归经造成月经过多；瘀血内阻，精血亏虚造成月经过少；瘀血内阻造成月经淋漓不爽；肝郁气滞，冲任失调造成月经时多时少。治疗时宜根据实际情况补气摄血、清热凉血、活血化瘀、疏肝解郁、调理冲任。

补气安冲法治疗月经过多

张某月经过多已经两年有余，多方求治，效果不理想。近三个月，月经几乎没停止过，淋漓不断，气短乏力，腰痛腿软，精神不振，面色萎黄，1990 年 7 月 17 日来诊。当时病人面色萎黄，眼睑苍白，说话气短，自述三个月来月经淋漓不断，时多时少，几乎没有停止过，已分辨不出月经周期，月经色淡，小腹疼痛，揉按痛减，腰痛腰酸，双腿无力，整天没精打采，影响工作。舌淡苔薄白，脉沉细无力。根据以上脉症，我认为病人是冲任不固、气不摄血，即开了一张补气固冲止血的方剂：黄芪 60 克，党参 15 克，白术 12 克，生龙骨（先煎）30 克，生牡蛎（先煎）30 克，川续断 15 克，茜草 12 克，地榆炭 12 克，海螵蛸 15 克，当归 10 克，熟地黄 10 克，白芍 10 克，炙甘草 6 克。水煎服，日 1 剂，7 剂。8 月 15 日复诊，服药后阴道出血减少，气短乏力也有减轻，余症如故，舌脉同前。原方加血余炭 10 克，杜仲炭 15 克，继服 10 剂后症状减轻；再服 10 剂后月经恢复正常，其他伴随症状消除。

精彩点评：病人月经淋漓不断、气短乏力、没精打采，应该是气虚不能摄血；面色萎黄、眼睑苍白、月经色淡，说明失血过多，已经贫血；腰痛腰酸、双腿无力，说明肝肾不足、冲任不固；小腹疼痛、揉按痛减，说明胞宫血虚、失于濡养。仿张锡纯安冲汤方意治之。方中黄芪、党参、白术补中益气，固冲摄血；生龙骨、生牡蛎、海螵蛸、地榆炭、川续断固冲收敛止血；熟地黄、芍药养血敛阴；茜草根止血而不留瘀；当归养血；炙甘草益气健脾，调和诸药。全方共奏补气提升、固冲止血之效。二诊时加入血余炭、杜仲炭以加强方剂的固冲摄血之力。

温经化瘀法治疗月经淋漓不爽

23 岁的未婚女青年赵某月经淋漓不爽，月经量虽不是太多，但每次经期一般 8~10 天，1987 年 7 月 13 日来找我治疗。经询问得知，病人月经淋漓不爽，经期延长，腹痛，不喜揉按，揉按则疼痛加剧；喜温暖，得温则腹部稍舒，伴有血块、血色暗红；舌质暗淡、苔薄白、脉弦涩。此瘀血内阻之故也，以少腹逐瘀汤加减治之。处方：小茴香 10 克，炮姜 10 克，延胡索 12 克，五灵脂炭 12 克，蒲黄炭 12 克，肉桂（后下）6 克，当归 10 克，川芎 10 克，赤芍 12 克，红花 10 克，茜草 10 克，甘草 6 克。水煎服，日 1 剂，5 剂。后嘱咐病人每次月经前两三天开始照原方服药 7 剂，病人一直坚持了 4 个月经周期，经期、经量、经质均恢复正常。

精彩点评：血得寒则凝，胞宫寒冷则易寒凝血脉；离经之血滞留、血不归经则月经淋漓不爽，经期延长、经期腹痛而不喜揉按；经色暗红而伴有血块，说明胞宫内有瘀血；得温痛缓说明胞宫寒冷；舌暗淡、苔薄白、脉弦涩，皆是瘀血内阻之象。治宜温阳活血止血为法。小茴香、肉桂味辛而性温热，入肝肾而归脾，理气活血，温通血脉；当归、赤芍、川芎、红花入肝，行瘀活血；蒲黄炭、五灵脂炭、茜草活血止血，止血不留瘀；炮姜温经止血，一助小茴香、肉桂温暖胞宫，一助五灵脂炭、蒲黄炭、茜草止血；延胡索入肝，活血理气，使气行则血活，气血活畅故能止痛。诸药共成温逐少腹瘀血、活血止血止痛之剂。

滋阴清热法治疗月经过多

1989 年 4 月 11 日，28 岁的女青年李某来找我，自述 3 个月来月经量多。我详细询问了她的婚姻、月经情况。原来她两年前就已结婚，夫妻关系很好，但一直没有生育，经检查男方没有问题。病人 15 岁月经初潮，一直提前量多，经色鲜红、无血块、无腹痛。问及生活习惯及身体有无其他不适，病人答曰别无明显嗜好，只是自幼嗜食辣椒，大便经常干燥难解，每逢夜间手足心烦热，就是寒冬腊月也愿意把双手、双足伸到被窝外头。舌体瘦小，色红少苔，脉细而滑数。根据这些情况，我认为病人的月经过多是阴虚血热、迫血妄行所致，故嘱其一定要戒掉辣椒，然后开了一张仿张锡纯清经散的方剂：青蒿 15 克，生地榆 15 克，细生地 15 克，大熟地 12 克，大蓟 10 克，白芍 15 克，地骨皮 12 克，黄柏 10 克，牡丹皮 10 克，甘草 6 克。病人照此方一直服用了半个月，自觉手足心热基本消除。我嘱咐病人每次月经来潮前再服用 5 剂。她遵嘱而行，4 个月后月经就正常了，一年后足月生下一对龙凤胎。

精彩点评：病人过食辛辣之品，蕴而化热，热伤冲任，扰动血海，迫血妄行，故月经提前量多，经色鲜红；火热伤阴，所以病人手足心烦热，不愿近衣被；火热伤津，故而大便干结；舌瘦小色红少苔、脉细而滑数皆是阴虚火旺、阴津被伤之象。方中黄柏、牡丹皮、细生地清热泻火凉血；大熟地、地骨皮、青蒿滋补肾阴，清虚热；白芍养血敛阴；生地榆、大蓟清热凉血止血；甘草调和诸药。全方清热降火，凉血养阴，使热去血安而经自调。

🐦 补养气血法治疗月经过少

18 岁的郭某月经期不过两三天，她的母亲带着她于 1990 年 10 月 17 日来找我治疗。问知病人 13 岁月经初潮，经量一直很少，经期一般都是两三天，最多也没超过四天，月经色淡，经期也一直错后。自幼就非常挑食，食欲不佳，体格消瘦，营养不良，到现在 1.58 米的个子，体重也超不过 40 千克。病人面色萎黄，说话气短，自汗，眼睑苍白，舌淡苔薄白，脉细而无力。根据以上情况，我认为病人系气血不足所致，拟以补气养血法调治。处方：黄芪 50 克，党参 15 克，白术 12 克，茯苓 10 克，当归 10 克，熟地黄 10 克，白芍 10 克，川芎 10 克，阿胶（烊化）10 克，木香 10 克，益母草 15 克，炙甘草 6 克。姜枣为引，水煎服，日 1 剂。服药 10 剂后，病人食欲好转，自汗也有所减轻，舌脉同前。我就让她先连续服用 1 个月，然后改为每次月经前 10 天连续服药 7 剂。她遵嘱而行，服用了 4 个月经周期，经量、经色就正常了。

精彩点评：病人自幼脾胃不好，食欲不振，以致营养不良、气血不足，成年后冲任不足，月经量少色淡，经期错后；面色萎黄、食欲不振、气短自汗、舌淡，乃脾虚中气不足之象；眼睑苍白、脉沉细无力，是血虚之候。用黄芪、党参、白术、茯苓、炙甘草健脾益气；当归、熟地黄、白芍、阿胶补血；川芎、益母草活血调经；加入木香，调理气机，防止过补壅滞。其中，黄芪、当归用量之比为5:1，乃当归补血汤的最佳配伍用量。

活血化瘀法治疗月经过少

30岁的盖某月经过少，2010年3月18日来诊。病人月经期只有3~5天，量少有血块，排出不畅，行经腹痛，不喜揉按，舌淡有瘀斑，脉涩，我就开了一张活血化瘀的处方：当归10克，川芎10克，赤芍10克，桃仁10克，红花10克，益母草30克，延胡索10克，甘草6克。水煎服。嘱病人每次月经前服药5剂，病人遵嘱而行，连服了5个月经周期后，经量、经质均恢复正常，行经腹痛消除。

精彩点评：病人胞宫有瘀血，瘀血不去，新血难生，所以月经量少；瘀血内阻，不通则痛，所以行经不畅、行经有血块而腹痛、不喜揉按；舌淡有瘀斑、脉涩也说明病人内有瘀血。故用桃红四物汤去熟地黄（当归、川芎、赤芍、桃仁、红花）加益母草活血调经，延胡索活血行气止痛，甘草调和诸药。诸药共奏活血化瘀、调经止痛之功。

温经活血法治疗月经过少

2012年5月13日，家住县城的付某来找我，言其一年来月经量少，行经腹痛。我详细询问了她得病的原因和具体症状，原来去年夏天她在上班途中淋雨，恰巧那时正在经期，回家后即觉小腹疼痛，喝了一碗红糖水就睡觉了，第二天发现月经量少了，而且还排出了血块。自此以后每次来月经就量少了，还腹痛有血块，但经期不短，周期也基本正常。舌淡苔薄白，脉涩。此冲任虚寒、瘀血内阻之故。我就开了一张温经活血的处方：当归12克，川芎12克，赤芍10克，吴茱萸3克，艾叶10克，桂枝12克，党参12克，桃仁10克，红花10克，炙甘草10克。姜枣为引，水煎服，日1剂。服药10剂后病人来复诊，自述服了6剂药就来了月经，这个月月经量还是不多，但血块少了，腹痛也轻了，问还要不要吃药。我回答说："你这病一年多了，十服八服药解决不了问题，你回去照我这个方子每次月经前10天服药7剂，连用3个周期，看看效果怎样。"病人按要求又服用了 2 个月经周期的药，月经量恢复正常。

精彩点评：血得寒则凝，病人摄生不慎，月经期间冒雨挨淋，感受寒湿，寒凝血脉，所以月经减少；瘀血内阻，所以行经腹痛、有血块；舌淡苔薄白、脉涩也说明病人冲任虚寒、瘀血内阻。方中当归、川芎、赤芍、桃仁、红花活血化瘀；吴茱萸、艾叶、桂枝温经通脉；党参益气养血；加入炙甘草，助党参益气，调和诸药。诸药共奏温经活血之功。

三、白带异常

妇女阴道内有少量的白色分泌物是正常生理现象，但分泌物过多，会影响到正常生活、工作，甚至是孕育。造成白带过多的主要原因有冲任失调、带脉不固，肝郁脾虚、湿浊下注，肝肾有热、湿热下注，脾肾不足、带脉失约。疏肝、健脾、固肾、清热利湿、收敛止带是治疗白带过多的基本法则。

健脾疏肝渗湿法治疗白带过多

本村 32 岁的田某，白带过多，淋漓不断，每天更换内裤，曾在某医院诊断为 3 度宫颈糜烂，服了几天甲硝唑、妇科千金片，疗效甚微，于 1986 年 9 月 7 日来找我治疗。刻诊：白带清稀量多，面色㿠白，腹胀纳呆，大便溏薄，伴有不消化的食物残渣，下肢无力而稍显浮肿，腰部不适，舌淡苔白厚，脉濡。此肝郁脾虚、带脉失约、湿邪下注之故也，拟以健脾疏肝、除湿止带为治。处方：党参10 克，白术 15 克，山药 12 克，苍术 12 克，陈皮 10 克，柴胡 10 克，白芍 10 克，茯苓 15 克，荆芥穗（炒）10 克，车前子（炒，布包）15 克。水煎服，日 1 剂，5 剂。

9 月 13 日病人复诊，服药后白带、下肢浮肿都有减轻，便溏如故，舌脉同前。原方加鸡矢藤 30 克，7 剂。9 月 21 日病人再次来到卫生院，自述服了这 7剂药后一切症状都消除了，问还要不要继续服药。我观其舌，舌淡苔白，把其脉，脉象濡缓，就对病人说："你的症状虽除，但湿邪未尽，不继续治疗恐死灰复燃，照第一回的方剂再服 5 剂吧。"她遵嘱而行，至今白带过多未犯。

精彩点评：带下之证多与带脉有关。带脉属奇经八脉之一，围腰一周，有如束带，能约束诸脉，所以有"诸脉皆属于带"之说。今病人肝郁脾虚，带脉失约，以致湿邪下注而为白带。病人面色㿠白、腹胀纳呆、大便溏薄皆是肝郁脾虚之象；带下清稀量多、下肢稍显浮肿乃是湿邪下注之候；腰部不适，乃肾气不足；舌淡苔白厚、脉濡，知病人脾虚湿滞。方中以白术健脾祛湿、山药健脾益肾为主药，意在补脾祛湿、固肾止带而使脾气健运，湿浊得消，带脉约束有权，带下可止。再以党参补中益气，以资白术补脾之力；茯苓健脾渗湿，苍术燥湿运脾，以增白术祛湿化浊之功；白芍柔肝理脾，使木达而脾土自强；车前子利湿清热，令湿浊从小便而利。佐以陈皮之理气，既可使君药补而不滞，又可行气以化湿；柴胡、荆芥穗之辛散，得白术则升发脾胃清阳，配白芍则疏肝解郁。诸药相伍，寓补于散之中，寄消于升之内，培土抑木，祛湿化浊，使脾气健旺，肝气条达，清阳得升，湿浊得化，则带下自止。

固肾止带、清热祛湿法治疗黄带

本村 62 岁的农民张某带下过多，带色发黄，久治不愈，2016 年 9 月 14 日在县医院妇科做宫颈涂片显示为巴氏 3 级，医生建议她做病理切片检查，她听后非常害怕，拒绝做进一步检查而找我诊治。病人带下量多色黄而腥臭，夜晚手足心烦热，口苦，食欲不振，厌恶油腻，尤其闻到猪油味就恶心呕吐，舌苔黄腻而厚，脉滑，重按无力。我就开了一张清热祛湿、固肾止带的方剂：山药（炒）30克，芡实（炒）30克，白果 10克，黄柏 12克，薏苡仁（炒）30克，墓头回 12克，车前子（炒）12克，甘草 6克。水煎服，日 1 剂。服药 7 剂，病人带下明显减少，但仍色黄腥臭、五心烦热、恶心呕吐、食欲不振。原方加半夏 10克，嘱其再服药 5 剂以观后效。病人服药 5 剂，带下量、色、味都有显著好转，继服 10 剂，诸症悉除，随访至今未发。

精彩点评：《傅青主女科》卷上说："夫黄带乃任脉之湿热也。……惟有热邪存于下焦之间，则津液不能化精，而反化湿也。……法宜补任脉之虚，而清肾火之炎，则庶几矣！"肾与任脉相通，肾虚有热，损及任脉，气不化津，津液反化为湿，循经下注于前阴，故带下色黄、黏稠量多，其气腥秽。治宜固肾清热，祛湿止带。方中重用炒山药、炒芡实补脾益肾，专补任脉之虚，固涩止带，《本草求真》有载"山药之补，本有过于芡实，而芡实之涩，更有胜于山药"，故共为主药；白果收涩止带，引诸药入于胞宫，兼除湿热；黄柏苦寒入肾，苦可坚阴燥湿、寒可清热；薏苡仁、车前子清热利湿利尿；墓头回敛肝燥湿止带；甘草清热解毒、调和诸药。诸药合用，重在补涩，辅以清利，使肾虚得复，热清湿祛，则带下自愈。

滋肾清肝法治疗赤白带

邻村 33 岁的李某带下过多，其色赤白相间，赤多白少，1999 年 5 月 8 日来诊。症见心烦口苦，腰酸腿软，手足心热，带下腥臭，舌红苔薄黄，脉弦细而数。我即按肾阴不足、肝火旺盛、带脉失约开了一张处方：熟地黄 10 克，枸杞子 10 克，山药 12 克，山萸肉 10 克，芡实 12 克，地榆 10 克，墓头回 12 克，柴胡 10 克，栀子 10 克，甘草 6 克。水煎服，日 1 剂。服药 7 剂，病人告知带下减少，颜色也由赤多白少改为赤白相等，仍手足心热，带下腥臭。查舌脉同前。药证相符，已初见成效，不宜更法，嘱其仍照原方再服 10 剂，看看效果如何。病人遵嘱而行，果然药尽病除。

精彩点评：病人肾阴不足，肝郁化火，损伤冲任、带脉，以致白带挟胞络之血混杂而下成赤白带下，气味腥臭。从症状来看，腰酸腿软、手足心热、舌红脉细是肾阴不足；心烦口苦、苔黄脉弦数是肝热。方以熟地黄、枸杞子补肾阴，山药、山萸肉、芡实固肾健脾止带，柴胡、栀子清肝泻火，地榆、墓头回敛肝燥湿、止血止带，甘草清热解毒、调和诸药，共奏滋肾阴、清肝热、调冲任、止血、止带之效。

四、妇科杂症

本节所讲的妇科杂症系指经、带、胎、产之外的病症，包括子宫肌瘤、卵巢囊肿、乳腺增生、宫颈癌等。这些疾病发生后，几乎都要对经、带、胎、产造成不同程度的影响。去除了这些原发疾病，经带胎产也就恢复正常。因此，妇科杂症的治疗和经带胎产疾病的治疗有异曲同工之妙，对冲任功能的恢复及广大育龄妇女的身心健康具有积极意义。

桂枝茯苓丸加减治疗子宫肌瘤

42 岁的丁某在非月经期经常阴道出血，伴有血块，腰背酸痛，在某医院诊断为子宫肌瘤，医生建议手术治疗。因惧怕手术，病人找到我问能否用中药治疗。我看了看她的检查结果：子宫肌瘤 3cm×4cm；血红蛋白 60 克/升。症见面色萎黄，眼睑苍白，自觉腹部坠胀，舌质暗淡苔薄白，脉细涩。我就以桂枝茯苓丸为基础，开了一张益气养血、活血止血、消除癥瘕的处方：桂枝 12 克，茯苓 10 克，桃仁 10 克，莪术（炒）10 克，茜草 10 克，黄芪 50 克，当归 10 克，阿胶（烊化）10 克，三七粉（吞）6 克，牡蛎（先煎）30 克，炙甘草 6 克。水煎服，日 1 剂。服药 10 剂，病人全身状况好转，阴道出血明显减少，血块消除。继续服用 1 个月，全身状况正常，阴道出血停止，复查 B 超示子宫肌瘤消除。

精彩点评：子宫肌瘤是现代医学病名，根据其症状、体征，似乎属于"癥瘕""血证"等范畴。桂枝茯苓丸活血、化瘀、消癥，和子宫肌瘤的病机、症状基本相符。但原方活血化瘀药物偏多，消除癥瘕之力似乎不足，且该病人出血较多，气血双亏，故做了较大改动。以桂枝温经散寒、活血通络，茯苓益气养心、利腰脐间血为主药；加桃仁、莪术活血消癥；茜草、三七活血止血；黄芪、阿胶、当归、炙甘草益气养血；牡蛎咸寒入血、软坚散结。诸药合用，可使瘀血去、气血复、癥瘕消而子宫肌瘤除。

苍附导痰汤加减治疗卵巢囊肿

31 岁的赵某因白带过多、右下腹疼痛、腰酸在某医院检查发现右侧卵巢有 3cm×2cm、4cm×4cm 大小的两个囊肿，随即于 1998 年 5 月 13 日找我治疗。刻诊：白带清稀量多，右下腹疼痛，不喜揉按，无压痛、反跳痛，腰酸，月经周期正常，量少色淡，双下肢轻度浮肿，舌淡苔白腻，脉滑。此痰湿内阻、冲任失调、带脉失约之故。我随即以苍附导痰汤为基础，开了一张健脾除湿化痰、调理冲任带脉的方剂：苍术 30 克，茯苓 15 克，车前子（炒）12 克，白术 10 克，香附 12 克，半夏 10 克，天南星 10 克，陈皮 12 克，枳壳 10 克，刘寄奴 12 克，甘草 6 克。生姜为引，水煎服，日 1 剂。服药 7 剂，病人白带、腹痛都有减轻，下肢浮肿消除，舌脉无显著变化。继服原方 10 剂，病人自觉除腰酸、月经量少外别无不适，舌暗淡苔薄白，脉缓滑。于是调整处方：苍术 30 克，香附 12 克，半夏 10 克，天南星 10 克，海浮石 10 克，当归 10 克，红花 6 克，党参 15 克，刘寄奴 12 克，猫爪草 12 克，甘草 6 克。生姜为引，水煎服，日 1 剂。服药 10 剂，病人自觉腰酸也基本消除，刚刚停药恰逢月经来潮，经量、经色、经质也基本正常。后病人去医院做了个 B 超，未发现卵巢囊肿。

精彩点评：病人白带清稀量多、下肢浮肿、舌淡苔白腻、脉滑，乃脾虚痰湿壅盛之象；痰湿黏腻重浊，易于沉聚下焦，胶结成瘀，结成包块，阻滞于冲任而成卵巢囊肿；囊肿阻碍气机故右下腹疼痛，不喜揉按；因病灶部位无炎性反应且未涉及腹膜故无压痛、反跳痛；脾虚痰湿阻滞故月经量少色淡；带脉不利故腰酸。方中重用苍术燥湿健脾、香附理气调冲任为主药，白术、茯苓健脾祛湿止带，车前子利水消肿，半夏、天南星化痰散结，辅以陈皮、枳壳顺气化痰，刘寄奴活血调经理冲任，甘草调和诸药。三诊时病人痰瘀犹存、正气已虚，故仍重用苍术燥湿健脾、香附理气调冲任为主药，加半夏、天南星、海浮石、猫爪草化痰散结，当归、党参、红花补血活血，刘寄奴活血调经，甘草调和诸药。诸药使痰湿去、瘀阻除、囊肿消。

疏肝活血、化痰散结法治疗乳腺增生

40 岁的秦某乳房疼痛，摸之双侧乳房有 2cm×3cm、3cm×3cm 大小的肿块 4 个，在县医院诊断为乳腺增生，在某医处服了一段时间的中药，疗效甚微，于 1991 年 9 月 14 日找我治疗。病人左侧乳房有 3cm×3cm 大小的肿块 2 个，右侧乳房有 2cm×3cm 大小的肿块 3 个，按之疼痛，与周围组织无粘连，皮色不变，局部温度正常，素常自觉有轻微胀痛，月经前胀痛加重，经期前后不定，月经前几天腹痛有血块，血块排出后腹痛减轻，舌淡有瘀斑，脉弦滑。根据以上脉症，我认为病人系气滞血瘀、痰瘀结聚之故，就开了一张疏肝活血、化痰散结的方剂：柴胡 6 克，白芍 12 克，赤芍 12 克，当归 10 克，郁金 10 克，瓜蒌 15 克，浙贝母 10 克，猫爪草 15 克，延胡索 12 克，三棱（炒）10 克，甘草 6 克。姜枣为引，水煎服，日 1 剂。服药 7 剂，病人自觉乳房胀痛明显减轻，其他症状变化不大，舌脉同前。嘱其照原方继续服药半个月再看疗效，病人遵嘱而行，半个月后乳房肿块摸不到了，月经也正常了。

精彩点评：形成肿块的原因很多，毒壅、寒凝、痰聚、血瘀，皆可导致。该病人乳房肿块无红肿、局部温度不高、炎性反应不大，可排除毒壅；与周围组织无粘连、皮色不变、局部温度不低，又可排除寒凝。肿块光滑可移动、按之疼痛，自觉素常有轻微胀痛、月经前胀痛加重，行经腹痛有血块，经期前后不定，舌淡有瘀斑，脉弦滑，可知该病与气滞血瘀、痰核凝聚关系密切。方以柴胡、白芍、郁金疏肝理气；赤芍、当归、延胡索、三棱活血化瘀止痛，当归兼可养血，使瘀血去而不伤新血；瓜蒌、浙贝母、猫爪草化痰散结；甘草调和诸药。诸药合用，可使瘀血去、痰核消而乳腺增生除。

温肾阳、滋肾阴、调冲任法治疗乳腺增生

50 岁的马某月经不调，乳房胀痛有结节，心悸，心烦，自汗，盗汗，失眠，多梦，头晕，曾在某医院诊断为乳腺增生、更年期综合征。半年来她求医无数，既用过中药，也用过西药，疗效皆不如意，2016 年 7 月 14 日来诊。症如上述，月经量时多时少，有血块，四肢不温，舌红少苔，脉沉细无力。考虑再三，我认为此证乃阴阳两虚、冲任失调之故。拟以温补肾阳、滋补肾阴、调和冲任之法治之。处方：仙茅 10 克，淫羊藿 15 克，巴戟天 15 克，熟地黄 12 克，山药 12 克，女贞子 10 克，旱莲草 10 克，当归 12 克，莲子心 10 克，桃仁 10 克，红花 10 克，炙甘草 6 克。水煎服，日 1 剂。服药 10 剂后，病人自觉诸症都有不同程度的减轻，继服 20 剂，诸症悉除。

精彩点评：病人乳房胀痛有结节，诊断为乳腺增生。月经不调、月经量时多时少有血块，可知冲任不调；既有自汗，又有盗汗，还见头晕，舌红少苔，脉沉细无力，可知病人阴阳两虚；心悸、心烦、失眠、多梦，结合舌象考虑，病人应该是肾阴不足，难济心火，心肾不交。治当滋肾阴、温肾阳、调冲任。方以仙茅、淫羊藿、巴戟天温补肾阳；熟地黄、山药、女贞子、旱莲草滋养肾阴；当归、桃仁、红花养血和血调经；莲子心清心除烦；炙甘草益气、调和诸药。诸药相合，能使阴阳平、冲任调而乳腺增生、更年期综合征痊愈。

五、不孕症

不孕症系指已婚育龄妇女有正常性生活而不能受孕，因月经不调、白带异常、气血亏虚、肝肾不足、胞宫寒冷而发病，多有月经和白带异常。调经止带、温暖

胞宫、补气养血、调肝养肾是治疗本病的主要法则，调理冲任是治疗该病的关键。

补肾养血、温经化瘀法治疗不孕症

31 岁的赵某婚后 4 年没有生育，经检查男方一切正常，她于 1999 年 10 月 13 日去医院找我治疗。我详细询问了她的婚姻、月经情况：病人 27 岁结婚，夫妻关系很好，16 岁月经初潮时，腹痛难忍，喜温喜暖，腰酸腰痛，月经量少有血块，一直到现在月月如此。现症见手足不温，四肢怕冷，双手干皱，腰腿部肌肤甲错，眼睑苍白，舌淡苔薄白，脉细而涩。根据以上情况，我认为病人是肾虚血弱、冲任虚寒、瘀血内阻，拟以补肾养血、温经化瘀法调治。处方：熟地黄 10 克，山药 12 克，菟丝子 10 克，吴茱萸 4 克，淫羊藿 15 克，黑附子 10 克，艾叶 10 克，当归 12 克，桃仁 10 克，红花 10 克，土鳖虫 10 克，炙甘草 6 克。姜枣为引，水煎服，日 1 剂，10 剂。10 月 24 日复诊，服药后期恰逢月经来潮，此次来经腹痛、腰疼都有减轻，仍量少有血块，舌脉同前。我解释说："此次经期腹痛、腰痛减轻，说明药已切中病情，不可轻易改变方剂。你照这个方子于每月月经来潮前再服 10 剂，一直坚持 5 个周期再来看看效果。"2000 年 6 月份我已经因病休养，病人仍来我家中复诊，说她一共坚持服用了 6 个月经周期，现在月经血块没了，量也正常了，腹痛、腰痛没有了，手足也温和了。其双手、腰腿部的皮肤也细腻了。我说："你可以停药了，就等好消息吧！"2001 年 4 月病人足月顺产一女婴。

精彩点评：病人月经初潮年龄较大，说明发育迟缓，先天不足；手足不温、四肢怕冷、舌质淡，说明肾阳不足；月经量少、眼睑苍白，血虚可知；月经有血块、双手干皱、腰腿部肌肤甲错，说明内有瘀血；行经腹痛、喜温喜暖、腰酸腰痛，当属冲任虚寒；脉细而涩，是血虚血瘀之象。用熟地黄、山药、菟丝子、淫羊藿温肾填精，吴茱萸、黑附子、艾叶、生姜温养冲任，大枣、当归、桃仁、红花、土鳖虫养血化瘀，甘草调和诸药。综观全方，温肾填精、养血活血、调补冲任，填精药大于温肾药，活血药大于补血药，体现出中医"孤阴不生、孤阳不长；瘀血不去、新血难生"的道理。

化湿祛痰调经法治疗输卵管不通

曲阳县 35 岁的周某，结婚 8 年未能生育，多处求医均不见成效，2015 年 3

月经人介绍来找我治疗。我见其形体肥胖，舌淡苔白；问知在当地医院检查为输卵管不通，白带清稀量多，月经延期，量少色淡；切其脉濡。拟健脾祛湿、化痰散结、调经止带。处方：猫爪草 15 克，白术 12 克，党参 12 克，山药 15 克，苍术 12 克，茯苓 15 克，车前子（炒）12 克，半夏 10 克，陈皮 10 克，荆芥穗（炒炭）10 克，当归 10 克，益母草 15 克，柴胡 6 克。嘱咐她服用 3 个月再来复诊。3 个月后她再次来诊，白带及月经色、质、量已经正常，体态也比以前苗条多了，遂嘱其停用药物，静候佳音。1 年后她生下一对龙凤胎。

精彩点评：输卵管不通，治疗的关键是疏通输卵管。病人形体肥胖、白带清稀量多、月经延期、量少色淡、舌淡苔白、脉濡，应是痰湿壅滞，阻碍气机，伤及冲、任、带脉之故。治当健脾祛湿、化痰散结、调经止带。方中重用猫爪草加半夏化痰散结，疏通输卵管，为君药。白术、山药、茯苓健脾祛湿，使脾气健运，湿浊得消，山药还能补肾以固带脉，使带脉约束有权，而带下可止；党参补中益气，兼可补血，以资白术、山药补脾之力及当归补血之力；苍术燥湿运脾，以增祛湿化浊之功，上药共为臣药。柴胡疏肝柔肝，使木达而脾土自强；车前子利湿清热，令湿浊从小便而利；陈皮之健脾燥湿理气，既可使君药补而不滞，又可行气以化湿；柴胡、荆芥穗之辛散，得白术则升发脾胃清阳；当归、益母草补血调经，上药共为佐使药。诸药相伍，寓补于散，寄消于升，健脾祛湿，化痰散结，调经止带，使冲任和畅，带脉约束有权，胎孕自安。

六、产后缺乳

乳汁为产妇气血所化生，妇人之血，上行即为乳汁，下行即为月经。乳房为储奶之所，乳头为哺乳之器，气血不足、乳房乳头异常极易造成产后缺乳。由于特殊的生理因素，产妇耗气伤血，易肝气郁结。因此，补气养血、疏肝解郁、通经下乳是治疗产后缺乳的基本大法。由于津血同源，津液丢失也是造成产后缺乳的原因之一，因此补肾缩尿也是治疗产后缺乳的重要手段。

补养气血法治疗产后乳汁不足

26 岁的杨某产后乳汁稀少，自服中成药生乳汁、偏方都不起效，1982 年 7 月

21日家属请我出诊。病人形体肥胖、面色萎黄、自汗淋漓、乳房柔软、眼睑苍白、自述口淡无味、食欲不振，舌淡苔薄白，脉虚。此气血不足，乳汁无以为化之故，宜补养气血、健脾生乳。处方：黄芪30克，党参15克，白术12克，山药10克，陈皮10克，当归10克，川芎10克，炮山甲10克，王不留行（炒）15克，炙甘草6克。姜枣为引，水煎服，日1剂，5剂。7月26日我应邀去病人家中复诊，病人服药后乳汁较前有所增多，但仍不能满足孩子的需求，食欲比以前有所好转，舌脉同前，他症如故。原方加丝瓜络1具，5剂。服药后乳汁充盈，超出孩子的食量。

精彩点评：妇人乳汁全赖气血化生。今产妇形体肥胖、面色萎黄、自汗淋漓、乳房柔软、食欲不振，说明病人脾虚气弱；眼睑苍白、面色萎黄，血虚征象明显。气血俱虚，化源不足，乳汁何来？唯有健脾益气养血，使气血充足，乳汁自生。方以黄芪、党参、白术、山药、陈皮、炙甘草健脾益气，当归、川芎养血和血，炮山甲、王不留行、丝瓜络活血通乳，从而使气血足、乳络通、乳汁盛。

疏肝理气法治疗产后乳汁不足

32岁的宇文某产后乳汁不足，家属邀我前往诊治。病人乳房胀痛发硬，时有叹息，舌淡苔白，脉弦。经询问得知，此胎为二胎，生第一个孩子时乳汁充足，这次产后第五天乳汁就下来了，量也不少。后来因为婆媳矛盾心情不顺，乳房逐渐发胀，乳汁就不足了。四诊合参，病人肝气不疏、乳络不通之象明显，治宜疏肝理气、疏通乳络。处方：柴胡10克，白芍12克，当归10克，川芎10克，香附10克，炮山甲10克，王不留行15克，路路通10克，甘草6克。水煎服，日1剂。服药6剂，病人乳房复常，乳汁充裕。

精彩点评：由于特殊的生理因素，肝气郁结极易引发妇女的经带胎产诸疾。肝气不疏首先影响乳络气机，导致乳房胀痛，乳络不通。治宜疏肝理气、疏通乳络。方以柴胡、白芍、香附疏肝理气，当归、川芎活血，炮山甲、王不留行、路路通通络下乳，甘草调和诸药。药证相符，疗效确切。

生化汤加味治疗产后乳汁不足

邻村屈某，产后乳汁不下，家属邀我前往诊治。经询问得知，产后十几天来，病人下部恶露一直淋漓不断，夹有血块，少腹冷痛，喜温喜暖，乳汁全无，乳房柔软，舌暗淡苔薄白，脉弦细。此产后子宫恢复不良，宫缩疼痛，恶露不尽之故也。拟用生化汤加味温经散寒，养血活血止痛，通络下乳。处方：当归10克，川芎10克，桃仁10克，炮姜15克，柴胡10克，炮山甲10克，王不留行（炒）15克，猪蹄1个，炙甘草6克。水煎服，日1剂。服药5剂，病人即恶露停止，腹痛消除，乳汁充盈。

精彩点评：妇人之血，上行即为乳汁，下行即为月经。病人恶露不尽，迁延十几日不解，虽不似月经量大，但因产后血虚，不耐血液继续耗损，今产后恶露不尽，势必耗伤气血，乳汁何以为化？故用生化汤（当归、川芎、桃仁、炮姜、甘草）养血祛瘀，温经止痛；炮山甲、王不留行、猪蹄通经下乳；柴胡引药入肝，疏通乳络。诸药共奏养血祛瘀、温经止痛、通络下乳之效。

温肾缩尿法治疗产后乳汁不足

35岁的高龄产妇连某乳汁不足，多方求治，疗效甚微，2012年9月24日来诊。病人产后至今一个多月乳汁不足，孩子吃不到半饱，主要靠奶粉度日。病人略知中药，故服用过一些补气养血、通络下乳的中药，但疗效有限。切其脉，右尺脉沉细无力，似有似无；验其舌，舌淡苔薄白；遂问其腰是否疼痛，冬天是否怕冷，小便是否频数量多，病人都回答"是"。据上，我认为病人乳汁不足是由肾阳不足，膀胱气化不利，小便量多造成的，就开了一张温肾缩尿、通络下乳的方剂：山药12克，熟地黄12克，山萸肉10克，补骨脂10克，肉桂（后下）6克，巴戟天12克，淫羊藿15克，桑螵蛸10克，覆盆子10克，炮山甲10克，王不留行（炒）12克，炙甘草6克。水煎服，日1剂，7剂。病人半信半疑，只拿了4剂药以试疗效。谁知4剂药服完，病人小便减少，乳汁增强。接着她又服了5剂，后乳汁充裕。

精彩点评：津血同源，肾虚不固，小便频数量多，津液大量外泄，乳汁岂能充裕？方以山药、熟地黄、山萸肉、补骨脂、肉桂、巴戟天、淫羊藿、覆盆子、桑螵蛸等大量的补肾缩尿药温肾缩小便；加炮山甲、王不留行等通经下乳药通络下乳；炙甘草益气养血，调和诸药。诸药共奏顾护津液、通经下乳之效。

推荐图书

书名	开本	定价	读者定位
			健 身
深筋膜徒手松解疗法	16 开	75.00	康复师、徒手治疗师、按摩师、普通大众
			中 医
五运六气：中医运气理论与运用（彩色图示版）	16 开	98.00	中医从业者、中医院校学生、中医爱好者
五运六气：打开《黄帝内经》的钥匙	32 开	45.00	中医从业者、中医院校学生、中医爱好者、多学科专家学者
铁杆中医彭坚汤方实战录：疗效才是硬道理	16 开	59.00	中医从业者、中医院校学生、中医爱好者
跟师赵绍琴侍诊笔记：二十年师徒传心录	16 开	56.00	中医从业者、中医院校学生、中医爱好者
老中医四十年悬壶手记：一位基层郎中的中医人生	16 开	39.00	中医从业者、中医院校学生、中医爱好者
老中医四十年悬壶手记：济世良方	16 开	49.00	中医从业者、中医院校学生、中医爱好者
《四圣心源》读书笔记	16 开	59.00	中医院校学生、中医爱好者
毛德西用药十讲	16 开	59.00	中医从业者、中医院校学生、中医爱好者
铃解串雅内编	16 开	58.00	中医从业者、中医院校学生、中医爱好者
名老中医脾胃病辨治枢要	16 开	48.00	中医从业者、中医院校学生、中医爱好者
名老中医肿瘤辨治枢要	16 开	38.00	中医从业者、中医院校学生、中医爱好者
名老中医糖尿病辨治枢要	16 开	35.00	中医从业者、中医院校学生、中医爱好者
名师讲中药：四十年临床心悟	16 开	49.80	中医从业者、中医院校学生、中医爱好者
名中医教你开药方1	16 开	48.00	中医从业者、中医院校学生、中医爱好者
名中医教你开药方2	16 开	39.80	中医从业者、中医院校学生、中医爱好者
药性赋白话图解	64 开	29.80	中医从业者、中医院校学生、中医爱好者
读内经 做临床	16 开	59.00	中医从业者、中医院校学生、中医爱好者
			针 灸
飞龙针法	16 开	56.00	针灸专业人士及有中医理论基础者
细说经络辨证	16 开	68.00	针灸临床医生、中医院校学生、中医爱好者
针法秘钥	16 开	45.00	针灸临床医生、中医院校学生、中医爱好者

当当、天猫、京东、文轩、博库等各大网店均有销售